U0377092

Cord blood hematopoietic stem cell
transplantation and ethical principles

脐带血造血干细胞
移植与伦理原则

主 编

吴德沛 马 强 章 毅

复旦大學出版社

· 谨以此书献给伟大的母亲 ·

编委会

主　编

吴德沛　苏州大学附属第一医院　血液科主任

　　　　中华医学会血液学分会第十一届委员会　主任委员

　　　　国务院特殊津贴专家

马　强　中华医学会医学伦理学分会　前任主任委员

　　　　上海市医学伦理学会　名誉会长

章　毅　中国干细胞集团有限公司　法定代表人

　　　　上海市脐带血造血干细胞库　法定代表人

　　　　国务院特殊津贴专家

副主编

翟晓文　复旦大学附属儿科医院　副院长

　　　　中国妇幼保健协会脐带血应用专业委员会　副主任委员

伍　蓉　中华医学会医学伦理学分会　常务委员

　　　　复旦大学上海医学院办公室　主任

孙自敏　中国科学技术大学附属第一医院　血液科学术主任

　　　　中国妇幼保健协会脐带血应用专业委员会　副主任委员

常务编委

李军民　上海交通大学医学院附属瑞金医院　血液科主任

　　　　中华医学会上海血液学分会　主任委员

王　椿　上海交通大学附属第一人民医院　血液科前主任

　　　　中华医学会上海血液学分会　前任主任委员

郝思国　上海交通大学医学院附属新华医院　血液科主任

　　　　上海市医学会血液学分会　副主任委员

胡绍燕　苏州大学附属儿童医院　血液科主任

　　　　中华医学会儿科学分会　血液组副组长

陈　彤　复旦大学附属华山医院　血液科主任

杨　红　中国干细胞集团有限公司　党委书记

陈　亮　上海市脐带血造血干细胞库　副主任

编　委

中国科学技术大学附属第一医院　郑昌成、童娟、张磊、罗晨晖、季艳萍

中国干细胞集团有限公司　伍婷、陈侃俊、祁成、金魏名

复旦大学附属儿科医院　钱晓文

苏州大学附属第一医院　陈佳、范祎

上海交通大学医学院附属瑞金医院　姜杰玲、李啸扬

复旦大学附属华山医院　吴翠云

序一

10余年来，因为专业的缘故，我与全国造血干细胞的临床应用相关单位及专家有着密切的联系，连续多年参加了中国干细胞集团组织的全国性学术年会，看着它在服务全国脐带血造血干细胞移植需求患者的过程中慢慢成长；也目睹全国脐带血造血干细胞应用领域在不断地扩大，同时需求也在不断地增加，社会效益也日益显现。脐带血造血干细胞的积极作用得到了国家和医疗卫生单位、临床医护人员及相关疾病患者的高度肯定。

近20年的脐带血造血干细胞事业的发展迫切需要在理论和实践上进行梳理、归纳和提升。这次中国干细胞集团发起，一批在该领域中有研究和颇具影响力的专家集中从脐带血造血干细胞的获取与制备、临床应用、伦理原则三个方面进行了全面梳理，总结并介绍了经验，提出了各自的实践、探索与思考，从一个侧面对我国脐带血造血干细胞事业进行了回顾和展望，其中不乏有很多值得业界、专业技术人员、大众及患者参考的思考与建议。

作为在国内外均获得法律允许的，为治疗白血病等血液系统、免疫系统、遗传性疾病的有效手段，造血干细胞移植技术已日趋成熟。据了解，全国经卫生行政部门批准的脐带血库共7家。据2018年底各脐带血库网上数据统计，7家脐带血库的脐带血造血干细胞储存量已经达到130余万份，可供公共配型的资源规模也日趋扩大。其中，在上海市脐带血库HLA 4个位点相合的全球华人配型成功率已经达到100%，历年来已累计提供了超过3 900例造血干细胞供临床移植，各项技术指标均达到国际先进水平。全国的脐带血造血干细胞的可提供总量更加可观。

2018年，中国干细胞集团于海南兴建了全国首家旨在专业从事干细胞移植的医院。中国干细胞集团的各项业务也得到了国内血液科领域著名的专家、学术团队的支持，并与全国百余家三甲医院的200余位血液科专家建立了长期合作关系。

相信本书的出版，将有利于进一步加强脐带血库的建设与管理，有利于推进临床造血干细胞移植工作的规范与发展，有利于提升专业人员的专业素养，有利于社会、医疗卫生界、患者及其家属更好地理解、支持脐带血的征集、制备、存储及临床应用。

中国工程院院士

2019年7月26日

序二

　　恶性血液系统疾病、部分免疫系统疾病和遗传性疾病严重危害人类健康，给患者及其家庭带来巨大的痛苦，造成了沉重的负担。就目前的治疗手段来看，造血干细胞移植是根治这类疾病的关键手段之一。骨髓、外周血、脐带血是造血干细胞移植三大主要来源，而与骨髓、外周血造血干细胞相比，脐带血造血干细胞具有供者创伤小（近于无创）、配型成功率高、移植治疗过程不受供者悔捐影响、移植物抗宿主病发生率低、富含间充质干细胞等优点。因此，脐带血造血干细胞在国内外造血干细胞移植临床应用中起着十分重要的作用，深受医疗单位、诊治医生、患者及家属的欢迎。

　　目前，骨髓、外周血造血干细胞移植相关领域的参考书籍不少，但脐带血造血干细胞临床应用方面的综合专著国内目前尚属空白。本人欣慰地看到本书的编写坚持了以临床应用为导向，注重理论与实践相结合，内容涵盖了脐带血造血干细胞在成人和儿童血液系统疾病、免疫系统疾病、遗传性疾病等领域的应用及并发症的防治等。本书能够为临床研究者提供思路，为临床医生决策提供依据，为广大患者选择治疗方案提供方向，为管理者提供借鉴。

　　衷心期望通过本书能为脐带血造血干细胞的科学、规范开发和利用起到积极作用。

中国工程院院士

2019年8月1日

序三

    1998年，美国科学家James Thomson首次从治疗不育后剩余并自愿捐献的囊胚中成功分离和培养人类胚胎干细胞后，干细胞的研究和应用领域日益拓展。由于胚胎干细胞的来源和伦理争论较多，由成体细胞诱导出的自身特异性诱导性多能干细胞的应用规避了胚胎干细胞的伦理问题和个体免疫排斥问题，但制备过程比较复杂而且成本高，目前通过有关部门鉴定能够在临床应用的还很少。故近年来，简便易得、变废为宝、治疗效果良好的脐带血造血干细胞在临床的应用日益广泛，并在血液系统疾病、免疫系统疾病和遗传性疾病治疗等方面取得了令人鼓舞的成果。然而，作为干细胞来源的一个重要方面——脐带血干细胞及间充质干细胞，也同样需要得到伦理的辩护，需要应对各种伦理的挑战。从脐带血的采集到应用于患者这一过程的各个环节，无一不涉及伦理方面的问题，包括捐赠脐带血、制备和保存脐带血干细胞、临床应用前服务、临床移植及移植后的医学观察等。

    与美国、英国等国家相比，中国的脐带血造血干细胞发展有自身特殊的伦理环境。总体来说，脐带血造血干细胞的发展具备良好的社会环境，没有引发严重的伦理挑战和强烈的伦理争议。但是，我们还应该看到，在脐带血干细胞及间充质干细胞的捐献、制备、保存、临床应用和作为生物材料的未来发展中，它客观存在着大量的伦理问题，并随着人类干细胞应用领域的不断拓展和人们维护健康的需求上升，临床应用干细胞将呈爆发式增长。未雨绸缪，尽早主动关注和研究已经发生的和可能发生的伦理问题，为规范的科学研究和临床应用提供辩护是迎接生命科学大发展的必要之举。

《希波克拉底誓言》已历经数千年,《赫尔辛基宣言》也已经发表半个多世纪,人类对自身的研究已经达到了空前的高度,人类基因组破译、基因重组、辅助生育技术和"多利"克隆羊的诞生、干细胞治疗等成为生命科学世纪的标志。但是,如果我们不能坚守伦理的底线,也可能将先进技术转变为威胁人类健康与安全的利器。

在这样的背景下,我们欣喜地看到《脐带血造血干细胞移植与伦理原则》一书的出版。本书理论结合实际,充分运用国内外医学伦理学的原理和我国的法律、法规,对脐带血造血干细胞移植的全程进行了伦理辩护和分析、指导,是迄今为止少见的临床医疗业务直接与医学伦理相结合的专业著作,也是迄今为止少见的可供医学科研和临床医疗专业人员、管理者、患者及社会大众共同分享医学专业与道德理念的医学专业书籍,开创了我国医学专业书籍编撰之新风。

上海市临床研究伦理委员会主任

世界卫生组织前副总干事

联合国教科文组织国际生命伦理委员会委员

2019年7月27日

前言

　　20世纪末，有众多科学家和政治家预言：21世纪是生命科学的世纪，人类基因组与干细胞的研究、开发、运用是生命科学发展的重要内容。作为获取造血干细胞3种主要来源之一的脐带血造血干细胞，在21世纪初，医院临床上的应用得到了快速发展，临床移植技术日趋成熟，适应证从早期主要医治以白血病为代表的恶性血液肿瘤、重型或难治型再生障碍性贫血，拓展到与骨髓造血相关的重症遗传性疾病及非原发于骨髓的实体性肿瘤、自身免疫性疾病和某些与基因变异相关的疾病。随着可治疗疾病覆盖面的不断扩大，脐带血造血干细胞越来越受到社会的重视。

　　脐带血造血干细胞无论从基础研究、临床研究还是临床治疗，对于患者的康复、社会的安定和人们的健康均具有重要的意义和作用。但是，限于传播渠道和其他各种原因与条件，仍有相当部分的患者、医护人员、卫生管理人员及社会公众对脐带血造血干细胞及脐带血库不很了解。即使是血液专业领域的专业人员，对于脐带血造血干细胞的动员获取、制备、保存、移植的全过程及移植技术要求和相关法律、法规、伦理规范也存在了解不全，有的甚至存在较大的片面认识和误区。社会迫切需要了解脐带血造血干细胞的动员捐赠、制备提取、保存配型、移植应用及与此相关的法律、法规、伦理规范等。

　　本书的编撰和出版旨在为我国脐带血造血干细胞相关提取和制备单位、临床医生、科研人员、公共卫生管理者、患者及普通大众提供一本可供参考的学术专著。本书内容涉及脐带血造血干细胞规模化生产技术及质量控制、脐带血造血干细胞的临床应用、脐带血造血干细

1

胞获取生产与临床应用的伦理原则三大部分；并首次将制备生产、临床应用技术与法律、法规、医学伦理规范融合编撰，是临床医疗业务与医学伦理相结合的专业著作。

冀望本书的出版能够切实为相关领域的学者、医生、干细胞提取和制备单位及相关工作者提供理论与技术指导，为医疗卫生管理者提供管理思考，为患者及其家属和相关人员选择脐带血造血干细胞治疗提供参考，为其他领域的相关专家开展医学研究和临床研究提供借鉴，以维护医学的崇高，满足社会的需求，服务于社会，服务于人类健康。

编委会

2019年7月18日

目录

第二篇 脐带血造血干细胞的临床应用

第三篇　脐带血造血干细胞获取、生产及临床应用伦理

第一篇

脐带血造血干细胞
规模化生产技术及质量控制

第一章 脐带血造血干细胞的概念、分类及应用范围

第一节 干细胞的分类及应用

一、干细胞的分类

干细胞（stem cell）是一类具有自我复制更新能力的多向潜能细胞，在一定条件下，可以分化成多种功能细胞。干细胞有两种分类方法，具体如下。

（一）根据干细胞所处的发育阶段分类

干细胞分为胚胎干细胞（embryonic stem cell，ESC）和成体干细胞（somatic stem cell，SSC）。ESC是早期胚胎（原肠胚期之前）或原始性腺中分离出来的一类细胞，具有体外培养无限增殖、自我更新能力和多向分化特性。ESC最早由Martin Evans等于1970年成功从小鼠细胞中分离获得并进行体外培养。1998年底，Thomson等首次报道了人类ESC在体外的非分化增殖，将分离得到的人ESC进行体外培养并成功获得5个永生干细胞系。此事件被许多科学家认为是干细胞研究的重要里程碑。SSC是指存在于已分化组织中的未分化细胞，能够自我更新并且特化形成该组织的细胞。SSC广泛分布于机体的各种组织器官中，可以分裂产生祖细胞（progenitor）或前体细胞（precursor cell），然后再分化为特定形态和功能的"成熟"细胞，包括具有造血功能的造血干细胞（hematopoietic stem cell，HSC）、具有收缩功能

的肌肉干细胞、具有信息传导功能的神经干细胞、具有再生肝脏功能的肝脏干细胞，以及可以产生皮肤组织细胞的上皮干细胞和毛囊干细胞等。研究发现，SSC经常位于特定的微环境中，该微环境中的间质细胞能够产生一系列生长因子或配体，与干细胞相互作用，控制干细胞的更新和分化。

（二）根据干细胞分化潜能的大小分类

干细胞可分为全能干细胞（totipotent stem cell，TSC）、多能干细胞（pluripotent stem cell）和单能干细胞（unipotent stem cell）。干细胞的未分化程度越高，其分化潜能就越大。TSC具有无限增殖并分化成为全身200多种细胞类型的能力，可进一步形成机体所有组织、器官，并最终形成完整的个体。最符合这一定义的干细胞是受精卵，而目前对囊胚期的ESC是否具有全能性依然存在很大争议。多能干细胞具有分化出多种组织细胞的潜能，但不具备发育成完整个体的能力。如骨髓造血干细胞，它可分化出至少12种血细胞和免疫细胞等，但无法分化出造血系统以外的其他细胞。单能干细胞也称专能干细胞或偏能干细胞，它只能向一种类型或密切相关的两种类型细胞分化，如可分化为杯状细胞、少突细胞和帕内特细胞的上皮干细胞，以及分化为成肌细胞的肌肉干细胞等。

干细胞分化成为成熟细胞历经多个分化阶段。最原始的TSC经过分化产生多能干细胞，后者继续向前分化成为定向祖细胞或前体细胞，持续停留在各种成体组织中。当组织受到外伤、老化、疾病等损伤时，这些细胞可分化为成熟组织细胞，修复或替代损伤组织。

二、干细胞的应用领域

干细胞具有高度的自我更新、增殖、多向分化和可植入性等特征，在再生医学领域有着不可估量的价值，为许多重大疾病的有效治疗提供了新的思路和工具。干细胞研究成果被誉为"21世纪10年间照亮世界的十大科技成就"之一。根据美国国立卫生研究院管理的临床试验数据库（https://www.clinicaltrials.gov）数据显示，截至2018年5月，全球登记的干细胞临床研究项目共6 655项，主要是SSC临床试验，涉及血液病、肿瘤、免疫系统疾病、心血管疾病、心脏疾病等领域，其中美国的项目数量保持绝对领先的地位，德国、法国等欧洲国家紧随其后；在亚洲，中国、韩国、日本也是干细胞研究的热点地区。

干细胞技术在临床医学上的应用大致有4个方向：系统重建、细胞替代治疗、组织工程和基因治疗。目前，干细胞应用最成熟的技术是HSC移植治疗血液系统疾病和免疫系统疾病。随着干细胞基础技术的快速发展，其他干细胞应用如间充质干细胞（mesenchymal stem cell，MSC）相关临床研究也在逐渐开展，在部分领域已取得了突破性进展；来源于ESC的部分产品经过多年伦理学争论也逐步有选择性地进入临床试验；诱导性多能干细胞（induced pluripotent stem cell，iPSC）技术的发展极大地丰富了干细胞技术的内容和种子细胞来源，并有望解决干细胞应用的伦理学问题。目前，iPSC技术还处于基础研究和动物试验阶段。截至2018年6月，全球已有14种获批上市的干细胞治疗药物，适应证包括白血病、软骨损伤修复、移植物抗宿主病(graft-versus-host disease，GVHD)、心肌梗死等（表1-1）。

表1-1 全球批准上市的干细胞治疗药物

时间	国家/地区	药物名（公司）	细胞来源	适应证
2009.01	比利时	ChondroCelect（TiGenix）	自体软骨细胞	膝关节软骨缺损
2009.12	美国	Prochymal	人异基因骨髓来源MSC	移植物抗宿主病（GVHD）、克罗恩病
2010.07	澳大利亚	MPC（Mesoblast）	自体间质前体细胞	骨修复
2011.07	韩国	Hearticellgram-AMI	自体骨髓MSC	急性心肌梗死
2011.11	美国	Hemacord（纽约血液中心）	脐带血造血干细胞	遗传学或获得性造血系统疾病
2012.01	韩国	Cartistem（Medipost）	脐带血来源MSC	退行性关节炎和膝关节软骨损伤
2012.01	韩国	Cuepistem（Anrerogen）	自体脂肪来源MSC	复杂性克罗恩病并发肛瘘
2012.07	美国	MultiStem	骨髓等来源的多能成体祖细胞	赫尔勒综合征
2015.02	欧盟	Holoclar	自体膜缘干细胞	中度、重度角膜缘干细胞缺乏症（因物理、化学因素导致眼部灼伤引起）
2015.06	欧盟	Stempeusel	骨髓来源混合MSC	血栓闭塞性动脉炎
2016.02	日本	Temcell	骨髓MSC	GVHD
2016.12	美国	Maci（现已撤销）	自体软骨细胞	膝关节软骨损伤
2018.03	日本/比利时	Alofisel	脂肪干细胞	克罗恩复杂性肛瘘
2018.04	日本	Astrostem	脂肪干细胞	阿尔茨海默病

第二节　造血干细胞的分类及应用

一、造血干细胞的基本概念

HSC又称多能造血干细胞，是具有高度自我更新能力和分化为所有血细胞潜能的造血前体细胞。HSC最早由Till等于1961年首次在骨髓细胞中证实其存在，是研究历史最长且最为深入、应用最广的干细胞。正常情况下，HSC经过有丝分裂后，半数子细胞仍然维持其干细胞特性，即进行自我更新，以维持HSC总数和质量的稳定，因而又称自我维持；另外半数干细胞在有丝分裂过程中分化为造血祖细胞，再进一步分化为形态可辨认的前体细胞，最终形成成熟血细胞，发挥生物学功能，包括红细胞、白细胞和血小板在内的所有血细胞。此外，有研究发现HSC还能产生非造血细胞，如破骨细胞、肥大细胞和表皮生发层星状细胞等。

HSC与祖细胞、血细胞前体细胞之间缺乏形态学差异，因此通常以细胞表面标志性抗原的表达作为HSC的鉴定依据。CD34是造血干/祖细胞的代表性表面标志物分子，随着细胞的分化成熟，表达逐渐降低直至消失。在正常骨髓中，CD34$^+$细胞占1%~3%，但CD34$^+$造血细胞是一个异质性细胞群体，可进一步分为CD34$^+$CD38$^-$和CD34$^+$CD38$^+$两个亚群，其中HSC仅占CD34$^+$CD38$^-$细胞群中很少一部分。Thy-1是一种高度保守的糖蛋白，与丝裂原（wheat germ agglutinin，WGA）组合，可自骨髓Thy-1^{low}Lin$^-$WGA$^+$细胞群中分离HSC。干细胞抗原-1（stem cell antigen-1，Sca-1）在干细胞表面表达，在淋巴细胞、激活的淋巴组织、脾脏红髓、胸腺髓质及肾小管区也有表达。原癌基因（*c-kit*）编码一种穿膜酪氨酸激酶受体分子，在HSC膜上表达，其配体分子是干细胞因子（stem cell factor，SCF），对HSC的分化具有重要作用。现认为人HSC的标志为CD34$^+$、CD38$^-$、HLA$^-$、DR$^-$、Lin$^-$、Thy-1$^+$、c-kit^+、Scal-1$^+$、LFA-1$^-$、CD45RA$^-$、CD71$^-$和Rhodull。

HSC有三大生物学特性：①自我更新或自我维持。HSC在胚胎卵黄囊和肝脏造血时期，与全身其他组织细胞一样生长旺盛，进行对称性有丝分裂。胚胎后期HSC定植于骨髓，之后分裂产生的2个子细胞中只有1个分化为早期祖细胞，另一个细胞保持干细胞特性不变。这种增殖模式使得HSC数量维持恒定，保证了机体永久重建造血。也有观点认为，HSC维持数量不变的方式是根据干细胞内、外环境而选择全部分化、半数分化或全部自我复制，从而维持HSC数量的动态平衡。②强大的增殖能力。HSC仅占骨髓总有核细胞数（total nucleated cell，TNC）的1%~3%，且大多数处于G$_0$期。正常生理状况下，仅需不足10%的HSC处于增殖状态就足以维持机体造血系统功能，而在放疗、化疗或失血，以及在应用HSC动员剂等因素作用下，HSC能够大量增殖，处于细胞周期的HSC数量增加，促进造血。③多向分化潜能。HSC具有分化为机体所有血细胞的潜能，包括红细胞、白细胞和血小板，以维持机体血液系统稳态及功能。

二、造血干细胞的分类

HSC根据自我更新能力的差异，可以分成3个不同的亚群：长期造血干细胞（long term hematopoietic stem cell，LT-HSC）、短期造血干细胞（short term hematopoietic stem cell，ST-HSC）和无自我更新能力的多能祖细胞（multipotential predecessor，MPP）。其中LT-HSC的端粒酶活性最强，其在整个生命过程中都可保持自我更新能力，而ST-HSC的端粒酶活性显著低于LT-HSC，其自我更新能力仅能保持8周左右，进而产生无自我更新能力的MPP。随着HSC的发育，不可逆地经历LT-HSC、ST-HSC和MPP 3个阶段，其自我更新能力也不断丢失。

根据来源的不同，HSC可以分为4类，分别是骨髓HSC、外周血HSC、脐带血HSC和胎肝HSC。2017年2月，我国国家卫生与计划生育委员会（简称国家卫计委）公布的《造血干细胞移植技术管理规范（2017版）》明确规定了骨髓、外周血和脐带血为符合临床应用要求的HSC来源。

三、造血干细胞的应用领域

造血干细胞移植（hematopoietic stem cell transplantation, HSCT）是目前应用历史最久、应用范围最广的干细胞技术，也是部分恶性肿瘤、再生障碍性贫血等血液病的唯一根治手段。其治疗策略是采用超大剂量化疗和全身放疗，清除机体肿瘤细胞或异常细胞，再将自体或异体的健康HSC植入患者体内，使患者的造血系统和免疫系统得以重建，恢复正常的造血功能，达到治愈疾病的目的。在20世纪70年代初期，美国Thomas教授因成功完成了人类第一次HSCT治疗，并解决了诸多技术问题而荣获诺贝尔生理或医学奖。医学界和学术界普遍认为，HSCT是20世纪最伟大的临床医学成果。在20世纪50年代，临床上就开始应用骨髓移植（bone marrow transplantation，BMT）方法来治疗血液系统疾病。到80年代末，外周血干细胞移植（peripheral blood stem cell transplantation，PBSCT）技术逐渐推广开来，绝大多数为自体外周血干细胞移植（autologous PBSCT，APBSCT）。HSCT也是血液系统疾病、多种先天性遗传性疾病、多发性和转移性恶性肿瘤的最有效治疗方法。目前，HSCT可以治疗以下疾病：

（1）原发于造血系统的疾病，如恶性血液系统肿瘤（白血病、淋巴瘤等）、重型或难治型再生障碍性贫血等。

（2）与骨髓造血相关的重症遗传性疾病，如先天性免疫缺陷病、溶血性贫血（β珠蛋白生成障碍性贫血，又称地中海贫血）等。

（3）其他，如非原发于骨髓的恶性实体肿瘤、自身免疫性疾病等。

第三节　脐带血中的造血干细胞及其他各类细胞

一、脐带血干细胞的定义

脐带血是指婴儿分娩后，残留在脐带和胎盘绒毛血管内的血液，含有丰富的较原始的干细胞，即脐带血干细胞。脐带血干细胞是一类来源于脐带血、具有自我复制更新能力的多潜能细胞，在一定条件下，它可以分化成1种以上的功能细胞群。脐带血中含有两大类干细胞，即造血干/祖细胞和MSC，统称为脐带血干细胞。

二、脐带血造血干细胞的生物学特征

脐带血HSC与骨髓HSC一样，CD34是脐带血HSC筛选的主要标志，并在造血细胞发育过程中存在从细胞膜内向细胞膜外翻转的现象，因此也被细分为intCD34和extCD34。脐带血中extCD34$^+$和intCD34$^+$细胞分别占有核细胞的0.69%和0.36%，骨髓中两者的比例分别为1.45%和0.45%，脐带血中intCD34$^+$/extCD34$^+$细胞比例显著高于骨髓，因此也认为脐带血中原始HSC的比例较骨髓高。CD38$^+$是另一个反映脐带血HSC"原始"程度的表面标志物，脐带血intCD34$^+$/extCD34$^-$细胞群中CD38$^{-/low}$占34.78%，在intCD34$^+$/extCD34$^+$细胞群中占11.94%，

而在intCD34$^-$/extCD34$^+$细胞群中仅为7.08%。因此，随着造血细胞的发育，CD38$^+$细胞占比迅速增大。

另外，脐带血CD34$^+$细胞中Thy-1$^+$细胞占22%左右，这一比例在造血细胞发育各个阶段中保持稳定。CD117抗原在造血细胞发育和分化过程中起重要作用，CD117$^+$细胞占脐带血intCD34$^+$细胞的86.36%，且在intCD34$^+$/extCD34$^+$细胞群中比例最高，但原始的脐带血extCD34$^+$细胞并不表达CD117抗原。

CD133$^+$细胞较CD34$^+$细胞具有更强的增殖性能，且长期培养始动细胞（long term culture initiating cell，LTC-IC）比例更高。CD133$^+$细胞在脐带血单个核细胞中约占0.4%，其中93.8%同时表达CD34抗原，62.7%同时表达CD38抗原，常规集落培养每1 000个CD133$^+$细胞可形成65个粒细胞-巨噬细胞集落形成单位（colony forming unit-granulocyte-macrophage，CFU-GM）和红细胞系爆式集落形成单位（burst forming unit-erythroid，BFU-E）。intCD34$^+$/extCD34$^+$细胞亚群中CD133$^+$细胞比例高达95%，而CD133抗原随着造血细胞发育成熟也逐渐消失，但在原始的intCD34$^+$/extCD34$^-$细胞群中仅有6%同时表达CD133抗原。研究认为，intCD34$^+$/extCD34$^-$/CD133$^+$细胞可能代表的是非常原始的一类HSC，并具有极高的增殖潜能。因此，认为脐带血中最原始的HSC抗原表型是intCD34$^+$/extCD34$^-$/CD38$^-$/Thy-1$^-$/CD117$^-$/CD133$^+$，同时广义上的脐带血HSC被认为是CD34$^+$/CD38$^-$细胞群。

此外，脐带血和骨髓来源的HSC除了extCD34$^+$和intCD34$^+$含量和比值存在差异外，脐带血中BFU-E比例略低于骨髓，CFU-GM和粒细胞-红细胞-单核细胞-巨核细胞集落形成单位（colony forming unit-granulocyte-erythrocyte-monocyte and megakaryocyte，

CFU-GEMM）比例显著高于骨髓，原始的巨核细胞集落形成单位（colony forming unit-megakaryocyte，CFU-MK）在脐带血中含量更为丰富，脐带血中高增殖潜能集落形成单位（high proliferative potential colony forming cell，HPP-CFC）比例比骨髓高8倍，提示脐带血HSC较骨髓来源更为原始。

三、脐带血间充质干细胞的生物学特性

脐带血MSC细胞克隆数为（0.05~2.8）×10^6单个核细胞，远低于骨髓MSC的（2~5）×10^6单个核细胞。脐带血MSC 4代和6代细胞端粒长度为8.93kb，13代为8.60kb，明显长于骨髓MSC的端粒长度（4代为7.27kb，9代为7.11kb），连续传代培养和冷冻保存后仍具有多向分化潜能，而且保持正常的核型和端粒酶活性。体外培养的脐带血MSC形态与骨髓MSC相似，呈梭形或纺锤形，但细胞体积稍小于骨髓MSC。

脐带血MSC表面抗原无特异性，具有间质细胞、内皮细胞和上皮细胞的特征，其表面标志主要包括：①黏附分子，如CD54、CD51、CD44、CD13等；②整合素家族成员，如CD49b、CD49e、CD29等；③其他，如CD90（Thy1）、SH2（CD105）、HLA-ABC、ASMA、SH3（CD166、ALCAM）、SH4（CD73）等。脐带血MSC不表达造血细胞的表面标志，如CD34、CD45、CD14、CD3、CD4、CD8、CD2、CD15、CD16、CD19、CD24、CD33、CD38、CD133、CD135（Flt-3）、CD117（c-*kit*）、血型糖蛋白（glycophorin）A等，也不表达与人白细胞抗原（human leucocyte antigen，HLA）识别相关的共刺激分子B7-1、B7-2及主要组织相容性复合物Ⅱ类分子如HLA-DR抗原等。

第四节　脐带血造血干细胞的应用

人们最早于1984年首次发现脐带血中含有HSC。1988年世界上首例HLA相合的同胞脐带血HSCT治疗5岁Fanconi（范可尼）贫血患儿在法国巴黎获得成功，开创了脐带血干细胞临床应用和研究的新篇章。1993年，美国纽约建立了全球第一个公共脐带血库，随后中国和欧洲各国也相继建立脐带血库，为脐带血HSCT提供了来源保障。

脐带血HSCT的临床应用距今已有30余年历史，已被广泛用于治疗多种恶性和良性血液病，并在肿瘤、血液病、免疫性疾病、艾滋病、代谢性疾病、神经损伤等治疗中以及抗衰老等领域表现出很好的应用潜力。

一、治疗血液病

脐带血HSCT已被成功用于治疗多种恶性和良性血液病，其中恶性血液病包括急性髓系白血病、急性淋巴细胞白血病、骨髓增生异常综合征、慢性骨髓增殖性疾病、成熟B细胞肿瘤、霍奇金淋巴瘤、免疫缺陷相关性淋巴细胞增殖性疾病等；良性血液病包括再生障碍性贫血、β珠蛋白生成障碍性贫血、镰状细胞贫血等。

二、抗衰老

HSCT对皮肤除皱具有一定效果，其经血流迁徙到表皮，可释放出生长因子和细胞因子，促进胶原蛋白生长，改善皮肤弹性，同时保护真皮层成纤维细胞，减少氧化游离和紫外线损伤。另外，HSCT或可活化体内处于休眠状态的干细胞，系统性提高机体细胞更新能力和活性。

但干细胞抗衰老技术尚处于试验研究阶段，技术尚不成熟。

三、抗肿瘤

人体免疫系统中有两种专门对抗肿瘤的细胞，一种是树突状细胞（dendritic cell，DC），它能激活人体免疫应答，主动搜索和识别肿瘤细胞，诱导抗原特异性细胞毒T淋巴细胞（cytotoxic T lymphocyte，CTL），并抑制肿瘤形成和扩散，是人体功能强大的抗原呈递细胞，在肿瘤免疫治疗中发挥重要作用；另一种是细胞因子活化杀伤（cytokine-induced killer，CIK）细胞，又称为NK细胞样T细胞，它能主动识别和定向杀灭肿瘤细胞，而不损伤正常组织和细胞。DC由CD34$^+$和CD14$^+$细胞产生，存在于骨髓、脐带血、脐带组织和外周血中。CIK细胞则是人体外周血或脐带血在体外用细胞因子诱导而获得的一群异质细胞，具有新型、高效、光谱杀伤肿瘤细胞的免疫效应。脐带血CIK细胞体外扩增快，杀伤肿瘤细胞活性强，对肿瘤细胞的作用优于外周血CIK细胞。DC与CIK细胞共育能互相调节，促进细胞因子释放，增强CIK细胞溶瘤活性，对靶细胞的杀伤作用特异性更强，可最终大幅度提升人体免疫力。

健康人体中DC和CIK细胞数量极少，在肿瘤患者体内数量更少。在脐带血和脐带中，能够分离获得这两种细胞，经过培养和活化再回输到患者体内，能够有效清除血液和淋巴液中残存的肿瘤细胞，抑制肿瘤复发和转移。DC-CIK细胞适用于不同病期肿瘤患者治疗，与手术治疗、放疗和化疗联合应用，治疗效果更显著。国内外研究和临床试验结果表明，HSCT不仅是根治白血病的有效手段，也对肺癌、大肠癌、前列腺癌、乳腺癌等恶性实体肿瘤具有较好的疗效。

四、治疗免疫性疾病

机体对自身抗原缺乏免疫耐受而发生免疫反应，导致对自身组织损害，形成自身免疫性疾病（autoimmune disease，AID）。AID患者病程迁延、致残率高、生活质量差，目前尚无理想的治疗方法。多项研究表明，HSCT能够缓解免疫性疾病症状，阻止病情发展，修复受损脏器，改善疾病预后，包括系统性红斑狼疮（systemic lupus erythematosus，SLE）、类风湿关节炎（rheumatoid arthritis，RA）、系统性硬化症（systemic sclerosis，SS）、多发性肌炎/皮肌炎（polymyositis/dermatomyositis，PM/DM）和实验性自身免疫性脑脊髓炎（experimental autoimmune encephalomyelitis，EAE）等。

五、治疗艾滋病

艾滋病即获得性免疫缺陷综合征（acquired immune deficiency syndrome，AIDS），是因感染人类免疫缺陷病毒（human immunodeficiency virus，HIV）引起。患者的外周血T细胞半衰期约为23天，而正常人一般是82天，因此需要频繁给艾滋病患者补充T细胞才能维持其循环细胞数量。为了延长细胞生存时间，可以通过反转录病毒法在HSC中导入目的基因并回输到患者体内。例如，在HSC中导入抑制HIV复制的基因，则子代淋巴细胞能够抑制HIV的复制；将耐药基因或保护基因转入HSC，则可改善艾滋病患者在临床化疗过程中的综合耐药性。由于艾滋病患者本身的骨髓受到病毒影响而致造血功能减退，而HSC具有很强的自我更新能力和增殖能力，因此是很好的目的基因载体。但由于相当一部分脐带血HSC处于休止期，外源基因转入率较低，是目前实现临床应用的最大阻碍。

六、治疗代谢性疾病

β 细胞损伤和凋亡是 1 型糖尿病的主要致病原因。成年人机体中含有一定数量的内源性干细胞，但处于休眠状态，因而不足以修复胰岛损伤。基础研究和临床试验表明，HSCT 能够活化内源性干细胞并激发其功能，调节患者胰岛素分泌，改善疾病症状。

七、治疗肝硬化

肝硬化是由一种或多种病因长期或反复作用形成的肝脏损害，肝脏呈现进行性、弥漫性和纤维性病变，且极易衍变为肝癌。最新研究报道，HSCT 能够促进肝细胞再生，逆转肝纤维化。

八、其他应用

HSCT 能够通过分泌神经生长因子修复脊髓损伤，改善帕金森病、进行性营养不良、脑梗死等神经系统疾病。

第五节　获取脐带血造血干细胞的方式及其优、缺点

一、获取脐带血造血干细胞的方式

获取 HSC 一般要经过脐带血采集、HSC 制备和纯化三大环节。脐带血 HSC 的分离、制备和纯化是保证移植成功的关键之一。脐带血 HSC 分离和纯化方法较多，主要分为物理学方法和免疫学方法两大类。前者是根据 HSC 的物理学特征，如细胞大小、形态、密度等，通过离心力将脐带血中具有不同物理特性的各类细胞进行分离，再收集

含HSC的离心层，从而将占脐带血大部分比例的成熟红细胞等去除，多用于初步分离。脐带血HSC制备物理学方法有密度梯度离心法、离心淘洗法、大容量白细胞单采分离术（large volume leukapheresis，LVL）、血细胞成分分离仪法，以及现在较常用的多联袋离心沉降法、Ficoll淋巴细胞分离液法等。HSC的进一步纯化主要依据HSC的CD34$^+$细胞群免疫学特性进行，主要纯化方法有流式细胞术、生物素－亲和素免疫吸附法、免疫磁珠吸附法和间接免疫Panning法等。

1. **流式细胞术** 根据细胞不同的表面抗原，用特异性荧光标记的抗体与之结合，结合后的细胞受荧光激发后，在电场中的运动方向发生变化，从而使之与抗原阴性细胞分离。可将CD34$^+$细胞群中的不同亚群分离开来，如同时标记CD34抗原和CD33抗原或CD13抗原，将CD34$^+$CD33$^-$/CD13$^-$细胞与CD34$^+$CD33$^+$/CD13$^+$细胞分离，从而纯化HSC。流式细胞术法分离的细胞纯度高，但一次可分离的样本量有限，多用于科学研究和评价纯化后的细胞质量，不适用于脐带血库或临床大样本应用。

2. **免疫磁珠吸附法** 其原理是用特异性单抗和磁性颗粒交联，通过单抗与阳性细胞特异性结合，再借助磁力的作用，将结合有磁珠的单抗阳性细胞吸附，从而达到分离纯化的目的。用该方法分离的CD34$^+$细胞纯度较高，细胞丢失较少，分离方法安全，操作简便，适合于临床大样本的纯化。

3. **生物素－亲和素免疫吸附法** 其原理是将生物素标记的特异性单抗阳性细胞与亲和素结合，再将亲和素交联于Bio-Gel上，用亲和层析的方法将特异单抗阳性细胞分离开。该方法的优点是可以处理大量样本，但所获细胞的纯度不够高，细胞的丢失量较多。

4. **间接免疫Panning法** 其原理是基于抗体能吸附于玻璃等器皿的

特点，用二抗包被玻璃平皿，从而使特异性单抗阳性细胞吸附于平皿，进而使单抗阴性细胞洗脱分离。该方法获得的细胞纯度较高，价格也较便宜，但操作烦琐，多用于科学研究。

对于HSC纯度要求高的分离纯化，一般先采用物理学方法初步获得单个核细胞，再用免疫学方法进一步纯化CD34$^+$细胞。临床上最有应用前景的是免疫磁珠吸附法，最后一般用流式细胞术来评价纯化后的HSC质量和纯度。

二、脐带血造血干细胞的优、缺点

1. **优点** 脐带血HSC与骨髓、外周血HSC相比，具有如下优点：

（1）脐带血来源丰富，采集方便、安全，对供者不造成任何损伤。

（2）脐带血HSC增殖分化潜能更强，移植成功率高。CD34$^+$CD38$^-$和CD34$^+$CD33$^-$在脐带血的CD34$^+$细胞中的比例明显高于骨髓，且脐带血CD34$^+$CD38$^-$细胞的增殖分化能力高于骨髓，也高于成人外周血。此外，肽核酸荧光原位杂交技术和数字荧光显微镜观察发现脐带血HSC的端粒平均长度明显长于成人骨髓HSC。

（3）脐带血移植引起GVHD的发生率较低。脐带血中的免疫细胞更为幼稚，免疫原性较其他来源HSC更低。与成人骨髓的T细胞相比，脐带血T细胞主要是不成熟表型T细胞（CD45RO$^+$），且以抑制性亚群为主，更易跨越主要组织相容性复合体（major histocompatibility complex，MHC）屏障，排异的发生率和程度更低。

（4）脐带血中携带病毒的可能性较成人骨髓低，如人巨细胞病毒（cytomegalovirus，CMV）、EB病毒等，受者更安全。

（5）脐带血HSC存储于实体库中，HLA配型方便，取用便捷。

2. **缺点** 脐带血HSC与骨髓、外周血HSC相比，具有如下缺点：

（1）单份脐带血中HSC数量有限，多用于低体重儿童移植。近年来，国内外也逐渐采用双份脐带血、多份脐带血，或脐带血、外周血/骨髓HSC联合移植，来弥补单份脐带血中干细胞数量不足的问题。

（2）脐带血HSCT后粒细胞和血小板恢复缓慢。

（伍　婷　陈侃俊　陈　亮）

[主要参考文献]

1. 美国国家保护生物医药和行为研究受试者委员会.贝尔蒙报告：保护受试者伦理原则及准则[R].1978-4-18.

2. 世界医学会.赫尔辛基宣言——涉及人类受试者医学研究的伦理准则[R].2013-10.

3. 中华人民共和国国家卫生和计划生育委员会，中华人民共和国国家食品药品监督管理总局.干细胞临床研究管理办法（试行）[Z].2015-7-20.

4. 中华人民共和国卫生部.脐带血造血干细胞治疗技术管理规范（试行）[J].中华移植杂志（电子版），2009,4:327-328.

5. 中华人民共和国卫生部.关于加强脐带血造血干细胞管理工作的通知[Z].2011-10-24.

6. 中华人民共和国卫生部.脐带血造血干细胞库技术规范（试行）[Z].2002-8-29.

第二章 脐带血造血干细胞规模化生产技术

第一节 脐带血造血干细胞采集技术

脐带血的采集是指由具有脐带血采集资质的医护人员在新生儿断脐之后采集胎盘和脐带里残留的血液的过程。2002年卫生部发布的《脐带血造血干细胞库技术规范（试行）》（以下简称《技术规范》）对脐带血供者评估和筛选、采集医疗机构、脐带血采集规程、脐带血采集记录与识别都作出了详细的技术规定。

一、脐带血供者筛选

在产科门诊设立脐带血知识的宣传栏，开展个别咨询，向前来做孕期检查的孕妇及其家属宣传脐带血储存的益处，让他们了解脐带血的来源，脐带血中含有的特殊生物资源——造血干细胞，以及采集脐带血对产妇及新生儿的影响等。脐带血库派驻医院的咨询顾问应尽可能全面地向每个孕妇提供关于脐带血的采集、脐带血临床价值以及储存要求等信息，以便他们做出明智的自体储存或公共库捐献的决定。

对于同意捐献或储存脐带血的孕妇，咨询顾问应详细询问孕妇及其丈夫的民族、家族史、遗传病病史以及造血或免疫系统有无异常情况等信息。检查孕妇病史，包括产前传染病检测和其他一般检测项目的结果。传染性疾病病原体的检测必须包括人类免疫缺陷病毒抗体（HIV-

1/2Ab）、乙型肝炎表面抗原（HBsAg）、丙型肝炎病毒抗体（HCV-Ab）、巨细胞病毒IgM抗体［CMV（IgM）-Ab］、梅毒螺旋体抗体（TP-Ab）的血清学检测。如果家族病史（父亲、母亲和兄弟姐妹）提示存在可能影响受者的遗传基因方面的异常而无适用的检测方法，或随访时间太短不足以保证脐带血的安全，则该脐带血不得用于非血缘关系的移植。

二、知情与知情同意书

对于同意捐赠或储存脐带血的孕妇，脐带血库派驻医院的咨询顾问应让孕妇填写"捐赠者健康调查登记表"及签署"捐赠知情同意书"。

采集脐带血必须在分娩前得到产妇的同意，产妇明确知晓脐带血采集的目的、脐带血采集的益处。无论捐献或储存脐带血，都需采集产妇外周血，用于传染性疾病的检测。对于捐献的脐带血，应告知产妇捐献目的，有可能将部分脐带血用于科研；对于不符合脐带血库标准的脐带血可能会被弃用。

三、产妇情况调查表

对于同意捐赠或储存脐带血的产妇，脐带血库派驻医院的咨询顾问应让产妇如实填写"健康调查登记表"及"基本资料表"，内容如下。

健康调查登记表
家族病史（夫妻双方）
1. 有无血液系统疾病（不包括营养性贫血）
2. 有无免疫缺陷病
3. 有无代谢性疾病
4. 有无各种遗传性疾病

既往史（母亲）

　　1.是否有各种血液系统疾病

　　2.是否有内分泌系统疾病

　　3.是否有免疫缺陷病

　　4.是否有乙型肝炎病毒表面抗原（HBsAg）

　　5.是否有丙型肝炎病毒抗体（HCV-Ab）

　　6.是否有梅毒螺旋体抗体（TP-Ab）

　　7.是否有人类免疫缺陷病毒抗体（HIV1/2-Ab）

　　8.是否有巨细胞病毒IgM抗体（CMV-IgM-Ab）

妊娠史

　　1.目前是否有多胎妊娠

　　2.目前是否有发现胎儿染色体异常

　　3.在妊娠期间母亲是否曾患重大疾病

基本资料表

父母双方姓名、民族、身份证号码、联系地址、联系方式等。

脐带血库相关工作人员必须对母亲（父亲）及婴儿资料保密。

四、脐带血采集医疗机构

　　《技术规范》对执行脐带血采集操作的医疗机构要求作出规定，凡是开展脐带血采集工作的医疗机构都应满足如下要求：

　　（1）开展脐带血采集医疗机构应是取得"医疗机构执业许可证"的二级以上妇产医院或综合医院。

　　（2）脐带血库应与省级卫生行政部门批准开展脐带血采集的医疗机构签订采供协议。

（3）具有洁净的产房。必须有足够的空间进行脐带血采集。

（4）必须由指定的区域保存采集过程所需要的试剂和设备。

（5）在运输至脐带血库前，必须有足够的符合条件的空间暂时存放脐带血。

（6）采集医疗机构的工作人员必须经过脐带血采集培训，至少有2名以上工作人员，其中包括1名产科医生。

（7）必须有对母亲和婴儿的急救措施。

五、脐带血采集技术

脐带血必须是取自妊娠至少34周以上的自然分娩或剖宫（腹）产后婴儿的脐带和（或）胎盘。采集脐带血应在不对产妇及新生儿造成伤害的前提下，通过无菌采集技术获得尽可能多的脐带血。脐带血的采集是脐带血产业链的第一环，对于后期脐带血制备、冻存和临床应用具有基础性意义。

脐带血采集技术规定如下：

（1）脐带血采集组1套，内含：脐带血无菌采血袋1个，10ml无菌真空采血管1支，"脐带血采集与接收记录"1份。

（2）母亲外周血采集步骤

1）产妇信息核对，确认采集组内的无菌采血袋、无菌真空采血管及"脐带血采集与接收记录"条形码编号是否一致。

2）采集产妇外周血7ml于无菌真空采血管，并在采血管壁上标注产妇姓名。

（3）脐带血采集步骤

1）断脐：胎儿娩出后，用2把止血钳距新生儿端脐带根部3~5cm处进行夹闭并断脐。

2）消毒：用消毒剂在脐静脉的断端充分消毒2次，清除血渍和胎粪。

3）采集：确认血袋上条码编号，打开针头，在脐静脉断端向母体端进行穿刺，针头以斜面朝下或侧面小角度刺入已消毒的脐静脉充盈处，尽量多采集，血量在100ml以上为佳。

注：应在断脐后3分钟内采集，采集时间不超过10分钟。

4）混匀：当第一股血进入血袋时，轻摇血袋，使抗凝剂与脐带血充分融合，采集完毕后关闭导管上的止流夹，并用热合器热合，去除针头。

5）贴标签：将采集组内血袋标签贴于采血袋上。

6）填写记录：采集人员如实填写"脐带血采集与接收记录"内相应内容。

7）暂时保存与交接：采集后的母亲外周血及脐带血放入采集组内，存放于4℃冰箱，及时通知脐带血库取血，运输温度为4~25℃，18小时内到库。

第二节　脐带血造血干细胞分离制备技术

脐带血HSC制备是指通过物理或化学手段从采集到的脐带血中分离、浓缩得到富含HSC的细胞混合液的过程。临床研究和实践证明，脐带血HSC的数量及其各项活力指标对脐带血移植手术的成功率有着重要影响。如何从每一份有限的脐带血中制备获得尽可能多的、活性高的HSC，是脐带血分离提取技术的关键，也是避免和减少HSC损失的重要环节。

脐带血HSC制备按照自动化程度，可以分为手动制备和全自动制备两种。手工分离脐带血HSC的优点是制备成本低、对设备要求较低，其缺点是制备步骤烦琐、操作人员的技能对干细胞最终回收率影响较大。全自动制备通过脐带血HSC自动分离机实现，能够在封闭环境下高效一致地处理脐带血，产品质量均一性好、干细胞回收率高、过程数据跟踪精确，但其制备成本较手工制备高。目前，常用的脐带血HSC制备方法有淋巴细胞分离液（Ficoll）密度梯度离心法、羟乙基淀粉（hetastarch，HES）沉淀法和磁性活化细胞分选法（magnetic activated cell sorting，MACS）等。其中，MACS法制备得到的造血干细胞纯度高，但分离成本高、操作步骤烦琐，适用于科研；Ficoll法操作简单，但制备得到的CD34$^+$细胞数、有核细胞回收率较低；HES沉淀法操作简便、成本低廉，获得的细胞生长状态好，有核细胞数回收率高，适合作为常规脐带血HSC分离方法。以下以HES沉淀法为例，介绍脐带血HSC的分离制备及其注意事项。

一、脐带血制备工艺流程

脐带血制备工艺流程见图2-1。

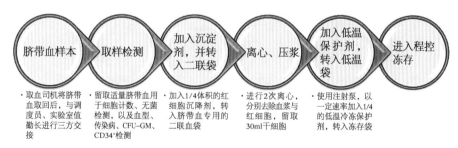

图2-1　脐带血制备工艺流程

二、脐带血的制备

1. **设备与材料**　脐带血HSC制备的主要设备包括超净工作台、大容量落地离心机、血细胞计数仪、注射泵、混匀器、无菌接管机等；

主要试剂为6% HES氯化钠注射液（相对分子质量为45万~60万）、冷冻保护剂；常用耗材有三联袋、离心管、普通试管、冻存袋、冻存管、注射器、条形码等。

2. 制备方法 脐带血HSC制备主要包括取样、干细胞分离、冷冻保护剂加注与冻存3个步骤。

3. 实验前准备 开启超净工作台紫外灯，照射操作区30分钟以上，对操作台面进行消毒。然后开启环境紫外灯/臭氧发生机，对环境进行30分钟以上消毒。消毒完毕，关闭紫外灯/臭氧发生机及超净台紫外灯，开启新风系统进行空气循环、过滤。

4. 实验步骤

（1）取样：在超净工作台内充分混匀采血袋内样本，留取3ml用于有核细胞计数及后续检测。

（2）分离

1）手工分离：将6% HES氯化钠注射液和脐带血按1∶4体积比注入脐带血三联袋的采集袋中，充分混匀，再转入二联袋大袋中。样本两两配平后，置于离心机中，进行第一步离心，离心温度10±2℃，转速500~800次/分，不使用刹车自然降速。将离心后二联袋大袋放入压浆板，将血浆及富HSC层压至转移袋中。样本配平后，置于离心机中，进行第二步离心，离心温度10±2℃，转速1 600~2 000次/分，不使用刹车自然降速。将离心后二联袋小袋放入自动压浆板，弃去上清，使终体积为30ml。

2）全自动细胞分离机：将6% HES氯化钠注射液和脐带血按1∶4混匀后与sepax 2配套耗材相连，仪器开机后自检。自检通过将待处理的采集袋垂直挂在仪器支架上，分离杯放入仪器分离舱内并锁紧舱门，所有管路放在既定位置，选择程序"UCB-HES"进行分离浓缩，最终体积为20ml。

3）加注冷冻保护剂及冷冻：将分离浓缩后的样本（手工分离30ml，全自动分离20ml）置于混匀器上，在冰水浴中（0~4℃），用注射泵以0.5ml/min的速率将冷冻保护剂缓慢注入浓缩的造血细胞中，边加注边混匀。注射完毕后将装有HSC的冻存袋放入程序控制降温仪（THERMO）中，以1℃/min的速度降至-40℃，停留5分钟后以10℃/min的速度降至-90℃后取出，立即置-196℃液氮中保存。

对于制备完成的脐带血，应进行制备前、后的有核细胞数检测，并记录有核细胞细胞回收率。

制备过程中留取样本交予检测部进行血型、传染病、无菌、CD34[+]、人白细胞抗原（HLA）、粒细胞-巨噬细胞集落形成单位（CFU-GM）等指标检测。对于制备完成的脐带血，应进行有核细胞数、CD34[+]细胞数检测，并记录细胞制备回收率。

第三节　脐带血造血干细胞检测技术

《技术规范》规定，脐带血HSC在冻存前及临床应用前都应进行相应的项目检测，检测合格后方能用于存储或移植。脐带血检测一方面是保障其安全性，避免因脐带血污染、传染病等增加移植受者风险，以及避免新冻存脐带血对其他已有脐带血在存储过程中带去潜在的污染风险；另一方面是为了提高脐带血的有效性，如对脐带血样本的有核细胞数、CD34[+]细胞数和造血细胞集落形成能力进行检测鉴定，避免因脐带血相关质量指标达不到要求而在需要时无法用于临床移植，造成存储资源的浪费。

一、脐带血造血干细胞储存前检测

脐带血HSC储存前检测是针对脐带血和母血样本进行的检测。其中，脐带血样本需要检测其血型（ABO血型、Rh血型）、CD34$^+$细胞数或百分比、5项传染病指标［HBsAg、HCV-Ab、CMV（IgM）-Ab、TP-Ab、HIV-Ag/Ab］、无菌情况和单核细胞集落形成单位（CFU-GM）；针对母血要进行5项传染病指标检测［HBsAg、HCV-Ab、CMV（IgM）-Ab、TP-Ab、HIV-Ag/Ab］。

（一）血型鉴定

血型鉴定一般可采用试管法，根据抗A和抗B抗体与对应红细胞抗原的凝集反应来测定样本红细胞上有无相应的A抗原或B抗原。根据抗D抗体与对应红细胞抗原的凝集反应，区分Rh（D）阳性和Rh（D）阴性。

（二）CD34检测

CD34分子于1984年被美国科学家发现，属于钙黏蛋白家族，其结构包括胞外区、跨膜区、胞质区3部分。作为一种黏附分子，CD34分子选择性地表达于人类及其他哺乳动物造血干/祖细胞表面，并随细胞的成熟逐渐减弱至消失。目前已有越来越多的研究结果表明CD34分子在介导细胞间黏附作用中发挥着重要作用，可以参与HSC的运输、定植，参与炎症反应以及淋巴细胞的归巢。CD34检测通过流式细胞术实现。

（三）5项传染病指标检测

5项传染病指标检测是指乙型肝炎表面抗原（HBsAg）检测、丙型肝炎病毒抗体（HCV-Ab）检测、巨细胞病毒IgM抗体［CMV（IgM）-Ab］检测、梅毒螺旋体抗体（TP-Ab）和人类免疫缺陷病毒抗原抗体（HIV-Ag/Ab）检测，通过酶联免疫吸附试验（ELISA）进行。

1. **HBsAg** 一般是在感染乙型肝炎病毒（HBV）1~2周后出现，意味着HBV的感染。HBsAg阳性为HBV感染的标志。如果肝功能及其他HBV感染指标均正常而仅仅HBsAg阳性，且未见症状与体征，则可能为HBsAg携带者或既往患过乙型肝炎，现肝功能已恢复正常，HBsAg尚未转阴。

2. **HCV-Ab** 是一种抗体，大量存在于感染者血液中，是丙型肝炎病毒（HCV）感染的主要标志和检测指标。

3. **CMV（IgM）-Ab** CMV是一种疱疹病毒，传播方式为胎盘或生殖道上行感染、输血等。人体感染后大多数呈亚临床期或潜伏感染，可侵犯全身各器官。成人感染CMV可引起肝炎、肺炎；孕妇感染可造成胎儿受损，引起胎儿发育不健全、先天性免疫缺陷、智能低下，导致听力、视力损害等，出现早产、流产、死胎。CMV是引起先天性畸形的重要病毒。

4. **TP-Ab** TP侵入人体后，在血清中可出现特异性抗体TP-Ab，是梅毒感染和监测的主要标志。

5. **HIV-Ag/Ab** HIV是造成人类免疫系统缺陷的一种病毒。1981年，HIV在美国首次发现。它是一种感染人类免疫系统细胞的慢病毒（lentivirus），属反转录病毒的一种。

ELISA的原理是酶分子与抗体或抗抗体分子共价结合，此种结合不会改变抗体的免疫学特性，也不影响酶的生物学活性。酶标记抗体可与吸附在固相载体上的抗原或抗体发生特异性结合。滴加底物溶液后，底物可在酶作用下使其所含的供氢体由无色的还原型变成有色的氧化型，出现显色反应。因此，可通过底物的颜色反应来判定有无相应的免疫反应，颜色反应的深浅与标本中相应抗体或抗原的量成正比。此种显色反应可通过ELISA检测仪进行定量测定，这样就能将酶化学反应的敏感性和抗原抗体反应的特异性结合起来，从而特异性地、准确地检测出血液样本中相关抗原和抗体的水平。

（四）无菌检测

制备后得到的脐带血标本在冻存前还应进行脐带血细菌及真菌的微生物培养检测，检测判定无菌后才能认为是合格的脐带血，否则应予以废弃。

无菌检测前，工作人员需对无菌接种室的操作台面及地面用500 mg/L的爱尔施消毒液进行消毒，接种室、超净台用紫外灯消毒，同时监测细菌检测室和无菌检测仪的温度、相对湿度，确保符合仪器设备运行的环境要求；接着，在无菌室超净台内通过穿刺针将5 ml样本注入相应编号的厌氧瓶，将5 ml样本注入相应编号的需氧瓶，完成接种；接种完毕的血培养瓶按照《BacT/ALERT 3D 无菌检测仪操作规程》培养120小时后进行无菌判别：在培养期120小时内如出现阳性瓶时，将阳性瓶按《BacT/ALERT 3D 无菌检测仪操作规程》卸瓶，并观察其生长曲线是否正常。实验人员须完整记录无菌试验过程及结果。

（五）CFU-GM检测

脐带血造血干细胞集落培养CFU-GM检测是评估用于HSCT后造血潜能的标准方法。CFU-GM检测是以甲基纤维素和IMDM培养基为基础，补充了胎牛血清（fetal calf serum，FCS）和多种生长因子（如GM-CSF、G-CSF、SCF、IL-3、IL-6和Epo）的半固体培养基上进行，类似于细胞外基质，削弱了单细胞克隆的移行，使细胞生长为明显的集族或集落。

脐带血CFU-GM检测实验步骤：

（1）将已加入1/4体积的6%HES的脐带血留取2ml，置于15ml离心管1，自然沉降30min。

（2）用无菌玻璃滴管或一次性无菌塑料吸管吸出离心管1中的上层血浆置于15ml离心管2（注：该过程需缓慢，应尽量避免吸取红细胞）。

（3）取空普管1支，先加入380μl白细胞稀释液（5%冰醋酸），再加入从离心管2中吸取的20μl血浆，充分混匀后，从普管中吸取10μl的混合液冲入细胞计数池，显微镜下计数。

（4）计数四大方格细胞数，换算出每毫升细胞悬液所含细胞总数：NC=（4大格细胞总数/4）×10^4×20；调整细胞悬液浓度为10^6/ml=细胞总量/细胞悬液终体积；代入计算公式后10^6/ml=（4大格细胞总数/4）×10^4×20/细胞悬液终体积，则细胞悬液终体积=4大格细胞总数/20（ml）。若4大格细胞总数>20个，调整方法为在离心管2中加入IMDM调整细胞浓度，加入IMDM的量=（4大格细胞总数/20-1）ml。若4大格细胞总数<20个，则调整方法为将离心管2中的细胞悬液用离心机1 000转离心5分钟后，去除上清液的量=（1-4大格细胞总数/20）ml。若4大格细胞总数等于20个，不做任何处理，直接进入下一步骤。

（5）将调整好的细胞悬液按照1:10的体积比与甲基纤维素培养基（CSF培养基）混合。方法：从离心管2中吸取120μl细胞悬液加到已分装好的装有1.2ml甲基纤维素培养基的5ml无菌带盖塑料试管中，用漩涡混匀仪混匀后，静置5分钟待产生的泡沫完全消失。

（6）用无菌注射器从5ml无菌带盖塑料试管中吸取1ml混合悬液加入6孔培养板中。加完后，将培养板轻轻摇匀，使培养基充满整个培养板底部，然后在培养板空隙中加入纯化水保持湿度。

（7）培养板培养孔上方需用记号笔标明对应脐带血编号及接种时间，培养板培养孔底部用记号笔画一个"十"字，将培养孔底部分成4个区域，以便最后的集落计数。

（8）用胶布将培养板封好后，放入37℃、5%CO_2的孵育箱培养14天。

（9）用倒置显微镜观察接种结果，数清每个样本对应的培养孔中已被划分好的4个区域里的集落数，4个区域里的集落总数为该样本的CFU-GM集落数；将CFU-GM集落数记录于对应样本编号的CFU-GM集落培养检测报告中。

二、脐带血造血干细胞移植前检测

（1）脐带血HSCT前还需针对脐带血样本进行有核细胞回收率测定、CD34⁺检测和CFU-GM检测，其中CD34⁺、CFU-GM检测方法与脐带血造血干细胞储存前检测方法相同。

（2）脐带血HSCT前有核细胞回收率检测采用台盼蓝染色法。活率检测步骤如下：

1）在试管中加入700μl磷酸缓冲盐溶液，与冻存管血样混匀，用移液器吸取20μl全血加入试管稀释成细胞悬液。

2）另取一洁净试管加入30μl 0.4%的台盼蓝染料于试管底部，再加入270μl细胞悬液（细胞悬液与台盼蓝溶液以9∶1混匀），充分混匀台盼蓝染料与细胞悬液。

3）将试管中染色后的细胞悬液混匀后用移液器吸取10μl加入计数池，静置2~3分钟，待白细胞完全下沉后计数。

4）先用低倍镜，调节焦距到可见白细胞，再转至高倍镜开始计数。活的白细胞呈圆形，胞质透亮，核呈紫黑色，稍有折光；而凋亡的白细胞无折光，被台盼蓝染成蓝色。计算计数池四角的4大方格中所有活的白细胞数和凋亡白细胞数。要在5分钟内完成计数，否则活细胞也会逐渐积累染料而被染成蓝色，从而影响计数的准确性。

细胞活性＝活白细胞数/（活白细胞数＋凋亡白细胞数）×100%。

第四节　脐带血造血干细胞存储技术

脐带血HSC深低温储存是指将制备完成、检测合格的脐带血置于−196℃环境下冻存,目的在于实现脐带血HSC安全、有效地长期储存,确保储存过程中的可控性、稳定性、安全性,并保障HSC在复苏用于移植时依然具有很好的细胞活性。

脐带血储存操作涵盖了冻存前准备工作、脐带血入库和脐带血出库。脐带血储存操作原则是采取两人复核制,一人操作,一人复核,确保脐带血放置于正确存储位置、正确入库和正确出库。

一、脐带血造血干细胞的冻存、入库与出库

1. **脐带血冻存前准备工作**　每天脐带血制备工作结束后,应由指定工作人员通过程控降温法等方式将脐带血样本从室温降温至−80℃,再将完成初步冻存的脐带血放置于专门的待检液氮罐中,由资料录入人员完成脐带血相关信息输入;由脐带血转库人员打印出对应的成品库入库签发单、隔离库入库签发单交由相关制备人员签发。

2. **脐带血入库**　一份完整的脐带血样本包括脐带血主袋和质控小管。入库前,填写"成品库入库签发单",根据所记载的脐带血储存位置,将脐带血中转罐内检测合格的脐带血和质控小管盒依次放入成品库铝架的对应位置,一人操作,一人复核。

3. **脐带血出库**　脐带血质控小管的出库,需将医院的移植申请及脐带血库填写的"脐带血移植申请、复苏小管及报告交接单"交至转库

人员,转库人员需查询该质控小管的相应位置,并对小管用途做好标记;取出质控小管后,将其放置在便携式液氮罐中,填写脐带血库编写的"脐带血移植申请、复苏小管及报告交接单"转交检测部进行检测。

脐带血造血干细胞的出库,需将脐带血库主任签发的出库单交至转库人员,转库人员查询该份脐带血位置,取出后放入移植罐中,交由临床服务人员与移植医院交接脐带血的应用。移植备用脐带血出库后,若未使用,临床服务人员需填写"备用脐带血重新入库交接记录",将未使用的备用脐带血与记录交予转库人员,转库人员立刻将备用脐带血放入原冻存位置中。

二、脐带血造血干细胞冻存设备的维护与工作人员防护

脐带血HSC添加可靠有效的冻存保护剂后,可在-196℃液氮环境中长期保存,维持其细胞活性不发生显著降低,但依然会存在四大冻存相关风险。首先,是冻存过程中的交叉污染风险依然存在。若样本冻存管口、冻存袋口发生爆裂、渗出,有可能通过液氮播散污染到其他样本。其次,是要确保-196℃深低温环境不变。由于储存系统中的液氮会随着存储时间的延长、环境温度和压力的改变、存储系统开启与关闭等人为操作而减少,因此需要定期补充液氮才能维持脐带血长期处于深低温环境中。再次,由于脐带血样本珍贵,一旦发生损失即无法重新获得,因此需要针对脐带血储存体系建立实时监控和警报系统。最后,由于冻存工作人员长期低温作业,应建立相关防护措施。

1. 气相液氮储存技术　气相液氮储存系统设计了偏移式补偿盖,使整个存储体系95%的空间被真空绝热保护,样本一直保持在-196℃气相液氮中,能够完全杜绝传统液相环境的交叉污染风险,是首选的脐带血库冻存设备。气相液氮储存系统在开启时,应根据说明书设置

高/低液面，并添加液氮。操作人员在进行入库、转库、出库等操作时，打开顶盖要缓慢，入库动作要迅速，以免液氮快速气化，影响罐体上部温度；同时缓解产生的气态液氮阻碍操作人员视线，影响操作。操作人员应对储存设备进行定期检查，包括擦拭液氮罐罐体、检查罐体摆放位置是否平稳、定期安排专业工程师维护或更换配件。

2. **定期补充液氮**　液氮的补充由指定工作人员进行。补充液氮前应确认连接补充罐与液氮罐之间的加液管是否处于常温，如液氮罐正在加液或刚加完液，则需待加液管恢复常温时，方可充液。确认无误后，用清洁的纱布分别擦拭连接在液氮罐加液管的接口与补充罐的接口，确保罐口处无水迹、油迹、污迹。擦拭完毕后，检查加液管的密闭性。确认密闭性良好后，向液氮罐充入液氮，直至补充罐的水银汞柱指示已经加满。

3. **远程监控及防护**　通过计算机技术和信息化手段建立远程监控系统，实时监控样本深低温环境温度，在发生异常情况下进行语音报警，并通过电话或短信等形式通知样本冻存指定管理人员及值班人员。MVE1839型气相液氮罐自身含TEC3000远程监控系统，可以实现远程监控和异常警报功能，在断电的情况下，可通过其配备的不间断电源（UPS）不间断供电72小时，从而有效保障脐带血样本冻存的安全性。

4. **操作人员防冻伤保护**　针对操作人员的头部、躯干和四肢等容易被冷冻作业损伤的部位，配备建立全套的抗冻防护设施，包括防冻伤手套、防冻伤面具等。另外，还应为操作人员进行防冻伤作业培训。

（祁　成　金魏名　陈　亮）

[主要参考文献]

1. 陈林，张坤，邵文陶，等.脐带血造血干细胞分离冻存方法优化[J].重庆理
   工大学学报－自然科学版，2014,12:82-86.

2. 刘忠，孙自敏，吕蓉，等.脐带血造血干细胞采集、分离和冷冻保存研究[J].
   中国科技成果，2009,1:47-49.

3. 中华人民共和国卫生部.脐带血造血干细胞治疗技术管理规范（试行）[J].
   中华移植杂志（电子版），2009,4:327-328.

第三章 脐带血造血干细胞库的质量控制

第一节　脐带血造血干细胞库的质量控制

一、脐带血造血干细胞库概况

（一）脐带血造血干细胞库的定义

脐带血造血干细胞库简称脐血库（cord blood bank），是经过卫生部门批准的特殊血站，用来保存新生儿的脐带血，主要是保存其中丰富的造血干细胞（HSC），可为需要造血干细胞移植（HSCT）的患者储备资源和提供干细胞的配型查询功能的特殊血站。它一般包括公共库和自体库。

（二）脐血库的发展历程

国际上，1978年科学家首次在人脐带血中发现HSC，从此便揭开了脐带血和脐血库的发展篇章。自1988年法国首例脐带血移植成功治疗范可尼贫血以来，人们逐渐认识到脐带血的重要用途。为了把这一宝贵的生物资源保存下来，服务于公众的公共脐血库和服务于个人及家庭的自体脐血库开始在全球各地陆续建立。1992年，美国纽约血液中心（New York Blood Center，NYBC）建立了世界上第一家脐血库，David Harris博士为自己的儿子存储了首份个人脐带血。NYBC是目前全球最早、最大的公共脐血库，也是Netcord国际脐血库网络的创始成员。截至2012年底，NYBC存储脐带血超过6万份，提供临床移植超过4 900例，是世界上提供脐带血移植最多的脐血库，同时，也是全球最负声望的公共脐血库。1992年，世界上最早开始运营的一家自体脐血库Cryo-Cell开始自体储存脐带血业务。自此，世界范围内的脐血库得到了广泛的发展。从全球血库分布来看，脐血库集中在欧洲和美洲。

在我国，经过卫生部批准的脐血库目前有7家，分别在北京市、天津市、上海市、浙江省、山东省、广东省和四川省。目前，有公共库、自体库和存捐互利3种运营模式。公共库由国家统一规划和管理，主要是公众脐带血的无偿捐赠，由脐血库进行免费保存，面向社会公开配型，支持公用；自体库为收费保存，自体使用，不面向社会公开配型；存捐互利为收费保存，在充分保障个人利益的同时也支持公开配型，可有效地平衡公共库和自体库的效果。无论何种存储模式，存储服务时间一般都是18~20年。据报道，在储存21~23.5年后，HSC复苏后其活性能保持在80%~100%，因此在该存储服务年限内，HSC的活性是可以有保障的。

二、脐血库质量控制的特点

脐血库是一种新兴的产业机构，其产品质量往往会对患者的生命起着关键性的作用，故其质量控制的重要性不言而喻。伴随着脐带血移植治疗血液疾病的技术日益趋于成熟、治疗血液病的种类日益广泛，预计在未来相当长的时间内移植手术会呈现加速增长的趋势。此外，随着干细胞行业技术的突飞猛进，脐带血中干细胞的价值也被无限遐想。脐血库的质量控制具有十分重要的意义，这是因为脐带血存储具有如下特点：

（1）脐带血HSC的存储时间比较长。与其他商品只需要短暂储存的要求不同，脐带血的存储年限一般在20年，甚至更长时间，任何质量控制上的偏差都会对脐带血干细胞质量产生一定的影响。这种质量偏差的累积效果无法准确预测，同时随着时间的推移，这种质量偏差产生的结果也无法准确预测。

（2）脐带血HSC的质量问题不易及时察觉，而且可能会被长时间掩盖。相比大量的脐带血储存样本，被用以临床治疗的样品比例还是比较低的，如果等到临床使用过程中发现问题再去纠正是不能满足质量控制要求的。因此，脐带血HSC的质量控制重点应该在于建立起完善的过程控制体系，对控制过程中的质量缺陷应该持零容忍的态度。

三、脐血库质量管理部门的职责

（1）脐血库质量管理部门依据国家的相关法律、法规，负责建立与其业务相适应的组织结构，并监督其执行。

1）设置满足脐带血宣传、采集、制备、检测、储存和供应、质量管理等功能需求的部门。要确定及配备数量适宜，接受过良好培训，具有专业知识、工作经验及相应能力的管理和技术人员等。明确各部门、各岗位的职责与权限及相互关系的安排和沟通，以及报告和指令的传递途径。权限必须与职责相对应。

2）脐血库法定代表人或主要负责人应具有高等学校本科及以上学历，脐血库负责人应具有高等学校专科以上学历，脐血库负责人不得兼任质量部负责人，否则不能对本职工作进行质量监管。以上人员均须接受过血站质量管理培训，并经过考核合格后方可上岗。

3）新增加人员必须符合《血站关键岗位工作人员资质要求》的规定。技术和管理人员本科及以上学历应不低于60%。除了新参加工作的人员外，技术人员均应具有相关专业初级以上技术职务任职资格，并应经过专业技术培训，掌握血站质量管理基本原理，具有基础理论知识和实际操作技能，能够胜任所分配的职责。新增人员需要进行入职体检，非新增人员需要接受年度体检，传染病患者和经血液传播疾病病原体携带者不得从事采血、血液成分制备、供血等业务工作。

4）应有专人分别主管采/供血业务和质量。其负责人应具有医学或者相关专业本科及以上学历，经过质量管理培训，具备采/供血业务管理和质量管理的专业知识和实践经验，对采/供血业务管理和质量管理中出现的问题具有正确判断和处理的能力，经法定代表人授权，分别承担采/供血业务管理和质量管理的职责。质量负责人须向法定代表人直接报告质量管理体系业绩及要改进的需求。采/供血业务负责人和质量负责人不得相互兼任。采/供血业务负责人或质量负责人缺席时，应指定适当的人员代行其职责。

5）必须按实际情况制订继续教育和培训计划，保证员工得到持续有效的教育和培训。培训者的培训能力和培训评估者的评估能力应经过评估，表明能够胜任后，才能授予承担培训和评估的职责。

6）员工必须接受拟任岗位职责相关文件的培训和实践技能的培训，并且经过评估表明能够胜任。应有培训记录，记录应包括满足岗位需求的培训计划、评估标准、培训实施记录、培训评估结果和结论，以及未达到培训预期要求时所采取的措施。

7）员工必须结合工作实践接受相关签名的工作程序以及法律责任的培训，并且经过评估表明合格，才允许在工作文件或记录上签名。必须登记和保存员工的签名，并定期按规定更新及将先前的记录存档。

（2）脐血库质量管理部门负责建立和维护一个质量管理体系，涵盖所有脐血库的主要功能，包括供体管理、采集、制备、检测、冻存、储存、入册、搜索、选择、预留、使用以及脐带血的分配和接受移植者的效果分析。

1）质量体系应符合国家相关法律、法规、标准和规范的要求。当这些要求发生变化时，脐血库的质量管理体系需要及时进行修订，以确保体系的适宜性。

2）所有员工对其职责范围内的质量负责，法定代表人为脐血库的质量第一责任人。法定代表人应负责质量体系的建立、实施、监控和改进，包括制定和颁布脐血库的质量方针，在各相关部门和层级建立质量目标，确保体系内所有过程都能符合所需的受控制条件。法定管理人负责脐血库资源的合理、有效配置，并对质量体系及其执行效果实施监控、测量、分析和改进。

3）质量管理部门应按计划的时间间隔审核质量管理体系，监督质量管理体系改进，确保其适宜性、充分性和有效性。并记录和保留管理审核的情况和内容。

四、脐血库的质量控制方法

根据脐血库质量管理工作的两项职责，脐血库的质量控制方法也基本分为两个方向。

（一）确保脐血库的运营行为完全符合国家的相关法律、法规

脐血库必须满足一定的生产管理规范，这种生产质量管理规范一般以国家标准的形式出现，是国家权威部门制定的对脐血库进行评审的最低标准。各脐血库可以根据自身运作的实际情况，制定自己的内控质量标准，但是这些内控的标准都应该等同或者高于国家标准。其内容应当涵盖如下：

（1）规定原辅材料、包装材料和血液（成分）的详细标准，为质量评估提供依据。

（2）规定为达到这些标准所必须进行的步骤，包括献/供体选择，

脐血采集、制备、检测、冻存、选择和发放。

（3）规定进行这些步骤所必须的条件及要求，包括人员、房屋、设备、材料、标签、储存运输等。

（4）规定进行这些步骤必须遵循的标准操作程序（SOP），包括特殊的防护措施，各步获得率及上、下限，中间体检查及允许值，储存、标签，过程偏差的处理等。

（5）规定进行某项工作的特定程序，如运行设备，取样、化验，房间、设备的清洁等。

（6）有关血液（成分）质量的操作程序，如处理投诉，必要时追回已发送的血液（成分）。

（7）做好记录以证明所有必要的程序已得到遵守，产品的数量和质量达到预期目标，偏差都得到记录和调查。

（二）维护质量管理体系的有效运行

脐血库有必要建立一个质量管理体系来确保向患者提供合格脐带血 HSC 及其相关服务，并采取所有必要的措施来不断地完善该体系，通过质量控制体系来持续提高产品质量的控制水平。适合于脐血库质量控制的体系一般包括两类：第一类是通用质量管理体系，具有代表性的是 ISO9001 质量认证体系；第二类是专用的质量认证体系，具有代表性的是美国 AABB 质量认证。无论哪一类质量控制体系，都应该包括以下 10 个最基本内容：组织结构管理，人员管理，设备管理，供货方管理，采/供血过程控制和成品检测管理，文件和记录管理，事件、差错、事故管理，内部和外部评估，过程改进管理，设施与安全管理。

1. ISO 国际质量认证　国际标准化组织（International Standardization Organization，ISO）于 1979 年成立了 ISO／TC176 委员会，即质量管理和质量保证技术委员会，经过近 10 年工作，于 1987 年 3 月发布了质量管理和质量保证标准。标准发布后引起了世界各国的强烈反响，至1994年底，已有75个国家和地区宣布等同采用。ISO9000族标准的构成：①ISO9000~ISO9004的所有标准，包括ISO9000和ISO9004的分标准。②ISO10001~ISO10020的所有标准和各分标准。③ISO8402。

各国对ISO标准的采用有等同、等效和参照3种方式。我国于1989年8月颁布实施等效采用GB/T10300系列标准，1992年10月又决定等同采用质量管理和质量保证标准，颁布了GB/T19000-ISO9000系列标准。

实施ISO9000族质量管理和质量保证标准不仅能够建立单位内部质量管理体系，加强市场竞争能力，还能为评价业务合作单位提供客观参考标准，保证双方的合法权益。

ISO认证步骤如下：

1）基础准备工作：

A. 成立认证工作小组或者对标办公室。

B. 聘请认证咨询机构和贯标顾问小组。

C. 制订贯标工作计划和贯标进度表。

D. 对中层以上干部及文件编写者进行系统的ISO9000系列基础知识培训，并予以考核、发证、归档。

E. 定质量方针和质量目标，确定组织结构图。

F. 收集和准备有关国内外质量文件和参考资料。

G. 确定各有关职能部门ISO9000系列质量要素职责分配。

H. 签订有关贯标合同，包括：①认证咨询机构技术服务合同；②认证审核机构技术服务合同。

2）质量体系文件的编写和发布：

A. 质量体系文件的编写。

B. 质量体系文件的审核。

C. 质量体系文件的批准。

D. 质量体系文件的发布。

3）质量体系文件的宣传贯彻。

4）质量体系的试运行。

5）内审员培训、内部质量审核。

6）第三方模拟审核。

7）第三方认证，获得证书。

2. AABB质量体系认证　美国血库协会（American Association of Blood Banks，AABB）是全世界最高水平的血液中心及输血业务标准的最终认定组织。通过AABB认证的机构会在其官方网站上公布。认证的机构有全球认证和有限认证两种：①通过全球认证的机构其产品可以在全球任何地区包括美国本土使用；②通过有限认证的机构将在公司名称前用"*"标示，标示该类产品在某些领域与AABB标准尚有差异，此类公司的细胞制品将不能在美国本土进行临床应用。

3. 利用质量体系进行监控和持续改进

1）建立和实施质量体系的监控和持续改进程序，以保证质量体系有效运行和持续改进。

2）建立和实施采/供血过程和血液质量控制程序，以确保采/供血和相关服务过程以及血液质量符合预期要求。

3）建立和实施确认程序，对新的或者有变化的过程、程序、设备、软件、试剂或者其他关键物料进行系统检查，以保证在正式使用前符合预期的使用要求。确认应按预定的计划进行。确认完成后应形成确认报告。确认报告应包括确认计划、确认的数据和确认的结论。

4）建立和实施不合格品控制程序,确保能够及时发现、标识、隔离、评价和处置不符合要求的血液和物料等，防止不合格品的非预期使用。

5）建立和实施不合格项的识别、报告、调查和处理的程序，确保能够及时发现、识别不合格项，分析产生偏差的原因，采取措施消除产生不合格项的原因，防止类似不合格项的再次发生。

6）建立和实施内部质量审核程序。内部质量审核应覆盖采/供血及相关服务的所有过程和部门。内部质量审核应预先制订计划，规定审核的准则、范围、频次和方法。内部质量审核包括对质量体系的审核和对质量体系执行状况的审核。

7）内部质量审核员须经过培训，具备内审员相应的资质和审核能力，并且与受审核方无直接责任关系。内部质量审核员须经法定代表人任命。

8）内部质量审核完成后应形成审核报告，内容包括审核情况和评价、不合格项及其纠正措施和预防措施。

9）应对纠正措施和预防措施的实施及其效果进行追踪、验证和记录。

10）在质量体系内审完成后，组织管理评审，以确保质量管理体系持续运行的适宜性、有效性和充分性。管理评审的结果及其相应措施须予以记录，法定代表人就所涉及的内容做出总结，探讨持续改进契机，指示今后质量工作的方向和改进目标。质量负责人编写管理评审报告，经法定代表人批准并发放至相关部门，确保有关措施在规定的时限落实。管理评审每年至少进行一次，可根据实际需要增加管理评审次数安排。

五、脐血库的质量控制要素

脐血库质量控制是一个广泛的概念，可将质量控制要素分述如下。

1. 质量体系文件

（1）必须建立质量体系的成文文件。质量体系文件覆盖所开展的采/供血业务的所有过程。质量体系文件应包括质量手册、过程文件、操作规程和记录。

（2）建立和实施形成文件及文件管理的程序，对文件的编写、审批、发布、发放、使用、更改、回收、保存归档和销毁等进行严格管理，并保留有关控制记录。所使用的文件应为经过批准的现行版本。文件应定期进行评审，列明文件修订状态清单，文件发放清单。作废文件的正本应加标记归档，并安全保存，副本全部销毁，作废的文件不得在工作现场出现。

（3）在文件正式实施前，应对相关的员工进行培训，评价胜任程度及保存有关记录。保证员工能够在工作空间范围容易获得与其岗位相关的文件并正确使用文件。

2. 脐带血供体的管理和脐带血采集标准

（1）脐血库应当提供给每一个脐带血采集点相应的文件，确保采集活动符合脐血库的政策和标准操作流程。所有脐带血采集人员需要经过相应的采集培训，采集人员应该有与脐血库明确的沟通渠道。

（2）知情同意书和存储协议应该按照相应法律程序，由经过培训的人员进行签订。知情同意书应该在母亲完全知晓和确认的情况下才能签订。在脐带血存储服务期间，脐血库有责任与脐带血供者建立长效联动机制。脐血库通过联动机制及时了解脐带血供者的健康情况，这有助于保障临床受者的权益，提高临床移植的生物安全性。同时脐带血供者也有义务提供给脐血库真实有效的个人健康信息。脐血库和脐带血供者的这种长效联动机制，可能会对脐带血供者带来生活干扰和隐私侵犯，为此双方有必要在知情同意书中对脐带血供者的个人信息和脐带血HSC技术信息进行保密约定。

（3）应当对母亲和婴儿供者进行评价，并将评价结果记录在案。对母婴的筛查应当包括疾病史和医学检查。应当通过亲生母亲掌握婴儿供者家庭成员（父母、祖父母、兄弟姐妹、父母的兄弟姐妹）的健康情况和遗传病史，并备案。

（4）应采用有利于母婴的采集方式。脐带血采集不能影响产妇分娩和正常的医疗操作，不可为提高脐带血的采集率而擅自改变分娩方式。对宫内采集、多胎妊娠需要指定明确的采集操作规范。

（5）脐带血的采集过程必须确保无菌技术，包括采集操作、采集用试剂和耗材。采集的脐带血标识清楚，并符合标签管理规定。

（6）未经处理的脐带血样本在采集点和脐带血处理设施之间的运输需遵守相关法律法规。并应当制定运输过程的SOP进行规范。

3. 脐带血的制备和冻存标准

（1）脐带血制备设施需要经过认证、注册或经过政府批准实施相应的制备工作。脐带血的制备应该保持整洁、无菌和有序的工作方式，能够影响脐带血安全性和效能的环境条件，包括温度、相对湿度、通风、气压、过滤装置、洁净级别等，应该被限定、控制、监测和记录，并且相应的记录证明始终符合相关的规定。

（2）脐带血制备间只接收符合验收标准的样本。制备过程应该按照经过验证的标准操作规程文件执行，以获得认可的细胞活力和复苏率。制备过程需要在无菌条件下进行，制备过程应该留出规定数量的样本。

（3）脐带血冻存应该使用程序降温仪，或者等同的操作已经被验证能够复苏得到活的、有潜能的细胞。从加入冻存保护剂至开始冻存细胞，整个周期应该最短化；从完成冻存细胞到进入低温保存的周期也应该最短化，以确保总有核细胞数（TNC）复苏率大于规定参数。

（4）整个脐带血制备过程都应该具有温度监控记录，不间断地或者至少每4小时记录一次温度，同时应该具备有效的温度监测系统和实时监控报警系统。报警系统能够实现每天24小时提醒指定人员。当存储设备出现故障时，应有意外事故的处置计划，或有备用设备，以保证脐带血和样本的正常储存。

4. 脐带血的检测标准

（1）脐血库应规定检测和化验脐带血的方法和流程，以确保脐带血的安全性、活性和完整性，且存档该脐带血满足预设使用的特殊要求。所有的检测和处理结果应该作为脐带血永久记录的部分留存。

（2）HLA Ⅰ和HLA Ⅱ分型应该采用基于DNA的方法完成。

（3）当检测结果阳性或超出了设定范围、关系到供者健康时，应按照相关法律、脐血库政策和标准操作规程规定，与婴儿的母亲或者法律监护人进行沟通。

（4）应当同时对母亲血样进行检测。内容包括梅毒螺旋体、乙型肝炎病毒、甲型肝炎病毒、HIV以及巨噬细胞的检测。对于母亲血样检测阳性的样本，需要根据相关法律、法规进行隔离、存储或者废弃。当脐带血解除隔离状态时，脐血库必须有书面的全程记录并及时以文件形式告知临床项目。

5. 建筑、设施与环境

（1）必须具备整洁、卫生和安全的采/供血作业场所。采/供血业务、生活、管理、后勤和辅助区域的总体布局应合理，不得互相干扰。

（2）采/供血作业场所的布局应满足业务需求，流程要合理有序，防止人员和血液受到污染。

（3）具有安全有效的应急供电设施。

（4）消防、污水处理、医疗废物处理等设施应符合国家的有关规定。

6. 设备

（1）设备的配置应能满足血库业务工作的需要。

（2）必须建立和实施设备的确认、维护、校准和持续监控等管理制度，以保证设备符合预期使用要求。计量器具应符合检定要求，有明显的定期检定合格标识。

（3）大型和关键设备均应以唯一性标签标记，明确维护和校准周期；档案应有专人管理；有使用、维护和校准记录。有故障或者停用的设备应有明显的标识，以防止误用。

（4）制定采/供血过程中关键设备发生故障时的应急预案，应明确应急措施相互关联的部门及人员的职责，并保证有效的沟通。应急措施应不影响脐血库的正常工作和血液质量。所有应急备用关键设备的管理要求与上述常规设备相同。

7. 物料

（1）采/供血所用的物料应符合国家相关标准，不得对献血者健康和血液质量产生不良影响。应制定管理制度，明确关键物料清单，对采/供血物料的购入、验收、储存、发放、使用等进行规范的管理。

（2）购进关键物料的生产商和供应商应具有国家法律、法规所规定的相应资质，每年对其进行一次评审，向具有合法资质的供应商购进物料。

（3）对关键物料的质量进行控制，保证只有合格的物料才能投入使用。

（4）对合格、待检、不合格物料应严格管理，分区存放。对库存区同类关键物料，应有明显和易于识别状态类别的标识。

（5）对温度、相对湿度或其他条件有特殊要求的物料，应按规定条件储存，并有效持续监控。

（6）物料应按规定的使用期限存放，遵循先进先出的原则，保证在物料的有效期内使用。未规定使用期限的，其储存期限及有效期自设为入库之日起，一般为1年，最多不超过3年，并贴上标识。

8. 安全与卫生

（1）制定并执行安全与卫生管理制度，至少应包括组织和员工的职责，保证工作场所安全与卫生。

（2）有一名对法定代表人直接负责的安全与卫生负责人。配备充足与有效的安全与卫生设施，确保人员和工作场所的安全与卫生。对所有员工进行安全与卫生培训。员工应对其工作区域的安全卫生负责。

（3）建立和实施职业暴露的预防与控制程序，包括职业暴露的预防和处理，职业暴露的登记、监控和报告。

（4）建立员工健康档案，每年对员工进行一次经血传播病原体感染情况的检测。应对乙型肝炎病毒表面抗体（HBs-Ab）阴性的员工进行乙型肝炎病毒疫苗接种。

（5）作业区域内不得饮食、吸烟和佩戴影响安全与卫生的饰物。应具有与工作场所和工作性质相适应的防护措施和相关安全标识。

（6）制定消毒与清洁程序，规定需消毒与清洁的区域、设备和物品及其消毒清洁方法和频次，保持作业区卫生整洁。

（7）采取有效措施对脐带血供体和员工进行防护；避免采血、检验、制备、储存、包装和运输过程中血液、血液标本及环境受到污染。

（8）应执行医疗废物管理的有关规定，对医疗废物进行收集和处置。

（9）应执行有关规定，制定针对用电安全、化学、放射、危险品等的使用和防火的相应程序。定期进行模拟有关突发事件处置的演练。

9. 计算机信息管理系统

（1）必须应用计算机管理采/供血和相关服务过程。对管理信息系统进行充分的确认，以保证其符合预期的使用要求。

（2）管理信息系统的开发、设计、更改和确认都应遵从软件工程的开发、设计、更改和确认基本原则。

（3）对管理信息系统的维护应包括系统中的所有组成部分，如硬件、软件、文件和人员培训等；必须采取措施保证数据安全，对数据库进行定期备份，并确保备份库存点与主体数据库有效安全分隔。使用人员应保证电子口令的安全，应防范、检查并清除计算机病毒。

（4）必须建立和实施针对管理信息系统瘫痪等意外事件的应急预案和恢复程序，以保证脐血库的正常运行。应设置不间断电力供应。

（5）采取有效措施避免非授权人员对管理信息系统的侵入和更改，制定严格的用户授权程序，控制不同用户对数据的查询、录入、更改等权限。

（6）应详细记录操作者所有登录和操作活动的日期、时间和内容。

10. 血液样本的标识及可追溯性

（1）必须建立和实施血液标识的管理程序，确保所有血液可以追溯到相应的过程、所使用的关键物料批号以及所有制备和检验的完整记录。

（2）标签的底色应为白色，与血袋牢固粘贴，能防水、耐磨损，背面黏合胶不能影响血液的质量。标签信息建议采用实体黑色字体，通过打印或印刷产生。

（3）血液标签中的内容应符合《血站管理办法》《全血及成分血液质量要求》中的相关规定，至少包含编号、品种标识、血型标识和有效期标识4部分。血液标签上不应标有献血者姓名。所有标签的样本都应存档。

（4）血液的标识应采用条形码技术，确保每一袋血液应具有唯一的条形码标识，并可追溯。条形码技术应能够对不同种类、不同过程状态的血液及血型进行标识。

（5）编码程序应保证唯一性，同一编码至少在50年内不得重复。

（6）建立和实施贴签管理程序。负责贴签的人员须接受过相关培训和考核。

11. 记录

（1）应建立、实施记录管理程序和档案管理程序，记录并保存采／供血过程所产生的结果和数据，使其具有可追溯性，以证实质量体系有效运行并满足特定的质量标准。

（2）记录体系必须完整，应包括从供者筛选、登记到血液采集、检测、制备、储存、发放和运输的整个过程，保证其可追溯性。

（3）记录档案保存期限应符合国家相关规定，原始记录应至少保存10年或者根据需要制定更高标准。记录应安全保管和保存，防止篡改、丢失、老化、损坏、非授权接触、非法复制等。应对记录进行分类管理，并建立检索系统。

（4）应执行国家相应的法律、法规，建立和实施电子签名和数据电文管理程序，确保数据电文和电子签名在生成、维护、保存、传输和使用过程中的可靠性、完整性、有效性以及机密性。该程序应包括如下：

1）应对与生成或使用数据电文和电子签名相关的人员进行教育和培训。

2）数据电文应能有效地表现所载内容并可供随时调取查用。能可靠地保证数据电文自最终形成时起，内容保持完整、未被更改。

3）具有正确和完整备份数据电文的能力。

4）在数据电文的保存期限内随时调取查用。

5）应明确规定电子签名的使用范围、形式，以及电子签名制作数据的生成方式、接收和认可方式，保证电子签名的可靠性。严格控制在签发后对数据电文的改动。

（5）应建立和实施保密制度，对个人资料、供者信息、血液检测结果以及相应的血液使用信息等进行保密，防止未授权接触和对外泄露。

第二节 脐带血造血干细胞的选择和发放要求

一、脐带血造血干细胞的选择

在选择脐带血前，要求进行有效的风险防控，通过对产妇医疗、基因筛查、临床图表回顾分析及其他调查研究，进一步评估检测结果所提示的传染性和遗传性疾病的风险。脐血库应该向临床项目披露近亲属是否存在未知的遗传史和医疗史。对于自体脐带血，婴儿供体近亲属的恶性或遗传性疾病史也应该告知临床项目。

为保证受者的医学安全、供者及其母亲的安全，以及为脐带血供者及其母亲的个人隐私保密，对脐带血供者至少需要进行以下4个方面的评估：

（1）供者的母亲无传染病史、无各种血液系统疾病、无内分泌系统疾病和免疫缺陷病，且以下5项传染病指标检测结果为阴性：①人类免疫缺陷病毒（HIV）；②人类乙型肝炎病毒（HBV）；③人类丙型肝炎病毒（HCV）；④巨细胞病毒IgM抗体［CMV（IgM）-Ab］；⑤梅毒螺旋体（TP）。

（2）供者的母亲、父亲无遗传病史，民族，以及造血或免疫系统的异常情况。

（3）胎儿无染色体异常，母亲在妊娠期间未曾患重大疾病。

（4）必须是取自妊娠至少34周以上的自然分娩或剖宫（腹）产婴儿。

二、脐带血造血干细胞的发放

脐带血HSC的发放是指当脐血库接收到医院移植医生或受者家属的配型申请后，开始进行的对数据库中样本的检索筛选、出具脐带血配型报告、移植脐带血最终样本的确认，并及时反馈给移植医生或受者家属，接着脐带血样本的转移、交接并最终用于临床的全部过程。

在一个脐带血样本被放行之前，应对该批次脐带血样本进行抽样检测，以验证HLA的分型，验证细胞活性。任何组织相容性差异必须得到解决，并传达给登记处和临床项目。若脐带血已经得到了相关的标识证明，报告的副本应按要求在提供脐带血时一起提供给临床项目。

1. *脐带血样本的配型*　通过录入需进行脐带血配型的受者信息，完成数据库的自动配型工作。受者相关信息必须涵盖受者姓名、HLA-A、HLA-B、HLA-DRB1、HLA-C和HLA-DQB1位点分型结果。并根据以下原则选择脐带血：

（1）优先选取相合位点最高的脐带血。

（2）选择冷冻有核细胞总数（TNC）最高的脐带血。

（3）选择CD34$^+$细胞计数高的脐带血。

（4）选择CFU-GM集落培养总数高的脐带血。

（5）选择与受者血型匹配的脐带血（血型检测包括ABO血型和Rh

血型）。

（6）选择与受者性别匹配的脐带血。

（7）如有多份脐带血符合要求，选择若干份（不少于2份）建议临床使用的脐带血，并在数据库中勾选相应脐带血的编号。

（8）如移植医生对脐带血选择有特殊要求，则需根据移植医生要求，对脐带血进行选择。

2. **脐带血样本的发放** 完成脐带血配型和确认脐带血移植计划后，脐带血样本进入准备发放环节。在选用的脐带血出库前，脐血库工作人员需要向移植医生确认，是否有初选的脐带血需要做小管复苏或高分辨检测。如果移植医院有这方面的要求，脐血库工作人员还需要委托有资质的第三方服务机构进行数据复检确认工作。在选用脐带血出库前，脐血库工作人员还要检查在收集、处理、检测、冷保存、冻存和运输或装运过程中可能影响脐带血样本的完整性和（或）质量的任何变动。在以上工作都完成后，进入发放环节。

（1）脐带血发放前的审批：需要审批的材料包括确认干细胞移植医院资质、移植配型信息、移植申请、脐带血供者健康信息调查表、脐带血复苏及细胞活性检测报告、脐带血复苏报告、脐带血HSCT知情同意书、脐带血复苏记录。审批流程一般包括将整套移植文件交由部门主管复核，待部门主管复核并签字同意后将整套移植文件交由库主任审核，并由其签发书面认证。如库主任由于各种原因不能及时签发，则由其指定一名人员签发。

（2）脐带血的库内交接：根据脐带血同意发放书面认证，通知转库人员办理相关脐带血的出库运输。转库人员核对脐带血保护盒、冻存袋上的编号对应无误，冻存袋完整无破损，然后将脐带血放入液氮运输罐，保证脐带血完全浸没于液氮中，测量、记录液氮液面高度，并在外挂标签上注明脐带血编号、受者姓名和移植医院。转库人员交接并签署脐带血出库交接记录，办理脐血库内交接手续。

（3）脐带血的发放：出库前，至少由两名临床服务代表准备并核对所运输脐带血的对应医院名称、受者姓名、所选脐带血编号及数量准确无误。包装说明书、操作说明、复苏和脐带血样本的使用，包括暂存和实施准备等所有信息必须伴随脐带血样本的整个生命周期。

在出库后至送达移植医院的过程中要确保脐带血完全浸没于液氮中，使用便携式液氮罐将脐带血运输至移植医院。应该有书面计划的备选运输方案供紧急情况选择。使用低温保存方式的运输。运输脐带血样本的程序应该是经过验证的，脐带血样本在血库和其他处理中心之间的运输时间应该最小化。低温冷藏的脐带血样本必须在有液氮制冷的干燥设备中进行运输，这要求有充足的液氮维持低于 − 150℃的温度至预期到达时间后的48小时。运输设备必须在整个运输过程中有电子数据记录仪不断地检测环境的温度。运输理论应该符合适用性法律关于运输设备冷却模式的相关要求。运输设备应按照适用性法律关于低温冷藏材料和运输用生物材料的要求粘贴标签。所有脐带血运输容器的盖子必须能够保证安全。外包装标签的信息必须符合相关法律、法规的要求。

脐带血的运输记录要求：脐带血样本从离开脐血库至到达最终目的地的过程中应有相应的跟踪记录。脐带血样本的包装应有一份清单来确认脐带血样本的接收者、运输目的地、运输记录、警告信息和相关记录，用以明确脐血库运输脐带血样本的相关责任、脐带血样本在脐血库的包装时间和日期、脐带血样本离开脐血库的时间和日期、配送员的身份和跟踪信息、脐带血包装的接收时间和日期、脐带血样本运输期间维持温度在指定范围内并保持稳定情况。

（4）脐带血的医院内交接：按照移植医院的指定时间要求，将脐带血样本交接给移植医生，并签署脐带血运输和医院交接记录。

如所选脐带血因冻存袋出现破裂或其他突发情况而无法正常应用于临床时，临床服务代表应立刻与移植医生沟通；如移植医生决定输注备用脐带血，应将此情况向部门主管汇报，在接到部门主管指示可紧急启用备用脐带血输注方案后，请移植医生重新填写一份脐带血移植申请。与移植医生一起核对备用脐带血保护盒与冻存袋上的编号一致后，将备用脐带血迅速放入水浴箱，按照相关操作要求完成复苏（脐带血完全解冻呈液态），并交予移植医生完成输注。

（5）移植完成回库后应将相关信息整理归档。归档内容包括：脐带血运输和医院交接记录、HSCT医院名单、脐带血移植配型申请表、脐带血移植配型查询报告清单、脐带血移植申请、脐带血供者健康信息调查表、脐带血复苏及细胞活性检测报告、脐带血复苏报告、脐带血同意发放书面认证、脐带血出库交接记录和脐带血HSCT知情同意书。

（6）如备用脐带血最终未应用于临床，仍需使用便携式液氮罐运输回库，并重新进入脐带血入库交接流程。

附 录 脐带血造血干细胞库的基本要求

一、主要人才条件

脐带血造血干细胞库主要工作岗位要求见附表1。

附表1 脐带血造血干细胞库主要工作岗位要求

岗 位	学 历	职 称	要 求
中心血库主任	医学相关专业专科以上毕业	中级以上	经血液安全培训，主任要求从事血液管理1年以上
血源管理、采集招募岗	大学专科以上毕业	初级以上	经血液安全、社会学、教育学、伦理学培训
体检医师岗	大学本科以上毕业	医师以上	医学专业，具有执业医师资格，经血液安全、急救培训
采血护士岗	大学专科以上毕业	护士以上	具有护士执业资格，经血液安全、急救培训
检验岗	大学专科以上毕业	初级以上	经血液安全培训，经与工作相应的专业培训或进修3个月以上
血型血清实验岗	大学专科以上毕业	初级以上	经血液安全培训，从事相关工作2年以上或血型进修3个月以上；负责人要求大学本科以上毕业
人类白细胞抗原实验岗	大学专科以上毕业	初级以上	经血液安全培训，从事相关工作2年以上或血型进修3个月以上；负责人要求大学本科以上毕业
成分制备岗	中等专科学校以上毕业	初级以上	经血液安全培训；负责人要求大学本科以上毕业
发血岗	大学专科以上毕业	初级以上	经血液安全培训
质量管理岗	相关专业大学专科以上毕业	初级以上	经血液安全培训；负责人要求大学本科以上毕业，从事相关工作3年以上
财务岗	大学专科以上毕业	初级以上	具备相关资质或专业（培训）证书，并经血液安全培训

岗 位	学 历	职 称	要 求
信息管理岗	计算机相关专业本科以上毕业	初级以上	具备相关资质或专业（培训）证书，并经血液安全培训
档案管理岗	相关专业大学专科以上毕业	初级以上	具备相关资质或专业（培训）证书，并经血液安全培训
统计人员岗	相关专业大学专科以上毕业	初级以上	具备相关资质或专业（培训）证书，并经血液安全培训
设备维修岗	大学专科以上毕业	初级以上	经血液安全培训，具有上岗（培训）证书
司机岗	中等专科学校以上毕业	初级以上	经血液安全培训，具有上岗（培训）证书

二、主要仪器设备

（1）计算机、网络服务器等电脑网络设备。

（2）开展造血干／祖细胞培养和检测、组织配型、病原体检测、冷冻保存、质量管理控制和检测所需的仪器设备。

（3）程控降温仪等冻存设备；冷冻储存设备须有液氮储存罐及相应系统。

（4）脐带血专用采集器材和脐带血专用运输工具。

（5）高压消毒设备。

（6）应用国家规定的法定强制检定的计量器具必须有法定计量部门的检定合格证明。

三、主要规章制度

（1）脐带血的采集、制备、保存与发放应符合卫生部制定的《脐带血造血干细胞库技术规范》要求。

（2）脐血库必须具备的工作制度：

1）职工守则。

2）各科室工作制度。

3）职工岗位培训制度和继续教育制度。

4）脐带血采集单位的认定与管理制度。

5）脐带血供者的隐私保密制度。

6）检测出的输血传播病原微生物的登记制度。

7）各种登记、记录管理和保存、发放制度。

8）各工作环节交接制度。

9）差错、事故登记、报告与处理制度。

10）带血的包装、低温保存、运输及发放前的质量认定、核对、发放制度。

11）脐带血的报废制度。

12）各种仪器设备采购、使用、维护、报废制度。

13）各种器材、试剂与药品采购制度。

14）各类药品与试剂使用、制备的检定制度。

15）大型、精密、贵重仪器设备专管专用制度。

16）各种衡器、量器讲师管理制度和检定制度。

17）资料、信息、统计资料的收集、整理、保管制度。

18）科研管理制度。

19）污物处理制度。

20）各种技术档案管理制度。

21）各种库房管理制度。

22）财务管理与审计制度。

23）安全制度。

24）各级行政人员岗位职责制度。

25）各级技术人员岗位职责制度。

（朱俊勤　陈　亮）

[主要参考文献]

1. 范春燕，曹文艳，郭丽魁. 胎盘收集额外脐带血对脐带血总量及造血干细胞总数的影响 [J]. 中国综合临床，2015,5:458-460.

2. 李建军，刘会兰，孙自敏，等. 我国公共脐血库提供的脐血进行单份非血缘脐血移植的临床疗效评价 [J]. 中华器官移植杂志，2017,2:84-89.

3. 刘红，南虎松. 脐血库建设现状及脐带血采集在新生儿相关疾病中的应用 [J]. 中国社区医师，2015,32:5-6.

4. 美国细胞治疗认证委员会. 脐带血采集、储存、分布和应用管理国际标准 [M]. 李一佳，主译. 第6版. 北京：清华大学出版社，2017.

5. 中华人民共和国卫生部. 脐带血造血干细胞治疗技术管理规范（试行）[J]. 中华移植杂志（电子版），2009,4:327-328.

第二篇

脐带血造血干细胞的
临床应用

第四章 脐带血移植治疗恶性血液病

第一节 概 论

脐带血移植（umbilical cord blood transplantation，UCBT）对于缺乏人白细胞抗原（HLA）全相合同胞造血干细胞移植（HSCT）供者的血液病患者来说是一种重要的替代移植类型。脐带血来源丰富、采集方便、免疫原性弱，即使供/受者HLA 6个位点（HLA-A、HLA-B、HLA-DRB1）中1~2个位点不相合，也能获得成功移植。因此，几乎所有患者都能找到至少1份HLA 4~6/6位点相合的脐带血。此外，UCBT后移植物抗宿主病（GVHD）尤其是慢性GVHD发生率低，复发率却没有增加，提示UCBT后具有很强的移植物抗白血病（graft versus leukemia，GVL）效应。自1988年Gluckman在法国圣路易斯医院成功完成世界上第1例同胞HLA相合的UCBT治疗5岁的范可尼贫血患儿，由此拉开了UCBT的序幕。至今，UCBT已广泛地应用于儿童及成人的恶性和非恶性血液病的治疗。全球已有4.5万例以上的儿童和成人患者接受了UCBT。世界范围内100多家公共脐血库已冻存了60万份以上的脐带血备用。根据2016年，国际骨髓移植研究中心（Center for International Blood and Marrow Transplantation Research，CIBMT）和欧洲骨髓移植协作组（European Cooperative Group for Bone Marrow Transplantation，EBMT）数据显示，近几年欧洲和美国UCBT例数有下滑趋势,但亚洲尤其是日本UCBT仍占有很大的比例。2016年日本UCBT总例数将近1 500例,约占非血缘移植的50%。

第二节　脐带血移植中脐带血的选择

一、单份脐带血移植中脐带血的选择

单份非血缘UCBT中脐带血的选择主要受以下因素的影响：供／受者HLA相合程度、脐带血的有核细胞总数（TNC）及CD34$^+$细胞数量、粒-巨噬细胞集落形成单位（CFU-GM）和受者体内的特异性抗供者HLA抗体（donor specific anti-HLA antibodies，DSA）情况等。

（一）HLA相合程度

前期研究结果显示，随着供／受者HLA位点不相合数目的增加，脐带血的植入率降低，Ⅲ～Ⅳ度急性GVHD发生率增加，移植相关病死率（transplantation related mortality，TRM）升高，但是恶性疾病的复发率减低，总体生存率（overall survival，OS）与其他类型的移植相比无明显差异。目前认为，UCBT中供／受者HLA错配应≤2/6位点。

孙光宇等对139例行单份非血缘UCBT的恶性血液病患者的疗效进行了回顾性分析，结果显示HLA6/6位点相合组比HLA5/6位点相合组和HLA4/6位点相合组42天中性粒细胞植入率明显更高（P=0.042和P=0.002），而HLA5/6位点相合组和HLA4/6位点相合组相比差异无统计学意义（P=0.14）。100天急性GVHD发生率HLA6/6位点相合组也偏低（P=0.006和P=0.001）。HLA6/6位点相合组3年无病生存率（disease-free survival,DFS）明显优于HLA4/6位点相合组（P=0.03）。

Eapen等的研究发现，对于行UCBT的白血病及骨髓增生异常综

合征（myelodysplastic syndrome，MDS）患者，HLA-Cw位点不合的患者更容易发生移植失败、移植后感染和器官功能衰竭，进而增加UCBT后的TRM。因此，越来越多的国外移植中心将HLA-Cw也作为脐带血选择的考虑因素，推崇使用HLA-A、HLA-B、HLA-Cw和HLA-DRB1的8个位点选择脐带血。

目前，有关HLA不合方向［移植物抗宿主（graft versus host，GVH）、宿主抗移植物（host versus graft，HVG）方向或双向不合］对移植结果的影响尚存在不同的观点。Matsuno等报道，认为GVH方向不合降低中性粒细胞植入率；而Stevens等研究发现，当进行HLA不全相合的UCBT时，如果发生不合的位点在供者为纯合子表达时，GVH植入时间缩短，TRM降低，总体疗效与HLA相合的UCBT相当。而当受者为纯合子，供者在该位点只有1个位点与受者相合时，HVG植入较缓慢，移植失败及复发率明显增加。最近日本学者Kanda通过对2 977例单份UCBT治疗白血病或MDS结果回顾性分析认为，供/受者HLA单方向不合（GVH方向或HVG方向）不影响OS。Kanda分析认为，其结论与Matsuno或Stevens的不一致可能与三者病例年龄分布、预处理方案及GVHD预防方案不同有关。在儿童组GVH不合病例有较低的非复发病死率，与Stevens报道相同，但是GVH方向不合儿童组复发率增高，故OS无影响。而在成人组清髓性预处理方案可能部分抵消了HLA不合对植入的影响。另外，Kanda认为，低强度GVHD预防方案可能在移植早期增强供者T细胞识别GVH方向不合受者抗原的免疫反应，导致嗜血综合征或类似反应，从而降低植入率。Matsuno得出的结论可能与其使用的较弱的GVHD预防方案有关。

另外，Yabe等最新的一项研究回顾性分析了来自日本脐血库提供的脐带血，1 157例白血病患者和MDS患者行单份UCBT，预处理方案中均没有使用抗胸腺细胞球蛋白（ATG），移植患者中位年龄为49岁（0~81岁），供/受者进行HLA-A、HLA-B、HLA-Cw、HLA-DRB1、HLA-DQB1和HLA-DPB1的12个位点配型，结果表明HLA-DPB1位点不相合明显降低了移植后5年累计复发率（26.6% *vs.* 38.3%，*P*<0.001），而没有增加急性GVHD的发生率和TRM。提示HLA-DPB1不相合的单份UCBT治疗白血病可以诱导出很强的GVL效应，提高移植后疗效。

（二）TNC及CD34$^+$细胞数

Gluckman等回顾分析了550例接受UCBT治疗恶性血液病患者的疗效，结果显示：脐带血冷冻前TNC和CD34$^+$细胞数是UCBT后造血和免疫恢复以及生存的决定性因素。另外，UCBT后植入的速率和嵌合状态与脐带血CFU-GM含量相关。但是，CFU-GM检测方法难以标准化，目前临床上主要依靠脐带血TNC并结合CD34$^+$细胞数来进行脐带血的筛选。

1. 2012年中国UCBT协作组推荐

（1）受者与脐带血HLA6/6位点相合：脐带血冷冻前TNC>2.5×10^7/kg（受者体重），其中CD34$^+$细胞>1.2×10^5/kg（受者体重）。

（2）受者与脐带血HLA5/6位点相合：脐带血冷冻前TNC>3.5×10^7/kg（受者体重），其中CD34$^+$细胞>1.5×10^5/kg（受者体重）。

（3）受者与脐带血HLA4/6位点相合：脐带血冷冻前TNC>4.0×10^7/kg（受者体重），其中CD34$^+$细胞>1.8×10^5/kg（受者体重）；或冷冻前TNC>3.5×10^7/kg（受者体重），其中CD34$^+$细胞>2.0×10^5/kg（受者体重）；冻存脐带血小管复苏后回收率≥80%。在脐带血的选择中，TNC和CD34$^+$细胞确定后选择CFU或CFU-GM数量高的脐带血。

2.《2016年英国脐带血移植选择指南》推荐

（1）受者与脐带血HLA（HLA-A、HLA-B、HLA-Cw、HLA-DRB1）8/8位点相合，脐带血冷冻前TNC>3×10^7/kg（受者体重）。

（2）受者与脐带血HLA7/8位点相合，优先选择 HLA-DRB1相合且TNC>5×10^7/kg（受者体重）。

（3）受者与脐带血HLA5~6/8位点相合，避免HLA-DRB1不相合。

（4）尽量少选 HLA4/8位点相合者作为单份UCBT移植物，除非没有其他选择，此时要求TNC>5×10^7/kg（受者体重）。

（5）不推荐选择HLA3/8位点相合的脐带血。

（6）对于恶性血液病推荐脐带血冷冻前TNC≥3.0×10^7/kg（受者体重）、CD34$^+$细胞≥1.0×10^5/kg（受者体重），或者复苏后TNC≥2.0×10^7/kg（受者体重）、CD34$^+$细胞≥1.0×10^5/kg（受者体重）。

（7）非恶性血液病推荐脐带血冷冻前TNC≥3×10^7/kg（受者体重）或者复苏后TNC≥3.0×10^7/kg（受者体重）。

（8）对于骨髓衰竭性疾病（再生障碍性贫血或先天性骨髓衰竭性疾病）或血红蛋白病，脐带血冷冻前TNC>5×10^7/kg（受者体重）、CD34$^+$细胞在冷冻前及复苏后均应>1.7×10^5/kg（受者体重）。

日本东京大学的Takahashi等认为，输入TNC<2×10^7/kg（受者体重）的脐带血也能获得植入，对没有其他供源又急需接受移植的急性白血病患者也可作为一种治疗选择。究竟UCBT获得植入最低的细胞数量是多少，目前尚不能确定，对于不同患者和不同疾病类型，合

适的细胞数量的阈值仍在探索中。

（三）供/受者 ABO 血型

其他异基因 HSCT 中供/受者的 ABO 血型不合，移植后可出现移植后红系植入延迟及纯红细胞再生障碍性贫血。目前，关于 UCBT 中供/受者 ABO 血型对植入的影响研究较少。日本学者 Tomonari 等研究分析 95 例成人患者接受单份清髓性 UCBT，结果显示，供/受者 ABO 血型相合或者次要不合 UCBT 后患者血小板恢复快于 ABO 血型主要不合及主次均不合的患者，同时移植过程中输注的血小板和红细胞的数量明显少于后者，但对红系植入未见延迟、也未出现纯红细胞再生障碍性贫血的患者，笔者认为：在选择脐带血时对于细胞数量和 HLA 相合程度相当的情况下，应该选择 ABO 血型相合的脐带血，依次选择次要不合、主要不合、主次均不合的脐带血。

EuroCord 回顾性研究了约 1 000 例双份非血缘 UCBT，发现双份脐带血与受者间的 ABO 血型的相合性与急性 GVHD、非复发死亡率和生存率相关。因此，他们推荐首选与患者血型相合的脐带血，然后依次选择次要不合、主要不合者。

严家炜等报道在一项单中心回顾性研究中，208 例接受了清髓性预处理的单份 UCBT，其中供/受者 ABO 血型相合 99 例，次要不合 60 例，主要不合 38 例，主次均不合 11 例。结果显示：ABO 血型相合组与不相合组的单份 UCBT 后，中性粒细胞、血小板和红细胞的累计植入率，Ⅱ～Ⅳ度 GVHD、Ⅲ～Ⅳ度 GVHD 及 180 天 TRM 的累计发生率两组之间差异均无统计学意义（均 $P>0.05$），且无一例发生纯红细胞再生障碍性贫血。因而作者认为，单份 UCBT 中供/受者 ABO 血型不相合对移植后效果影响不大。

（四）受者体内特异性抗供者HLA抗体

近年来，多项研究表明受者体内DSA可影响UCBT后造血重建中性粒细胞的植入率。Ruggeri等回顾性分析了294例进行减低强度预处理的非血缘UCBT患者的疗效，结果显示DSA阳性患者60天中性粒细胞植入率明显低于DSA阴性的患者（44% *vs.* 82%，*P*=0.006）。日本红十字会东京血液中心的一项包含386例恶性血液病患者接受清髓性UCBT的研究也发现DSA阳性组UCBT后中性粒细胞恢复较DSA阴性组延迟，且血小板恢复也明显延迟。此外，Sarah等新近的一项研究表明，DSA阳性者UCBT的原发性植入失败（primary graft failure，pGF）率可高达83%。

NMDP指南建议，HSCT前应常规对受者进行HLA抗体检测。即使在HLA10/10全合的非血缘HSCT中，因为HLA-DP位点错配的存在，抗HLA抗体的检测仍十分必要。有研究建议应避免选择DSA阳性作为HSCT的供者。脐带血工作组（cord blood working group，CBWG）及《2016年英国脐带血移植选择指南》也指出无论是清髓还是减低强度预处理、单份或双份UCBT，应避免选择DSA阳性的脐带血进行移植。避免选择DSA阳性的脐带血进行UCBT是目前阻止抗HLA抗体介导的pGF最简单、有效的方法。

（五）杀伤细胞免疫球蛋白样受体

供/受者杀伤细胞免疫球蛋白样受体（killer cell immunoglobulin-like receptor，KIR）配体相合与否对UCBT的临床疗效有无影响目前尚无定论。在欧洲脐带血登记处的一项多中心研究中，218例接受UCBT的患者，移植后复发率脐带血KIR配体不相合组较KIR配体相合组明显降低（20% *vs.* 37%，*P*=0.03），中位随访时间14个月后，无病生存率（DFS）KIR配体不相合组明显高于KIR配体相合组（57%

vs. 40%，*P*=0.02）；DFS差异在移植34个月后再次统计分析仍与之前结果相同。而在另一项明尼苏达大学的研究中，257例患者接受了单份或双份的非血缘UCBT，在接受清髓性预处理方案的患者中供/受者KIR配体不相合者，移植后各项指标分析结果无明显差异，而接受与离子通道相关总蛋白质（RIC）预处理方案的患者中，供/受者KIR配体不相合的患者移植后急性GVHD发生率较高，OS也比KIR配体相合的患者降低。可见供/受者KIR配体是否相合，在同一种移植类型而采用不同的移植方案，移植的结果是不同的。UCBT中KIR的作用有待进一步的研究。

（六）推荐脐带血的选择步骤

中国科学技术大学附属第一医院（安徽省立医院）单份非血缘UCBT脐带血的选择标准及步骤如下：

（1）移植受者：进行HLA-A、HLA-B、HLA-Cw、HLA-DRB1、HLA-DQB1和HLA-DPB1高分辨配型，同时做HLA抗体的初筛检测。

（2）脐带血的初筛：脐带血与受者HLA-A、HLA-B和HLA-DRB1高分辨配型4/6位点相合，冷冻前$TNC>3\times10^7/kg$（受者体重）、$CD34^+$细胞$>1.5\times10^5/kg$（受者体重）和CFU和（或）CFU-GM数量高的脐带血进行小管复苏。

（3）脐带血的确定：对于恶性血液病，脐带血与受者HLA-A、HLA-B、HLA-Cw和HLA-DRB1高分辨基因配型≥4/8位点相合，并同时满足HLA-A、HLA-B、HLA-Cw、HLA-DRB1和HLA-DQB1高分辨配型≥5/10位点相合，小管复苏后$TNC>2.5\times10^7/kg$（受者体重）、$CD34^+$细胞$>1.2\times10^5/kg$（受者体重），细胞活力>80%（特别是$CD34^+$细胞活力高）。对于非恶性血液病，脐带血与受者HLA-A、HLA-B、HLA-Cw和HLA-DRB1高分辨基因配型≥5/8位点相合，同时HLA-A、HLA-B、HLA-Cw、HLA-DRB1和HLA-DQB1高分辨配型≥6/10位点相合，小管复苏后TNC>3×10^7/kg（受者体重）、CD34$^+$细胞>1.5×10^5/kg（受者体重），细胞回收率>80%（特别是CD34$^+$细胞活力高）。

（4）受者HLA抗体的初筛如果阳性，做抗体特异性检测，DSA阳性的脐带血不能使用，应重新筛查。

（5）对于恶性血液病，脐带血与受者的非遗传性母体抗原（noninherited maternal antigens，NIMA）不合者优先。

（6）原则上同一个位点不允许两个点同时不相合。

（7）在以上均满足的情况下，选择与受者ABO血型相合的脐带血。

二、双份脐带血移植中脐带血的选择

近年来，单份UCBT技术不断改进和完善，在成人和大体重患儿中植入率及总体疗效均在提高，但更多的学者倾向于将双份UCBT作为在没有合适的单份脐带血的情况下的一种次选方案。EuroCord和《2016年英国脐带血移植选择指南》推荐双份脐带血的选择标准为：当单份脐带血TNC<3×10^7/kg时应选择双份UCBT，双份脐带血的总TNC>3×10^7/kg，且每份脐带血冷冻时的TNC>1.5×10^7/kg，双份脐带血间及与受者间的HLA不相合≤2/6位点。

第三节　脐带血移植技术

一、清髓性预处理方案

1. 以全身照射（total body irradiation，TBI）为主的预处理方案　　TBI

具有抗肿瘤和免疫抑制双重作用，常与化疗药物联合用于UCBT的预处理。TBI总剂量大多为12~13.75 Gy，分4~9次照射，照射量多为5~7cGy/min。和TBI联用的药物通常有环磷酰胺（CTX）和氟达拉滨（FA）或阿糖胞苷（Ara-C）。含高剂量TBI方案的有：TBI 13.2Gy+FA 75mg/m^2+CTX120mg/kg；TBI 12Gy+CTX120mg/kg+Ara-C 8~12g/m^{2}及TBI 12Gy+FA 150mg/m^2+Ara-C 10g/m^{2}等，已成为多数移植中心清髓性UCBT标准的预处理方案。

Wagner等早期的报道，1994~2001年102例恶性及非恶性血液病儿童（中位年龄7.4岁，中位体重25.9kg）接受UCBT。主要采用TBI 13.2~13.75Gy+CTX 120mg/kg+抗胸腺细胞球蛋白（anti-thymocyte globulin，ATG）90mg/kg的预处理方案。预防GVHD方案：2例采用环孢素（CSP）+甲氨蝶呤（MTX）；100例采用CSP+甲泼尼龙（MP）。移植后42天中性粒细胞绝对值（ANC）和6个月血小板计数（PLT）恢复的累计发生率分别为88%和65%。63例发生急性GVHD，其中Ⅰ~Ⅱ度52例、Ⅲ~Ⅳ度仅11例。慢性GVHD发生率为10%。1年TRM和OS的累计发生率分别为30%和58%。Kurtzberg等报道了191例儿童恶性血液病（其中高危患者占77%）进行UCBT。中位年龄7.7岁，中位体重25.9 kg，采用TBI 13.5Gy+CTX 120mg/kg+ATG的预处理方案；预防GVHD方案：CSP+MP。42天ANC和6个月PLT恢复的累计发生率分别为79.9%和63%，21例发生原发性植入失败，2例发生继发性植入失败，Ⅲ~Ⅳ度急性GVHD和2年慢性GVHD的累计发生率分别为19.5%和20.8%。中位随访时间27.4个月，93/191例死亡，主要死亡原因为复发（37例）、GVHD（25例）、植入失败（16例）和感染（9例）。1年OS和2年复发率分别为57.3%和19.9%。

日本脐血库对比分析了不同年龄组急性白血病患者接受UCBT的

效果，老年组19例，中位年龄52岁（50~55岁）；年轻组81例，中位年龄36岁（16~49岁）。采用TBI+CTX+Ara-C为主的清髓性预处理方案。预防GVHD方案主要为CSP+MTX，不含ATG。老年组和年轻组相比42天ANC植入率（89% *vs.* 93%）、80天PLT植入率（81% *vs.* 75%）相似。累计Ⅱ/Ⅳ度急性GVHD（53% *vs.* 62%）、广泛型慢性GVHD（21% *vs.* 23%）、3年TRM（5% *vs.* 9%）、OS（77% *vs.* 75%）和DFS（72% *vs.* 71%）、复发率（22% *vs.* 19%）两组之间均无显著性差异，显示清髓性UCBT用于50~55岁白血病患者是安全有效的。

2. **以化疗药物为主的预处理方案** 白消安（BUS）是清髓性以化疗预处理方案的基础，大剂量BUS虽然具有清髓作用，但对成熟淋巴细胞的毒性是有限的，故没有明显的免疫抑制作用，通常在BUS/CTX方案的基础上加用FA或塞替派（TT）或Ara-C等促进植入。

Gluckman等分析了UCBT治疗93例范可尼贫血患者影响植入的因素，认为FA用于预处理方案是改善预后的独立因素，结果表明，FA可根除异常细胞克隆，可能促进植入而不增加TRM。

3. **ATG** ATG已被证实在非血缘或HLA不全相合血缘相关的HSCT中有促进植入、降低急性或慢性GVHD、改善生活质量的作用。但由于ATG半衰期长，UCBT中ATG的应用可能会进一步延迟免疫重建、增加移植后严重感染的发生率，还有可能降低植入率、增加复发及移植后淋巴增殖性疾病的风险。因此，多数文献认为UCBT中不用ATG，可以加速移植后免疫重建，降低移植后感染发生率。如果使用ATG，剂量不宜大，并避免在移植日前后使用。

二、减低强度预处理方案

高龄及脏器功能受损的恶性血液病患者往往难以耐受清髓性预处

理方案的强度，而减低强度（reduced intensity conditioning, RIC）预处理方案为他们提供了一种新的治疗选择。RIC具有预处理耐受性好、适应证广等优势。但对于恶性血液病来说，RIC方案移植后复发的风险较高，因此主要用于疾病控制良好的、对放疗或化疗敏感的老年或并发症较多不能耐受大剂量化、放疗的患者。

2003年，Barker等率先报道43例恶性血液病患者接受RIC的UCBT，其中21例采用BUS/FA/TBI、22例采用CTX/FA/TBI预处理方案，超过一半的患者接受了双份UCBT，所有的患者采用CSP及霉酚酸酯（MMF）进行GVHD预防性治疗。几乎所有的脐带血HLA不合均≤2/6位点，42天髓系植入率BUS/FA/TBI组和CTX/FA/TBI组分别为76%和94%（$P<0.01$）。移植后1年OS，CTX/FA/TBI组为41%，明显高于BUS/FA/TBI组，为24%。Brunstein等将采用RIC（TBI/CTX/FA）的UCBT与单倍体骨髓移植各50例进行对比分析显示，两组植入率相当，分别为94%和96%；1年非复发死亡率分别为24%和7%；UCBT组的复发率低于单倍体骨髓移植，分别为31%和45%；两组1年无病生存率（event-free survival, EFS）无差别，分别为46%和48%。最近，Brunstein等又分析了来自CIBMTR的585例接受RIC-UCBT和RIC-PBSCT的急性白血病患者的移植结果，发现采用TBI/CTX/FA预处理方案的121例RIC-UCBT患者的TRM及OS与RIC-PBSCT相当。

对于自身并发症多且缺少合适的血缘供者的老年恶性血液病患者，RIC-UCBT是一种疗效较好的治疗手段。Navneet等比较了43例RIC-UCBT和47例RIC-BMT/PBSCT，均为55岁以上的老年人。大多数患者采用CTX 50mg/kg+FA 200mg/m^2+TBI 200cGy预处理方案。CSP+MMF预防GVHD。两组急性GVHD（42% *vs.* 49%）、半年

TRM率（23% *vs.* 28%）、3年PFS（30% *vs.* 34%）和OS（43% *vs.* 34%）均无明显差异。

由于UCBT后具有较强的GVL作用，RIC-UCBT越来越多地应用于临床，为更多的患者提供安全、有效的治疗技术，结合免疫细胞治疗，可以使老年及脏器功能不佳的患者能够接受UCBT，治愈恶性血液病。

三、GVHD预防方案

目前，大多移植中心采用环孢素A（CsA）或他克莫司（FK506）联合MMF预防GVHD，CsA或FK506用药基本同其他异基因移植，MMF于+1天始2~3g/d或25~30mg/（kg·d）分次口服，根据GVHD、感染发生情况，第30天开始减量，通常在100天内停用。

四、清髓性预处理不含ATG预防GVHD的方案

Sun等采用TBI 12Gy+CTX 120mg/kg+Ara-C 8g/m^2和FA 120mg/m^2+BUS 12.8mg/kg+CTX 120mg/kg的清髓性预处理和不含ATG的预防GVHD方案CsA联合短程MMF，进行单份UCBT治疗恶性血液病的临床研究。首先回顾性分析了2000~2011年58名恶性血液病患者行单份UCBT的疗效，患者中位年龄为11岁（2~42岁），其中高危难治患者34例（占75.9%），采用传统清髓预处理（TBI/CTX或BUS/CTX）联合ATG/CsA/MMF预防GVHD方案患者23例，改良清髓（TBI/CTX/Ara-C或FA/BUS/CTX）不含ATG的CsA/MMF预防GVHD方案患者34例。结果显示：30天中性粒细胞植入率和120天血小板植入率，改良清髓不含ATG方案组均明显高于传统清髓含ATG方案组，分别为97.1% *vs.* 62.5%（$P<0.01$）和82.4% *vs.* 50.0%（$P<0.05$）；3年OS和3年DFS，改良清髓不含ATG方案组的也明显高于传统清髓ATG方

案组,分别为67.6% *vs.* 45.8%(*P*<0.05)和67.6% *vs.* 45.8%(*P*<0.05)。此外,复发率和非复发病死率,改良清髓不含ATG方案组比传统清髓ATG方案组低(5.9% *vs.* 12.5%,*P*=0.37和26.5% *vs.* 41.7%,*P*=0.18)。两组的急、慢性GVHD发生率未见明显差异。继而进行前瞻性验证试验,纳入2011~2015年188名恶性血液病患者,采用改良性清髓不含ATG方案进行单份非血缘脐带血造血干细胞移植(HSCT),结果与回顾性研究中改良清髓不含ATG方案的疗效相符,证明改良性清髓不含ATG方案耐受性好、植入率高(达97%),用于高危、难治和进展期患者移植后复发率较低,生存率高。

第四节　脐带血移植治疗儿童恶性血液病

世界上第一例儿童UCBT发生于1988年。Gluckman等在法国巴黎圣路易医院对一位5岁的范可尼贫血患儿进行HLA相合的同胞UCBT获得成功,由此拉开了UCBT临床应用的序幕。早期的UCBT主要应用于儿童血液系统及代谢性疾病的治疗。

美国脐带血移植研究中心(Cord Blood Transplantation Study,COBLT)进行的首项儿童UCBT的前瞻性多中心研究中,191名复发或者具有高危复发可能的儿童恶性血液病患者接受了UCBT,粒细胞及血小板植入(血小板计数>50×10^9/L)的时间较晚,中位时间分别为27天和174天,但移植后100天Ⅲ~Ⅳ度急性GVHD的发生率为19.5%,2年内慢性GVHD的发生率为20.8%,而移植后2年复发率仅为19.9%,2年OS达49.5%。可见,UCBT后诱导出较强的GVL作用,在高危恶性血液病患儿中更具有优势。

Zheng等对115例接受HSCT的高危或者进展期急性白血病患儿进行回顾性研究，其中UCBT 90例，同胞HLA相合外周血或骨髓移植（PBSCT/BMT）25例。研究发现，相对于同胞PBSCT/BMT组，UCBT组中性粒细胞植入及血小板植入率均较低（第42天两组中性粒细胞植入率为89.6%和100%，第60天两组血小板植入率为78.4%和100%），且植入时间延长（中性粒细胞植入时间两组分别为18和12天，血小板植入时间两组分别为38.5和15天）。两组在急性、慢性GVHD的发生率方面没有明显差异。UCBT组具有较高的TRM率（5年TRM 32.5% *vs.* 12.8%），但是具有较低的疾病复发率（5年白血病复发率13.1% *vs.* 45.3%）。两组具有相似的OS与DFS。该研究表明在缺乏HLA相合同胞供者时，应该进一步考虑选择UCBT，以改善患者的预后。

莫晓东等对129例高危急性淋巴细胞白血病患儿的移植方式进行了比较研究，其中北京大学人民医院65例接受单倍型移植，安徽省立医院64例接受UCBT。结果发现单倍型移植患者的造血重建明显快于UCBT，两组的2年TRM率相似（单倍型移植组为12.8%，UCBT组为18.8%，$P=0.277$），2年疾病累计复发率相似（16.1% *vs.* 24.1%，$P=0.169$）。但是Ⅱ~Ⅳ度与Ⅲ~Ⅳ度急性GVHD单倍型移植组的发生率明显高于UCBT组（62.4% *vs.* 28.3%，$P<0.001$；33.8% *vs.* 15%，$P<0.001$）。2年慢性GVHD、中重度慢性GVHD单倍型移植组的发生率也明显高于UCBT组患者（64% *vs.* 6.3%，$P<0.001$；56.5% *vs.* 3.2%，$P<0.001$）。两组在CMV感染、CMV病、出血性膀胱炎的发病率方面均无明显差异。但是由于更多的UCBT组患者在接受移植时处于≥CR3以及未缓解或疾病复发状态，使得UCBT组患者在长期生存方面稍弱于单倍型移植组（2年OS单倍型移植组为82%，UCBT组为69.6%，$P=0.07$；2年DFS分别为57.2%和71%，$P=0.040$）。多因

素分析认为对于选择UCBT还是单倍型移植没有差异，而轻中度慢性GVHD是独立的危险因素。对于儿童患者，UCBT是较好的移植方式之一。

第五节　脐带血移植治疗成人恶性血液病

1995年9月，世界第一例成人UCBT治疗白血病患者在法国圣安东尼奥医院获得成功。2004年，来自欧洲EuroCord和北美国际骨髓移植登记组（International Bone Marrow Transplantation Registry，IBMTR）分别报道了两组多中心、大宗病例的成人UCBT与非血缘BMT多因素对比分析的结果，接受UCBT的患者HLA不合程度高，高危或进展期患者比例较高，移植后中性粒细胞和血小板恢复延迟，但UCBT组急性GVHD发生率低，特别是慢性广泛型GVHD发生率明显低于HLA全相合的BMT组，复发率在两组之间没有明显差异。在IBMTR的研究中，UCBT组与HLA不全相合的BMT组的TRM及无白血病生存率（leukemia-free survival，LFS）相当，但稍低于HLA全合的BMT组。而在EuroCord的研究中，UCBT组与HLA全合的BMT组的TRM、OS及LFS相当。以上两项研究进一步确立了UCBT在成人非血缘HSCT中的地位。对于成人患者，若无HLA基因匹配的骨髓供者，UCBT也是一种不错的治疗选择。

Xiao等新近报道的一项Meta分析纳入了9项研究，共6 762名急性白血病患者，其中UCBT组2 026人，非血缘异基因HSCT组4 736人，结果显示两种移植类型后患者复发率及OS没有明显差异（$P=0.847$，$P=0.100$），证明UCBT治疗成人急性白血病是一种可行的选择。

孙自敏等回顾性分析了2006年9月至2011年5月，单中心采用以TBI联合Ara-C、CTX且不含ATG的清髓性预处理方案进行UCBT治疗40例成人恶性血液病的疗效。患者平均年龄23±6岁，平均体重58±9 kg，40例患者中高危难治患者35例（87.5%），进展期进行移植患者15例（37.5%），单份UCBT23例，双份UCBT17例，75.0%（30/40）患者存在HLA 1~2个位点不合，GVHD预防采用CsA联合MMF方案。结果显示：受者输入脐带血TNC平均数为（4.1±1.1）×10^7/kg，CD34$^+$细胞平均数为（2.4±1.0）×10^5/kg，40例患者全部获得植入，植入率100%。ANC≥$0.5×10^9$/L的平均时间为20±5天，血小板计数≥$20×10^9$/L的平均时间为38±12天，40例中23例（57.5%）发生急性GVHD，其中Ⅲ~Ⅳ度4例（10.0%）。可评估的35例患者中8例（22.9%）发生慢性GVHD，均为局限型。12.5%（5/40）患者复发。存活患者中位随访时间为19.8个月（4.6~55.0个月）。100天和1年TRM分别为15.0%和35.0%。主要死亡原因为严重肺部感染和重度急性GVHD，2年DFS和OS均为58.8%。疾病进展期与缓解期进行移植的患者2年累计生存率分别为48.6%和63.8%，差异无统计学意义（χ^2=0.304，P=0.582）。结论：采用TBI/Ara-C/CTX预处理方案行成人UCBT耐受性好，全部患者均获得稳定植入，降低早期移植相关死亡。该方案用于高危、难治和进展期患者移植后复发率较低，慢性GVHD发生率低，并均为局限型，获得较理想的生存率。

Tong等的一项多中心回顾性研究比较了UCBT与非血缘外周血干细胞移植的疗效，研究共纳入了175例白血病患者（年龄>14岁），其中行UCBT者有79例，行非血缘外周血干细胞移植者96例。研究表明，两组的累计植入率没有明显差异，但脐带血组的中性粒细胞和血小板的植入速率比非血缘外周血干细胞移植组慢（P<0.001）。两种移植后患

者3年OS未见明显差异，但UCBT组患者的慢性GVHD发生率，尤其是中度或重度慢性GVHD发生率明显低于非血缘外周血干细胞移植组（$P<0.001$和$P=0.004$），而Karnofsky评分及3年无GVHD、无复发生存（GVHD-free,relapse-free survival,GRFS）率明显更高（$P=0.03$和$P=0.04$）。证明对于年龄>14岁的白血病患者，UCBT与非血缘外周血干细胞移植的生存率相似，但UCBT后患者的生存质量更好。

此外，对于UCBT疗效的预测，Zhu等建议使用欧洲骨髓移植协作组（EBMT）风险评分系统。他们回顾性分析了2011年2月至2015年12月急性白血病患者行单份非血缘UCBT的疗效。在单因素分析中，EBMT评分较高的患者比评分较低的患者OS和LFS更低（43.8% *vs.* 81.7%，44.3% *vs.* 75.9%），而TRM率和复发率更高（31.7% *vs.* 7.3%和23.9% *vs.* 15.3%）。且多因素分析中也得出了类似的结果。提示EBMT风险评分系统是UCBT疗效预测的一种良好的指标。

第六节　展　　望

UCBT的临床应用已近30年，由于脐带血来源广泛以及其自身特殊的免疫学特性，其作为新的HSCT的供源具有极大优势和潜力，在治疗儿童和成人恶性及非恶性血液系统疾病方面已被广为接受。随着新观念、新方法持续涌现，临床实践的进一步拓展和深入，脐带血及胎盘组织中各类细胞逐渐被开发利用起来，已经成为人类再生医学最热门的材料库，被广泛地应用于HSCT、组织重建、细胞生物治疗各类疾病，其潜在的临床应用价值巨大。但无论是基础理论，还是实际应用上依然存在一些亟须解决的问题。

在UCBT领域，面临的最大挑战是解决由于细胞量有限造成的植入率低、植入延迟及由其引起的相关并发症。

（1）在移植前的脐带血选择方面，遵循的原则依然是避免受者存在特异性HLA抗体，选择HLA-A、HLA-B、HLA-C、HLA-DRB1等位基因适当匹配。随着基因测序的逐步推广，临床逐渐发现HLA等位基因水平的配型比传统的组织抗原水平的意义更大，能发现一些对促进植入、减低非复发死亡率（NRM）、提高OS等有益的新位点。在恶性血液病脐带血供者的选择上还需要适当考虑NK细胞上KIR与受者HLA-C上配体错配，选择非遗传性的母源抗原（NIMA）匹配，对移植后增强GVL效应有益的脐带血。

（2）脐带血中CD34$^+$及TNC数量和活性是决定植入关键的因素，还需要建立更加高效的收集、分离、冷冻保存脐带血细胞的方法，满足临床期望。

（3）受者的预处理方案的选择亦直接影响UCBT结果。如何把控预处理方案的强度，既能最大限度地清除微小残留病（minimal residual disease，MRD）、抑制宿主残留的免疫细胞对供者细胞的排斥、促进植入，又能减低对组织细胞的毒性，降低急性GVHD的发生和程度。

（4）细胞生物治疗。UCBT前采用诸如CAR-T、双阴性T细胞、异基因反应性NK细胞清除患者体内MRD；开发特异性CTL的生物治疗，控制移植后早期的病毒感染；开发新型的细胞生物治疗严重的GVHD及出血性膀胱炎的方法。

（5）GVHD和GVL效应机制研究。临床资料显示UCBT后患者慢性GVHD发生率低者原发病的复发率也较低，GRFS率较高，可见UCBT是一种GVHD和GVL分离的移植类型，探究其效应细胞、作用途径及发生机制，意义重大。

近年来，脐带血输注治疗脑瘫和自闭症患儿显示出鼓舞人心的疗效，同时脐带血或脐带来源的间充质干细胞（MSC）在某些中枢神经系统疾病、遗传性缺陷性疾病及缺血性血管病中也具有广阔的应用前景。因此，我们应该珍惜脐带血这一优质的干细胞资源，充分发挥脐带血的作用，进一步地推进我国UCBT及脐带血的临床应用。

（罗晨晖　孙自敏）

[主要参考文献]

1. 孙光宇，孙自敏，刘会兰，等. HLA相合程度对单份非血缘脐带血移植临床结果的影响[J]. 中华血液学杂志，2014，35（8）:678-683.

2. 孙自敏，刘会兰，耿良权，等. TBI为主的不含ATG的清髓性预处理方案在非血缘脐带血移植治疗成人恶性血液病中的应用[J]. 中华医学杂志，2012，92（24）:1660-1664.

3. 严家炜，孙光宇，张磊，等，供/受者ABO血型不合对单份非血缘脐带血造血干细胞移植早期疗效的影响[J]. 中华血液学杂志，2015，36（12）:999-1004.

4. Barker JN, Scaradavou A, Stevens CE. Combined effect of total nucleated cell dose and HLA match on transplantation outcome in 1061 cord blood recipients with hematologic malignancies [J]. Blood, 2010, 115:1843-1849.

5. Brunstein CG, Eapen M, Ahn KW, et al. Reduced intensity conditioning transplantation in acute leukemia: the effect of source of unrelated donor stem cells on outcomes [J]. Blood, 2012, 119（23）:5591-5598.

6. Brunstein CG, Fuchs EJ, Carter SL, et al. Alternative donor transplantation after reduced intensity conditioning: results of parallel phase 2 trials using partially HLA-mismatched related bone marrow or unrelated double umbilical cord blood grafts [J]. Blood, 2011, 118:282-288.

7. Brunstein CG, Noreen H, DeFor TE, et al. Anti-HLA antibodies in double umbilical cord blood transplantation [J]. Biol Blood Marrow Transplant, 2011, 17 (11) :1704-1708.

8. Butler MG, Menitove JE. Umbilical cord blood banking: an update [J]. J Assist Reprod Genet, 2011, 28:669-676.

9. Cutler C, Kim HT, Sun L, et al. Donor-specific anti-HLA antibodies predict outcome in double umbilical cord blood transplantation [J]. Blood, 2011, 118:6691-6697.

10. Eapen M, Klein JP, Sanz GF, et al. Effect of donor-recipient HLA matching at HLA A, B, C, and DRB1 on outcomes after umbilical-cord blood transplantation for leukemia and myelodysplastic syndrome: a retrospective analysis [J]. Lancet Oncol, 2011, 12:1214-1221.

11. Frassoni F, Gualandi F, Podesta M, et al. Direct intrabone transplant of unrelated cord-blood cells in acute leukaemia: a phase I / II study [J]. Lancet Oncol, 2008, 9:831-839.

12. Gluckman E. Ten years of cord blood transplantation: from bench to bedside [J]. Br J Haematol, 2009, 147 (2) :192-199.

13. Kishi Y, Kami M, Miyakoshi S, et al. Early immune reaction after reduced-intensity cord-blood transplantation for adult patients [J]. Transplantation, 2005, 80 (1) :34-40.

14. Kurtzberg J, Prasad VK, Carter SL, et al. Results of the Cord Blood Transplantation Study (COBLT): clinical outcomes of unrelated donor umbilical cord blood transplantation in pediatric patients with hematologic malignancies [J]. Blood, 2008, 112:4318-4327.

15. Lee YH, Lim YJ, Kim JY, et al. Pre-engraftment syndrome in hematopoietic stem cell transplantation [J]. J Korean Med Sci, 2008, 23 (1):98-103.

16. Liu H, Rich ES, Godley L, et al. Reduced-intensity conditioning with combined haploidentical and cord blood transplantation results in rapid engraftment, low GVHD, and durable remissions [J]. Blood, 2011, 118:6438-6445.

17. Liu HL, Wang XB, Geng LQ, et al. Successful second transplantation with non-myeloablative conditioning using haploidentical donors for young patients after graft failure following double umbilical cord cell transplantation [J]. Pediatr Transplant, 2010, 14:465-470.

18. Mo XD, Tang BL, Zhang XH, et al. Comparison of outcomes after umbilical cord blood and unmanipulated haploidentical hematopoietic stem cell transplantation in children with high-risk acute lymphoblastic leukemia [J]. Int J Cancer, 2016, 139 (9):2106-2115.

19. Ramirez P, Wagner JE, Defor TE, et al. Factors predicting single-unit predominance after double umbilical cord blood transplantation [J]. Bone Marrow Transplant, 2012, 47:799-803.

20. Scaradavou A, Brunstein CG, Eapen M, et al. Double unit grafts successfully extend the application of umbilical cord blood transplantation in adults with acute leukemia [J]. Blood, 2013,

121:752-758.

21. Stevens CE, Carrier C, Carpenter C, et al. HLA mismatch direction in cord blood transplantation: impact on outcome and implications for cord blood unit selection [J]. Blood, 2011, 118:3969-3978.

22. Sun ZM, Liu HL, Luo CH, et al. Better outcomes of modified myeloablative conditioning without antithymocyte globulin *versus* myeloablative conditioning in cord blood transplantation for hematological malignancies: a retrospective (development) and a prospective (validation) study [J]. Int J Cancer, 2018, 143(3):699-708.

23. Takanashi M, Atsuta Y, Fujiwara K, et al. The impact of anti-HLA antibodies on unrelated cord blood transplantations [J]. Blood, 2010, 116:2839-2846.

24. Tomonari A, Takahashi S, Ooi J, et al. Impact of ABO incompatibility on engraftment and transfusion requirement after unrelated cord blood transplantation: a single institute experience in Japan [J]. Bone Marrow Transplant, 2007, 40, 523-528.

25. Tong J, Xuan L, Sun Y, et al. Umbilical cord blood transplantation without antithymocyte globulin results in similar survival but better quality of life compared with unrelated peripheral blood stem cell transplantation for the treatment of acute leukemia-a retrospective study in China [J]. Biol Blood Marrow Transplant, 2017, 23(9):1541-1548.

26. Verneris MR, Brunstein CG, Barker JN, et al. Relapse risk after umbilical cord blood transplantation: enhanced graft-versus-leukemia effect in recipients of two units [J]. Blood, 2009, 114(19):4293-4299.

27. Zheng C, Luan Z, Fang J, et al. Comparison of conditioning regimens with or without antithymocyte globulin for unrelated cord blood transplantation in children with high-risk or advanced hematological malignancies [J]. Biol Blood Marrow Transplant, 2015, 21(4):707-712.

28. Zheng C, Zhu X, Tang B, et al. Comparative analysis of unrelated cord blood transplantation and HLA-matched sibling hematopoietic stem cell transplantation in children with high-risk or advanced acute leukemia [J]. Ann Hematol, 2015, 94 (3) :473-480.

29. Zhu X, Huang L, Zheng C, et al. European group for blood and marrow transplantation risk score predicts the putcome of patients with acute leukemia receiving single umbilical cord blood transplantation [J]. Biol Blood Marrow Transplant, 2017, 23 (12) :2118-2126.

第五章 脐带血移植治疗获得性重型再生障碍性贫血

第一节 概 论

获得性再生障碍性贫血（aplastic anemia，AA）是一类少见的骨髓造血衰竭性疾病，其发病机制中细胞毒性T淋巴细胞（cytotoxic T lymphocyte，CTL）占主要地位，CTL异常活化且功能亢进，损伤正常骨髓造血干细胞、骨髓基质细胞，导致骨髓造血功能衰竭。据欧美国家报道，AA发病率约为0.4/10万，我国发病率约为0.74/10万。发病年龄呈双相分布，峰值分别为10~25岁及60岁以上，男、女性发病率无明显差异。70%~80%患者病因不详，部分患者骨髓衰竭可明确为药物或感染所致，10%~15%患者为遗传性，如端粒酶基因突变、体细胞突变等。AA根据病情严重程度可分为两型：重型再生障碍性贫血（severe aplastic anemia，SAA）和非重型再生障碍性贫血（non-severe aplastic anemia，NSAA）（"Camitta标准"）。

SAA的诊断标准如下：

（1）骨髓病理：骨髓增生程度低于正常值的25%；或骨髓增生程度为正常值的25%~50%，但残存的造血细胞<30%。

（2）血常规检查满足以下至少2项：中性粒细胞绝对值（ANC）<0.5×10^9/L、网织红细胞绝对值<20×10^9/L、血小板计数（PLT）<20×10^9/L。

（3）若ANC<0.2×10⁹/L，则为极重型再生障碍性贫血（VSAA）。

SAA起病急，发展快，病情重，随时有致命性感染和出血的风险。因SAA患者中性粒细胞减少持续时间较长，易出现侵袭性真菌感染（invasive fungal infection，IFI）和严重细菌性感染，这些是SAA早期死亡的主要原因。此外，SAA患者骨髓造血功能衰竭，出血风险高，随时可因贫血、出血危及生命。对于NSAA转为SAA的患者需定期输血支持，长期输血依赖会导致患者组织铁含量超负荷，对各脏器功能造成损害，严重者可出现器官衰竭。因此，早期诊断、早期治疗，快速、稳定地恢复造血功能，尽可能减少输血量，及时降铁治疗以减少脏器功能受损是治疗SAA患者并使其获得长期生存的关键。

第二节　免疫抑制剂联合治疗重型再生障碍性贫血

2016年，《英国血液学标准委员会重型再生障碍性贫血指南》（以下简称《指南》）提出，对于年龄>50岁且没有合适的同胞HLA全相合供者的SAA患者，一线治疗首选免疫抑制剂联合治疗（immunosuppressive therapy，IST），对于第一次IST治疗失败及治疗后复发的难治性患者，若无合适非血缘HLA全相合供者，二线治疗也可再次使用IST。

经典的IST方案为马抗人胸腺细胞球蛋白（horse antithymocyte globulin，hATG）联合环孢素A（cyclosporin A，CsA）。IST治疗6个月的有效率可达60%~70%，2年生存率为70%~80%，3年生存率约为37%。影响IST疗效的常见因素有：疾病的严重程度、残留的正常干细胞数量、诊断到治疗的时间、是否伴有铁过载及抗胸腺细胞球蛋白

（ATG）剂型。此外，患者年龄越大，疗效越差。5年总生存率（OS）与患者年龄密切相关：年龄<20岁约为80%，20~40岁为60%~70%，40~60岁为50%~60%，>60岁<50%。部分患者使用ATG期间会出现严重不良反应（如发热、皮疹、急性肺水肿/成人呼吸窘迫综合征和血清病等）而增加早期病死率。经一线IST治疗后约30%患者出现原发病复发，若无合适非血缘HLA相合供者可选择二次使用IST治疗。但据国内外报道，二次使用IST疗效较差，反应率不足30%，长期生存率低。此外，经IST治疗的患者获得完全性造血恢复需3~12个月，造血未恢复之前需输血支持并服用较大剂量免疫抑制剂并维持有效浓度。因此，对于急需恢复造血的SAA患者，特别是VSAA患者，治疗早期出血和感染（真菌、细菌感染）的风险大、病死率高。同时，IST治疗晚期并发症将明显增高。据德国SAA研究组报道，SAA患者经IST治疗后11年内骨髓增生异常综合征（MDS）/急性髓细胞白血病的发生率为8%，阵发性睡眠性血红蛋白尿为10%，实体肿瘤为11%。60%以上的SAA患者出现克隆性造血，多发生于IST治疗后5年以上，常伴有 *PIGA*、*BCOR/BCORL*1、*DNMT*3A和*ASXL*1等基因突变。难治性SAA患者IST后转变为恶性血液疾病的发生率更高，成为患者治疗晚期死亡的主要原因，需定期对患者随访监测。因此，如何改进IST方案，提高SAA患者疗效和生存质量，值得进一步探索。

第三节　同胞全相合造血干细胞移植
治疗重型再生障碍性贫血

异基因造血干细胞移植（allo-HSCT）是SAA患者唯一有效的根

治性方法。人类白细胞抗原（HLA）全相合同胞供者是allo-HSCT最佳的造血干细胞来源，其优点在于移植后能快速、完全地恢复患者造血功能，早期病死率低，并且复发和晚期转化为恶性血液系统疾病的风险低，儿童患者长期生存率及无事件生存率约为90%以上，成人患者近80%。《指南》指出，年龄<35岁的SAA患者首选同胞全相合allo-HSCT；年龄介于35~50岁的SAA患者可以根据个人意愿及治疗中心的技术水平，选择HLA相合同胞供者allo-HSCT或IST治疗；年龄>50岁的患者首选IST治疗，若治疗3~6个月无反应则可选择血缘或非血缘HLA全相合allo-HSCT；IST失败的患者也可尝试进行替代供者移植。该指南为年龄较大的患者提供了移植选择。

按照人类遗传规律，同胞之间的HLA全相合的概率为25%，发达国家约20%的血液病患者能够受益于allo-HSCT治疗，而我国因独生子女政策等原因同胞供者更少，仅有1%~3%的患者能够得到同胞HLA全相合allo-HSCT治疗。大多数SAA患者因无合适HLA相合同胞供者，出现严重贫血、出血和感染而危及生命。此外，供者年龄越大，患者的植入失败率和移植物抗宿主病（GVHD）发生率越高，生存率越差。因此，寻找替代供者、快速恢复造血对于SAA患者特别是VSAA患者是亟待解决的问题。

第四节　替代供者的造血干细胞移植治疗重型再生障碍性贫血

一、非血缘HLA全相合造血干细胞移植

在一线治疗缺少HLA全相合同胞供体的情况下，寻找替代供者治

疗SAA成为血液病专家一直研究的热点。《指南》指出：一线IST治疗SAA失败的患者，二线治疗可选择非血缘HLA全相合allo-HSCT。随着高分辨HLA配型技术的成熟及应用，非血缘HLA全相合allo-HSCT治疗SAA的生存率逐步提高。按照人类遗传规律，非血缘人群中寻找HLA10个位点全相合的概率为万分之一至几百分之一，罕见的HLA配型中相合概率只有几十万分之一。目前，中国造血干细胞捐献者资料库（China Marrow Donor Program，CMDP）简称中华骨髓库，容量近260万人次，为临床提供造血干细胞近8 000人次。据中华医学会血液学分会造血干细胞应用学组的中国造血干细胞登记（CBMTR）资料显示，2017年非血缘外周血干细胞移植（unrelated peripheral blood stem cell transplantation，UPBSCT）744例（占总例数的9%），找到一份合适的非血缘供者需3~6个月，对于VSAA患者需要尽快恢复造血以挽救生命，因而非血缘供者难以满足。

此外，国际指南推荐非血缘HLA相合骨髓移植，但中华骨髓库只提供外周血造血干细胞，不提供骨髓，而UPBSCT术后GVHD的发生率较高。一项回顾性研究显示，Ⅰ～Ⅱ度急性GVHD发生率为25%，Ⅲ～Ⅳ度急性GVHD发生率为10%，慢性GVHD发生率为26%，重度慢性GVHD发生率为11%，是同胞相合allo-HSCT的2倍，严重影响患者生存率及生活质量。

二、单倍型造血干细胞移植治疗重型再生障碍性贫血

对于缺乏同胞HLA相合供者、IST治疗失败、病情紧急无法等待非血缘HLA相合供者的SAA患者，尤其是VSAA患者，出血及感染风险极高，需紧急恢复造血，单倍型供者可作为重要的替代选择。单倍型供者是指HLA不全相合的供者，如子女供给父母、父母供给子女、兄弟

姐妹之间相供。半相合HSCT（haploidentical HSCT，haplo-HSCT）的优点：绝大多数患者可以找到供者，获得干细胞迅速，可多次供给干细胞，供者反悔率低。根据《指南》，第一次使用IST失败，且二次使用IST失败的SAA患者，haplo-HSCT可作为三线治疗。

haplo-HSCT治疗SAA中预处理方案的选择是影响治疗疗效的重要因素之一。2012年6月至2015年9月北京大学人民医院许兰平等进了一项前瞻性对照多中心研究，采用环磷酰胺（CTX）200mg/kg+ATG 10mg/kg+白消安（BUS）6.4mg/kg的预处理方案haplo-HSCT治疗SAA患者，结果显示，haplo-HSCT（$n=89$）与同胞HLA全相合allo-HSCT（$n=69$）相比，粒细胞中位植入时间分别为12天（9~20天）和11天（8~19天），粒细胞植入率分别为97.8%和97.1%（$P=0.528$）；随访1年以上的120例患者（其中63例haplo-HSCT和57例allo-HSCT），所有患者均摆脱输血依赖。白细胞计数达到正常的分别有87.9%和88.2%，血小板计数达到正常的分别有90.9%和88.2%，血红蛋白高于100g/L的分别有93.9和91.2%；Ⅱ~Ⅳ度急性GVHD发生率分别为33.7%和4.2%（$P<0.001$），Ⅲ~Ⅳ度急性GVHD发生率分别为7.9%和2.1%，（$P=0.157$）；慢性GVHD发生率分别为22.4%和6.6%（$P=0.014$）；KPS评分≥90的概率分别是86.8%和HID 86.7%；3年OS分别为86.1%和91.3%（$P=0.358$）；3年无治疗失败（freedom from treatment failure，FFS）率分别为85.0%和89.8%（$P=0.413$）；尽管haplo-HSCT组Ⅱ~Ⅳ度急性GVHD和慢性GVHD发生率的发生率明显高于allo-HSCT组，但此法为没有同胞相合的SAA患者提供了一种挽救生命的治疗方法。

haplo-HSCT治疗SAA最大的障碍之一是GVHD，严重影响患者的生活质量。2011年7月至2016年8月美国霍普金斯大学DeZern

等报道了一项移植后环磷酰胺（post-transplant cyclophosphamide，PTCY）治疗难治性SAA的前瞻性Ⅱ期临床试验，共16名SAA患者，中位年龄30岁（11~69岁），13名接受亲缘半相合骨髓移植（haplo-BMT），2名接受了非血缘全相合异基因骨髓移植（allo-BMT），1名接受了非血缘haplo-BMT。预处理方案为：rATG 0.5mg/kg（移植前第9天），2mg/kg（移植前第7、8天）+氟达拉滨（FA）30mg/m² （移植前第2~5天）+CTX 14.5mg/kg（移植前第5、6天）+全身照射（TBI）200cGy；GVHD预防方案：CTX 50mg/（kg·d）（移植后第3、4天）+霉酚酸酯（MMF）（移植后第15~35天）+他克莫司（FK506）（移植后第15天至1年）；中位随访时间21个月（3~64个月）。结果显示所有患者均存活，且无输血依赖；37%的患者移植前存在克隆性造血，移植后均达到血液学完全缓解；其中2名患者发生轻度急性GVHD；所有患者均无严重急性GVHD及慢性GVHD；12名患者随访时间超过12个月，均停用免疫抑制剂。可见，PTCY的非清髓性allo-BMT植入率高，移植相关病死率（TRM）低，GVHD发生率低。但是，该研究样本量少，随访时间较短，需进一步证实。目前，PTCY用于haplo-BMT临床试验正在美国多中心进行。

通过移植方案的不断改进，特别是在经典SAA移植方案中增加的"北京方案"和PTCY预防GVHD的方案，haplo-HSCT疗效取得了巨大了进步，对于需行紧急移植治疗又无合适HLA全相合造血干细胞供者的SAA患者，可优先作为替代供者选择。但是haplo-HSCT的GVHD的发生率高，程度重（Ⅱ~Ⅳ度急性GVHD发生率约为33.7%，慢性GVHD发生率约为22.4%）明显高于HLA相合同胞供者，成为移植后患者死亡的首因，严重影响患者生活质量，成为阻碍其推广的最大障碍。因此，目前单倍型移植仍然是作为SAA患者IST治疗失败后的二线或三线治疗选择。

第五节 非血缘脐带血移植治疗重型再生障碍性贫血

脐带血中含有丰富的造血干、祖细胞，可用于治疗各种恶性及非恶性血液系统疾病。目前，全球100多家公共脐血库共储存了超过65万份脐带血,过去20年来已完成超过4.5万次以上脐带血移植（UCBT）。脐带血有着较其他干细胞来源不可多得的优势，如：①来源较广泛，目前中国有7个公共脐血库（分别在北京、天津、山东、上海、广东、浙江和四川），储存1万份以上公共脐带血，备查备用；②获得及时，各脐血库已对脐带血进行HLA分型以缩短搜寻时间，对于已完成HLA配型的患者寻找到一份合适的脐带血约需1个月；③采集过程对妇婴无害；④HLA配型要求低，对于HLA位点≥4/6的成功率达95%及以上，因此大部分患者可寻找到一份合适的脐带血；⑤脐带血中T细胞免疫原性弱，移植后GVHD发生率明显低于其他类型移植，移植后长期生活质量高。因大多数SAA患者无合适非血缘及同胞HLA相合供者；单用IST治疗复发率较高，并发症多；haplo-HSCT的GVHD发生率高；非血缘脐带血可作为单倍型供体以外的另一个良好的替代供者。

关于SAA患者非血缘UCBT中脐带血的选择，目前国内外专家有以下几点共识：①HLA相合程度更高，供/受者HLA位点相合数（HLA-A、HLA-B、HLA-DRB1）≥4/6个,高分辨HLA位点（HLA-C、HLA-DRB1、HLA-DQB1、HLA-DP）相合程度越高，移植成功率越高；②脐带血干细胞数更高，冻存前$TNC>5\times10^7/kg$、$CD34^+$细胞数在冻存及复苏后细胞数均应$>1.7\times10^5/kg$；③筛选患者HLA特异性抗体，避免使用含抗供者HLA特异性抗体（DSA）的脐带血。

2006年3月至2010年7月安徽省立医院刘会兰等对18例新诊断的SAA-I患者进行了UCBT，其中VSAA11例，SAA7例。中位年龄17岁（5~61岁），中位体重48kg（16~65kg），从诊断到移植中位时间为34天（15~195天）。采用减低强度的预处理方案（RIC）：FA30mg/m^2（移植前第3~6天）+CTX总量300mg/m^2（移植前第2~5天），+ATG 10mg/kg（移植前第1~3天），输注脐带血中位TNC为4.14（2.34~13.02）×10^7/kg（受者体重），中位CD34$^+$细胞数为2.02（0.71~4.35）×10^5/kg（受者体重）。其中2例患者早期（移植后21天和22天）因严重感染死亡；1例获得植入，移植后30天STR-PCR 100%供者型，但是移植后3个月出现继发性移植排斥，继而采用母亲halpo-PB+BMT解救治疗成功，余15例患者均出现原发性植入失败但恢复了自体造血功能，ANC≥0.5×10^9/L的中位时间为移植后37天（14~57天）；血小板计数≥20×10^9/L的中位时间为移植后87天（43~330天），3个月和6个月的反应率分别为56%和81%；2年OS为88.9%。随访全部患者至2018年7月，1例53岁患者于移植后933天死于感染，余15例患者均存活，8年OS和无病生存率（EFS）均为83.3%，所有患者均未发现克隆性造血。该方案虽发生了很高的植入失败率，但是患者自身造血功能恢复，生存率得到明显提高，与单纯IST治疗相比，髓系造血恢复时间快，完全恢复造血功能的反应率较高。但是，该方案也存在一定不足之处，患者仍需长期服用免疫抑制剂并维持血药浓度；部分患者的造血功能未完全恢复，仍需要输血支持，存在脏器铁过载和感染的风险；对于NSAA转为SAA（SAA-Ⅱ）的患者疗效差。

UCBT治疗SAA面临最大的问题是植入失败（graft failure，GF）。来自日本和欧美的数据研究显示，既往UCBT治疗SAA的2年

OS和3年OS分别为41%和38%。因此，如何克服植入失败、促进植入一直是各移植专家希望攻克的重点和难点。

1998年9月至2006年2月日本Yoshimi等使用UCBT治疗31位SAA患者，中位年龄28岁（0.9~72岁），8例患者年龄>50岁，所有患者接受HLA≥4/6位点且TNC≥$2×10^7$/kg的UCBT。结果17例患者获得稳定植入，5例患者原发性植入失败接受二次UCBT后最终死于感染，7例患者迟发型植入失败，1例患者获得自体造血功能恢复，1例患者迟发型植入失败二次挽救性HSCT存活。中位随访时间33.7个月（6~77个月），中性粒细胞和血小板累计植入率为55%和72%，中性粒细胞植入中位时间为19天（12~35天），血小板植入中位时间为59天（39~145天），7例接受ATG预处理的患者预后较差，其中5人死于严重感染。多因素结果分析示使用单药（CsA或FK506）预防GVHD的患者较其他方案植入率明显增加（75.5% *vs.* 33.3%）；5例（17.1%）出现Ⅱ~Ⅳ度急性GVHD，其中1例死亡；4例（19.7%）出现慢性GVHD，2年OS为41.1%。进一步分层分析5例接受低剂量TBI（2~5 Gy）+FA+CTX预处理方案的患者，2年OS达80%。

2017年发表在*BMT*的文章中，日本Kudo等回顾性分析1998~2013年UCBT的27例SAA儿童，11例采用不含ATG的FA+CTX/苯丙氨酸氮介（MEL）+TBI方案，全部患者获得稳定植入，6例（54.5%）出现Ⅰ~Ⅱ度急性GVHD，无重度急性GVHD出现，1例（9%）出现慢性GVHD，5年OS和无失败生存率（FFS）均为100%；16例采用含ATG的其他预处理方案，7例患者获得稳定植入，8例患者原发性植入失败，1例患者继发性植入失败，5例（31.2%）出现Ⅰ~Ⅱ度急性GVHD，3例（18.8%）出现Ⅲ~Ⅳ度急性GVHD，1例（6.2%）出现慢性GVHD，5年OS为31.2%，5年FFS为48.6%。可见，不含ATG的预处理组植入率、OS、FFS均明显高于含ATG预处理组，GVHD发生率无明显差异，移植方案中采用不含ATG的UCBT更有利于植入并提高患者生存率。

2018年发表在*Blood*的一篇文章报道，法国Regis等一项前瞻性多中心Ⅱ期临床试验（APCORD），入组病例自2011年6月至2015年10月，难治性SAA患者29例，可评估的26例患者中一线IST失败或复发患者15例，二次IST失败或复发且无合适非血缘相合供者11例，中位年龄16岁（9.3~23.4岁），诊断到治疗中位时间12个月（8.7~17.8个月），采用FA 30mg/（$m^2 \cdot d$）（移植前第3~6天），CTX 30mg/（kg·d）（移植前第3~6天），ATG 2.5mg/（kg·d）（移植前第2、3天）和TBI 2Gy（移植前第2天）的预处理方案，输注单份或双份脐带血的TNC≥4×10^7/kg，中位随访38.8个月（29.9~53.8个月）。23例（88%）患者成功植入。1年内2例患者死于植入失败，1例患者死于重度急性GVHD，1年OS为88.5%，1年TRM为11.5%，1例患者移植后13.9个月死于重度慢性GVHD，2年OS为84%，Ⅱ~Ⅳ度急性GVHD和慢性GVHD发生率分别为45.8%和36%。移植后中位随访时间为18个月时有18例患者已停用免疫抑制剂，移植前有3例克隆性造血的患者在移植后均获得了血液学恢复。该项研究提示在治疗难治性、高风险的SAA中，输注TNC≥4×10^7/kg联合FA+CTX+ATG+TBI的预处理方案可获得良好的植入和生存率。

自1988年使用同胞相合脐带血移植成功治疗1例范可尼贫血患者以来，UCBT在治疗SAA的道路上经历了漫长的尝试，目前UCBT用于治疗SAA仍处于临床试验阶段，通过对预处理及GVHD预防方案的不断改进，使得患者生存率进一步提高，国内外多个中心将UCBT作为IST失败患者的挽救性治疗取得了可喜的结果，若能克服植入失败，脐带血将可作为良好的替代供者。UCBT有望成为治疗SAA患者的一线治疗选择，以挽救更多的SAA患者，移植后患者将获得更好的生存质量。

（季艳萍　孙自敏）

[主要参考文献]

1. 中华医学会血液学分会红细胞疾病（贫血）学组.再生障碍性贫血诊断与治疗中国专家共识（2017版）[J]，中华血液学杂志，2017，38（1）：1-5.

2. Chaudhury S, Auerbach AD, Kernan NA, et al. Fludarabinebased cytoreductive regimen and T-cell-depleted grafts from alternative donors for the treatment of high risk patients with Fanconi anemia [J]. Br J Haematol, 2008, 140（6）:644-655.

3. Jaing TH, Chen SH, Tsai MH, et al. Transplantation of unrelated donor umbilical cord blood for nonmalignant diseases: a single institution's experience with 45 patients [J]. Biol Blood Marrow Transplant, 2010, 16（1）:102-107.

4. Kang HJ, Lee JW, Kim H, et al. Successful first-line treatment with double umbilical cord blood transplantation in severe aplastic anemia [J]. Bone Marrow Transplant, 2010, 45（5）:955-956.

5. Kojima S, Matsuyama T, Kato S, et al. Outcome of 154 patients with severe aplastic anemia who received transplants from unrelated donors: the Japan Marrow Donor Program [J]. Blood, 2002, 100（3）:799-803.

6. Kosaka Y, Yagasaki H, Sano K, et al. Prospective muhicenter trial

comparing repeated immunosuppressive therapy with stem cell transplantation from an alternative donor as second-line treatment for children with severe and very severe aplastic anemia [J]. Blood, 2008, 111（3）:1054-1059.

7. Kudo K, Muramatsu H, Narita A, et al.Unrelated cord blood transplantation in aplastic anemia: is anti-thymocyte globulin indispensable for conditioning [J]? Bone Marrow Transplant, 2017, 52（12）:1659-1661.

8. Kusumi E. Miyakosh S, Murashige N.et al. Successful reduced-intensity stem cell transplantation（RIST）with mismatched cord blood in a 70-year-old patient with severe aplastic anemia（SAA）[J]. Bone Marrow Transplant, 2003, 32（11）:1111-1112.

9. Lee JW, Kang HJ, Kim EK, et al. Successful salvage unrelated umbilical cord blood transplantation with two units after engraftment failure with single unit in severe aplastic anemia[J]. J Korean Med Sci,2009,24(4):744-746.

10. Liu HL, Sun ZM, Geng LQ, et al. Unrelated cord blood transplantation for newly diagnosed patients with severe acquired aplastic anemia using a reduced-intensity conditioning: high graft rejection, but good survival [J]. Bone Marrow Transplant, 2012, 47（9）:1186-1190.

11. Luo X, Lu H, Xiu B, et al.Efficacy and safety of combined immunosuppressive therapy plus umbilical cord blood infusion in severe aplastic anemia patients: a cohort study [J]. Exp Ther Med, 2018;15（2）:1966-1974.

12. MacMillan MI, Auerbach AD, Davies SM, et al. Haematopoietic

cell transplantation in patients with Fanconi anemia using alternate donors: results of a total body irradiation dose escalation trial [J]. Br J Haematol, 2000, 109（1）:121-129.

13. MacMillan ML, Walters MC, Gluckman E. Transplant outcomes in bonemarrow failure syndromes and hemoglobinopathies [J]. Semin Hematol, 2010, 47（1）:37-45.

14. Mao P, Zhu Z, Wang H, et al. Sustained and stable hematopoietie donor recipient mixed chimerism after unrelated cord blood transplantation for adult patients with severe aplastic anemia [J]. Eur J Haematol, 2005, 75（5）:430-435.

15. Ohga S, Ichino K, Goto K, et al. Unrelated donor cord blood transplantation for childhood severe aplastic anemia after a modified conditioning [J]. Pediatr Transplant, 2006, 10（4）:497-500.

16. Peffault de Latour R, Chevret S, Jubert C, et al. Unrelated cord blood transplantation in patients with idiopathic refractory severe aplastic anemia: a nationwide phase 2 study [J]. Blood, 2018, 132(7):750-754.

17. Rugged A, de Latour RP, Rocha V, et al. Double cord blood transplantation in patients with high risk bone marrow failure syndromes [J]. Br J Haematol, 2008, 143（3）:404-408.

18. Tajika K, Mizuki T, Nakayama K, et al. Umbilical cord blood cell transplantation conditioned with a reduced intensity-regimen is a practical salvage therapy for severe aplastic anemia refractory to immunosuppressive therapy with antithymocyte globulin/ciclosporin [J]. J Nippon Med Sch, 2007, 74（6）:424-429.

19. Yoshimi A, Kojima S, Taniguchi S, et al. Unrelated cord blood

transplantation for severe aplastic anemia [J]. Biol Blood Marrow Transplant, 2008, 14 (9) :1057-1063.

20. Young NS, Kaufman DW.The epidemiology of acquired aplastic anemia [J]. Haematol, 2008, 93 (4) :489-492.

第六章 脐带血造血干细胞移植后并发症的预防和控制

第一节 脐带血移植后原发性移植失败的诊断和处理

一、原发性移植失败的定义及诊断

髓系植入的定义是中性粒细胞绝对值（ANC）$> 0.5 \times 10^9$/L且连续超过3天。血小板植入的定义为不依赖血小板输注连续7天，血小板计数 $> 20 \times 10^9$/L的第1天。植入失败（GF）可分为原发性植入失败和继发性植入失败，各个中心对此定义不完全一致。多数认为在异基因造血干细胞移植（allo-HSCT）后28天未达到植入状态，称为原发性植入失败（primary graft failure，PGF）。

二、原发性移植失败的处理

尽管非血缘脐带血移植（UCBT）植入率已经能够达到95%以上甚至更高，但由于接受非血缘UCBT的患者基本上都没有HLA相合的同胞供者，发生PGF后患者处于全血细胞减少的状态，如不尽早恢复造血功能，患者很难存活。

早期UCBT发生PGF后采用二次UCBT挽救治疗较常用，但既往的研究中由于植入时间延长，感染率增加且移植相关死亡率（TRM）较高，移植后总体生存率仅为30%~40%。安徽省立医院血液科汤宝林采用短串联重复PCR（STR-PCR）毛细管电泳技术早期预测PGF，并在国际上首次采用减低强度（RIC）预处理的体内去除T细胞的亲缘单倍体移植对17例PGF患者进行挽救治疗，患者1年和3年的无病生存率（DFS）分别达到了64.7%和57.5%。日本的学者采用亲缘单倍体移植用于UCBT后PGF的挽救治疗也得出相似的结果。

减低强度的非血缘脐带血移植（RIC-UCBT）也可作为初次移植失败的一种有效的补救手段。Waki等的一项研究包含80例成人（中位年龄51岁）患者，均为初次移植失败后3个月内行UCBT者。14%患者移植前伴Ⅲ～Ⅳ度器官毒性损害，82%患者伴有感染。尽管患者一般情况不佳，植入率却达74%。Ⅱ～Ⅳ度、Ⅲ～Ⅳ度急性GVHD发生率分别为20%和9%。100天TRM为45%，主要死因为感染，1年总生存率（OS）、无进展生存率（PFS）和复发率分别为33%、29%和16%。多因素分析提示有核细胞总数（TNC）$\geq 2.5 \times 10^7$/kg及使用包含烷化剂的预处理方案者植入率较高；相反，高危患者及有Ⅲ～Ⅳ度器官毒性损害者病死率较高。

第二节　植入前综合征

一、植入前综合征的定义

植入前综合征（pre-engraftment syndrome，PES），亦称植入前免疫反应（pre-engraftment immune reaction，PIR），是allo-HSCT术后，特别是UCBT后较常见的免疫反应。患者发热（体温 $\geq 38.3℃$），没有证据表明感染或用广谱抗生素治疗无效；非药物引起的皮疹、水样腹泻（稀水便 ≥ 2 次/天，连续3天以上而无病原菌发现）、黄疸（血清总胆红素 > 34 μ mol/L），或体重增加 > 10％的基础体重，这些变化被定义为免疫反应。PIR被定义为发生时间≥植入前6天的免疫反应，而植入前后5天之内的反应被定义为植入综合征（ES）。植入后综合征一般对应的是急性移植物抗宿主病（GVHD）等反应。文献报道UCBT后PES发生率为20%~70%，其发病机制不明。

二、植入前综合征的发生率及高危因素

Kishi等在2005年首先报道45例RIC-UCBT患者，有35例在中性粒细胞植入之前即平均移植后第9天（6~13天）出现PES。Park等报道381例患者接受UCBT（其中清髓261例，非清髓120例），102例患者符合PES的诊断（占26.8%），平均出现在UCBT后第11天。Kanda等对57例双份UCBT患者进行分析，44例符合PES的诊断，累计发生率达77%（66%~88%），平均在UCBT后12天（4~22天）出现。目前文献报道的PES发生率在各个移植中心差异较大，可能与移植的预处理方案、GVHD预防方案不同或是否使用抗胸腺细胞球蛋白（ATG）等有关。

Lee等将UCBT后PES患者与未发生PES的患者进行对比研究，未能够发现PES发生的高危因素，两组之间在年龄、性别、体重、ABO血型是否相合、HLA是否相合、输注的细胞数和粒细胞集落刺激因子（G-CSF）使用的时间之间均未见差异。Park等对102例PES患者与279例未发生PES的患者进行多因素分析，发现疾病处于低危患者、清髓性预处理方案的使用、未采用甲氨蝶呤或糖皮质激素为基础的GVHD预防方案和输注的TNC > 5.43×10^7/kg均是PES发生的高危因素。Patel等对52例双份UCBT患者进行分析（其中16例发生PES，36例未发生PES），年龄、性别、体重、恶性血液病类型、预处理方案、

TNC和供/受者人类白细胞抗原（HLA）相合程度等方面均未见明显差异。而Kanda等发现双份UCBT患者中，无论单因素分析还是多因素分析，采用环孢素（CSP）为基础的预防GVHD方案的患者PES率（100%）明显高于他克莫司（FK 506）为基础预防GVHD方案组患者（63% *vs.* 95% CI：47%~79%）（单因素：P=0.03；多因素：P=0.02）。Hong等对176例进行HSCT治疗的患者进行分析，30例患者出现了PES或ES（作者称之为peri-ES），发现双份UCBT（27/30例，占90%）、未接受糖皮质激素为基础的GVHD预防方案和全身照射（TBI）为基础的预处理方案是peri-ES发生的高危因素。

　　上述资料表明，清髓性预处理方案能够彻底清除受者的免疫系统，有利于供者免疫细胞特别是T细胞的植入，可能是PES发生的机制之一；另外采用更强的预防GVHD的方案，PES的发生率即会降低，也表明PES实际上是UCBT过程中发生的一系列免疫反应。

三、植入前综合征的临床特征及诊断标准

（一）PES的临床特征

　　与ES、急性GVHD相比，非感染性发热、充血性皮疹、体重增加和血清C反应蛋白（CRP）增高在PES中更常见（其中非感染性发热及充血性皮疹是PES最为特异性的临床表现）。相反，肾功能损害及肝功能损害（特别是黄疸）等在PES中相对较少。Park等研究发现102例符合PES诊断的患者，最常见的临床症状包括非感染性发热（占93.9%）、充血性皮疹（占81.8%）、非感染性腹泻（占29.3%）、体重增加（>3%，占27.3%）、肺水肿（占13.3%）、中枢神经系统症状（占8.0%）、低氧血症（占8.7%）；非感染性发热一般出现在移植后第7天（3~41天），之后在平均第10天左右出现皮疹（2~34天）。大多数PES

患者伴皮疹出现，为特征性红色充血性皮疹。Lee等报道：PES患者的皮肤组织病理学显示与急性GVHD的特点相似，即表皮角质化细胞嗜酸性坏死和基底层空泡样改变伴血管周围淋巴细胞浸润。而Kishi等取6名PES患者的皮肤组织学检查发现，血管扩张及真皮细胞间水肿不伴有淋巴细胞浸润。其他较常见的症状包括非感染性腹泻，指连续3天每天至少2次稀水样腹泻且大便常规阴性并未发现任何病原微生物。水钠潴留导致的体重增加，一般指体重大于基础体重3%，即初始并发PES时的体重与移植当天时的体重之差。Kishi等报道，接受RIC-UCBT后,35例并发PES的患者中有14例（占40%）体重大于基础体重的3%，说明体重增加是PES的重要临床表现之一。此外，Kishi等报道，35例并发PES的患者中有10例（占28.6%）血清中总胆红素 > 34μmol/L。部分发生PES的患者有低氧血症和肺部浸润，Patel等报道的16例发生PES患者中有11例（占69%）发生低氧血症和肺部浸润。

（二）PES的诊断标准

PES缺乏特异的病理学、组织学改变或者生化标记，其诊断目前尚无统一标准。有学者将PES定义为：体温 ≥ 38.3℃，无确定的感染源,广谱抗生素治疗无效；和（或）类似于急性GVHD的不明原因皮疹；发热和皮疹应发生在中性粒细胞植入前。日本学者将患者在中性粒细胞植入前（≥6天）出现非感染性发热（≥38℃）、非药物所致的红斑性皮疹、腹泻、黄疸（血清总胆红素 > 34μmol/L）、体重大于基础体重的3%等免疫反应均定义为PES。

由于PES与ES的临床特征之间无明显差异，故目前PES的诊断标准主要参考ES的标准。2001年，Spitzer推荐下列诊断标准（S标准）。

（1）主要诊断标准：①体温 ≥ 38℃，无明确的感染源；②非药物所致的红斑性皮疹，累及全身皮肤至少25%以上；③表现为弥漫性肺部浸润或非心源性肺水肿伴有缺氧症状。

（2）次要诊断标准：①肝功能异常，总胆红素≥34μmol/L或转氨酶≥基值2倍以上；②肾功能不全，肌酐≥基值2倍以上；③体重增加≥基础体重的2.5%；④不能用其他原因解释的一过性脑病。

确诊ES需满足3条主要诊断标准或2条主要标准加1条以上次要标准。

四、植入前综合征与植入率及急性GVHD的关系

（一）PES与植入率

Wang等对81例UCBT的患者进行临床分析（51例伴有PES，30例无PES），发现中性粒细胞的植入率PES组高于无PES组，分别为91.9%（95% CI：84.7%~99.8%）与76.7%（95% CI：62.9%~93.4%）；中性粒细胞植入的中位天数PES组与未发生PES组相似，分别为19.5天（12~39天）与18天（12~37天）。Park等对381例接受UCBT的患者进行研究，其中发生PES患者102例，未发生PES的患者279例，中性粒细胞中位植入时间分别为19天（9~92天）与18天（7~84天）；原发性植入失败者78例（占20.5%），其中102例PES患者中7例患者出现原发性植入失败（占6.9%），279例未发生PES的患者中71例出现原发性植入失败（占25.4%）。多因素分析研究发现，未发生PES是原发性植入失败的高危因素［相对危险度（RR）5.50；95% CI：2.24~13.49；$P < 0.01$）］。

（二）PES与急性GVHD

Wang等报道UCBT后发生PES与急性GVHD的发生率呈正相关，Ⅱ~Ⅳ度急性GVHD 100天累计发生率：发生PES组患者51例中占51.5%（95% CI：38.0%~70.0%）明显高于与未发生PES组患者

30例中占17.0%（95% CI：6.9%~41.7%）（P=0.035）。多因素分析表明PES是发生急性GVHD的重要高危因素［风险比（HR）4.5；95% CI：1.03~13.4；P=0.041］；在59例生存超过100天的患者中，慢性GVHD在PES组与未发生PES组之间无明显差异（25.1% vs. 29.3%，P=0.753）。作者认为PES可能是急性GVHD的早期形式，也可能是与急性GVHD相互重叠的免疫反应。Park等也通过多因素研究发现PES是Ⅱ~Ⅳ度急性GVHD发生的高危因素（RR 1.84；95% CI：1.11~3.06；P=0.02）；100天内Ⅱ~Ⅳ度急性GVHD累计发生率在PES组及未发生PES组中分别为56.0%和34.4%（P < 0.01）；PES的发生时间与急性GVHD发生率成正比，即PES发生得越早，Ⅱ~Ⅳ急性GVHD发生率就越高。同时发现PES患者与急性GVHD在脏器功能的受累方面具有相似性，急性GVHD患者发生皮疹往往出现在之前发生PES时伴有皮疹的患者（RR 2.97；95% CI：1.03~8.51；P=0.04）。PES伴有胆红素升高的患者之后容易出现肝脏的急性GVHD（RR 4.63；95% CI：1.36~15.7；P=0.01）。作者发现，PES与慢性GVHD之间无明确的相关性。

五、植入前综合征与移植相关死亡率及复发的关系

Park等通过对UCBT患者3年的随访观察，发现3年TRM在PES组与未发生PES组之间均未见明显差异；但是PES组患者发生早期细菌感染（移植后28内）的比例要高于未发生PES组患者（21.0% vs.12.6%，P=0.05）。此外，巨细胞病毒（CMV）感染在PES组比例也高于未发生PES组患者（57.4% vs. 42.5%，P=0.01）。3年累计复发率在PES组明显低于未发生PES组，分别为16.9%和31.7%，但是两者之间无明显统计学意义（P=0.08）。尽管文献报道PES与TRM之间

无明显的相关性，但是未将PES进行危险度分型，即轻症PES和重症PES对TRM或预后的影响如何目前尚未见报道。

关于PES与复发之间的相关性，2011年中日韩UCBT会上（会议资料），日本虎之门医院回顾性分析了2002年1月1日至2008年8月31日期间365例进行UCBT的患者，其中221位患者发生了PES（发生率62.2%），发生重症PES 96例（发生率26.4%）。他们对未发生PES组、轻症PES组及重症PES组进行OS及DFS的比较，结果发现轻症PES组无论是OS还是DFS，都明显高于其他两组，且具有统计学意义。他们还发现单用FK506组与FK506联用吗替麦考酚酯组相比，虽然移植后180天TRM升高，但早期复发率明显下降。可见如果早期或过分干预移植后早期免疫反应，移植患者的复发率可能会升高。综上所述，他们认为PES的发生可能同时诱导了移植物抗白血病（GVL）作用，尤其是对轻症PES患者降低移植后的复发率。

PES是UCBT过程中常见的一种特异性的免疫反应。PES的发病机制可能与补体系统、供者T细胞的早期嵌合或者单核-巨噬细胞系统具有一定的相关性，进一步研究以明确其发病机制对临床具有重要的意义。临床上，目前缺乏对PES的严重程度的定义及分级，同时重症PES与TRM的关系和PES与疾病复发之间是否具有相关性均不明确，需要进行临床研究以回答这些问题。

第三节　脐带血移植后巨细胞病毒感染

CMV感染是HSCT后的一种常见并发症。GVHD、糖皮质激素的应用、供/受者在移植前CMV的感染情况及移植物中含有的CD34$^+$细胞数量都可能为CMV感染的独立因素。脐带血中的造血干细胞不仅数量少，而且T细胞几乎全是未经抗原刺激的初始T细胞（naive T cells），缺少CMV相关的T细胞，抗原呈递细胞也不同。UCBT上述特性意味着对HLA不合的耐受性更强，同时也意味着UCBT受者对病原体的应答减弱，抗病毒和真菌的能力更弱，所以UCBT后也是发生CMV感染的高危因素。

一、脐带血移植前巨细胞病毒感染的预防

（一）确定移植前受者的CMV血清状态

接受UCBT的患者需要尽早进行CMV的血清学检测（CMV-IgM及CMV-IgG）。如果治疗需要输注血制品，理论上最好使用CMV阴性的血制品，尽量使患者在UCBT前处于CMV血清学阴性状态，但是目前我国血制品没有进行CMV的检测。

（二）脐带血的选择

为减少CMV感染，尽量选择CMV阴性的脐带血。将CMV阴性的脐带血移植给CMV阴性的受者是最好的选择。

二、脐带血移植后巨细胞病毒感染的预防

（一）患者及供者均为CMV阴性时的预防

因UCBT受者是发生CMV的高危人群，可以进行CMV预防，但因为所有的抗病毒药物都有其局限性，更昔洛韦和膦甲酸钠的毒性较大，阿昔洛韦和伐昔洛韦的效果又较差，故目前临床上进行CMV常规预防的不多。患者及供者均为CMV阴性时CMV感染主要通过输注的血制品传播，对UCBT后患者可以通过严格控制输血过程中CMV的传播来降低UCBT后患者CMV的感染率。途径主要有两种，一是尽量使

用CMV阴性的血制品；二是使用白细胞过滤器进行血制品输注，这是目前唯一能实施的一种办法。

（二）CMV血清阳性患者UCBT后CMV感染的预防

1. 免疫球蛋白和抗CMV单克隆抗体的应用　研究表明静脉输注丙种球蛋白（intravenous immune globulin，IVIG）可以减少菌血症、非CMV间质性肺炎（interstitial pneumonia，IP）或急性GVHD。另外一些研究及Meta分析却发现应用IVIG后没有明显区别。最近的研究数据表明，IVIG虽可以减少非CMV的IP或GVHD发生，但却增加了静脉闭塞症（veno-occlusive disease）的发生率，所以总的结果暂不推荐应用IVIG来预防CMV感染。一项研究认为CMV单克隆抗体的应用不能减少CMV发生的风险，故也未推荐使用。

2. 阿昔洛韦/伐昔洛韦预防　大剂量的静脉输注阿昔洛韦预防，成人剂量起始为500 mg/（m^2·d）（分3次应用），维持量为800 mg/d（分4次应用），能够减少CMV感染和CMV病的发生。伐昔洛韦是阿昔洛韦的1-缬氨酸酯，吸收优于阿昔洛韦，故血清浓度较伐昔洛韦维持好。总之，随机试验比较大剂量的伐昔洛韦（2g/d，分4次应用）和大剂量的阿昔洛韦预防后CMV感染率分别是40%和28%，但CMV病或生存率无明显差异。Winston等的研究比较大剂量伐昔洛韦和更昔洛韦预防CMV，其CMV病发生率相似。

3. 更昔洛韦预防　很多随机临床试验研究了更昔洛韦预防CMV感染的情况。在静脉输注更昔洛韦预防CMV的随机临床试验中，相对于安慰剂组CMV病发生率有所下降，但生存率没有提高，与植入前给予更昔洛韦预防的患者粒细胞缺乏的时间延长，导致血流感染（blood stream infection，BSI）和真菌感染的概率增加。另外那些没有感染CMV的患者也接受了不必要的骨髓毒性，同时粒细胞缺乏应用粒细胞集落刺激因子治疗，增加了治疗的费用，所以采用更昔洛韦预防欠缺安全性。一些非随机临床试验报道，移植前第1~8天开始给予更昔洛韦预防性治疗的剂量（5mg/kg，每日1次），造血重建后序贯低剂量的维持治疗［5mg/（kg·d），1周3次］，但试验结果不尽相同，有的试验显示移植后CMV病的发生率仍很高。因此，更昔洛韦预防性治疗的疗效及安全性均缺乏证据。

（三）CMV血清阴性患者接受CMV血清阳性UCBT后的预防

采有CMV血清学阳性的脐带血移植给CMV血清学阴性患者，从干细胞将CMV传染给患者的概率为20%~30%，这种情况下减少CMV感染的措施非常少，预防性措施借鉴上述CMV血清阳性的患者。

三、巨细胞病毒感染的诊断

在任何体液或组织中找到CMV病毒或者病毒蛋白及核酸，即可诊断为CMV感染。目前常用的检测方法是CMV-DNA拷贝数检测及CMV-PP65抗原的检测。实时定量聚合酶链反应（PCR）方法检测CMV拷贝数增加了敏感性和特异性。定量检测对CMV感染预后评估更有意义。对于CMV病的发生可能是由于未监测或监测的间隔时间太长，一般可以1周监测1次，对于高危患者可以1周监测2次。另外，通过核酸序列依赖的扩增技术（nucleic-acid sequence-based amplifications，NASBA）检测CMV-mRNA也是一种有效的方法，但目前移植中心应用不多。

四、巨细胞病毒感染的治疗

CMV抢先治疗（preemptive therapy）是指只有CMV感染（通常指CMV血症）而没有发生因CMV导致的组织或者器官损害时进行抗

病毒治疗。抢先治疗非常必要且有效，需借助于实验室检查早期发现并定期监测。

通过PP65抗原检测、PP67 mRNA检测及DNA等技术发现CMV病毒激活就可以进行抢先治疗。另外，实时定量PCR技术可应用于CMV的检测，此为基于以下优点：①敏感性好，可以发现比如利用PP65抗原检测技术无法发现的CMV感染；②定量检测可以制定抗病毒治疗的阈值，避免一些患者在比较低的病毒水平即进行治疗，增加不必要的毒性；③可以通过病毒定量检查来评价治疗反应及疗效。目前，被普遍接受需要进行抢先治疗的病毒阈值还很难确定，因为不同的实验室可能检测的标本有所不同（如有的使用全血，有的使用血浆）。目前可以通过一些生物学及检测的原理来确定一些治疗的阈值。

Emery和Griffiths的研究表明，CMV的倍增时间平均是1~2天，免疫抑制的程度越强，CMV增殖的速度就越快。研究还表明，体内最初的CMV负荷与CMV病的发生及非复发的病死率成正相关。Fred Hutchinson癌症研究中心（FHCRC）和Karolinska研究中心的研究表明，引起CMV倍增时间加快的高危因素按顺序排列依次有：①UCBT是CMV感染最高危的因素，血浆检测出任何水平的CMV-DNA均需要进行抢先治疗，全血中检测出1×10^3拷贝数/ml的CMV-DNA需要抢先治疗。美国疾病控制和预防中心（The Centers for Disease Control and Prevention）、美国感染病协会（Infectious Diseases Society of America，IDSA）和美国血液及骨髓移植学会指南及前沿（American Society for Blood and Marrow Transplantation Practice Guidelines and Beyond）认为，当CMV的抗原检测1次阳性结果或者CMV-DNA 2次阳性结果时需及时进行抢先治疗。②异基因移植采用了以下方案：大剂量的糖皮质激素（等量于泼尼松1mg/kg）；T细胞清除或使用了T细胞抗体的HSCT；CD34选择的HSCT。上述3种情况CMV感染发生率较高，血浆检测出CMV-DNA 1×10^2拷贝数/ml 需要进行抢先治疗，全血中检测出1×10^3拷贝数/ml需要抢先治疗；如果只使用了低剂量的糖皮质激素、未使用T细胞清除或T细胞抗体的HSCT CMV感染发生率相对较低，血浆检测出CMV-DNA 5×10^2拷贝数/ml需要进行抢先治疗，全血中检测出1×10^3拷贝数/ml的CMV-DNA需要抢先治疗。异基因移植100天后发生CMV感染发生率明显下降，血浆检测出CMV-DNA 1×10^3/ml需要进行抢先治疗，发生GVHD同时全血中检测出1×10^3拷贝数/ml的CMV-DNA需要抢先治疗。

一般抢先治疗首选更昔洛韦，早期研究剂量为5mg/kg，每天2次；2周后改为5mg/kg，每天1次。目前研究显示剂量为5mg/kg，每天1次，与前者疗效类似但不良反应下降。如果血常规ANC连续3天$<1\times10^9$/L可以加用G-CSF，连续2天$<0.5\times10^9$/L或血小板计数$<20\times10^9$/L可考虑停药或换药，直至ANC连续2天$>1\times10^9$/L。换药可选用膦甲酸钠，剂量一般为60mg/kg，每天2次。根据肾功能情况酌情调整。如果治疗后连续2次监测（一般1周检测1次）病毒均为阴性时可以停药。

第四节　脐带血移植后细菌感染

尽管文献报道不一，但多数研究认为与骨髓移植及外周血HSCT相比，UCBT后并发感染的风险更大，且感染严重，致死率高。其中，细菌感染是UCBT后最常见的感染，对患者的危害甚至高于移植失败，与高TMR相关。

移植后感染患者的临床表现不典型，发热往往是唯一的表现。如患者口腔温度单次测定 ≥ 38.3℃（腋温 ≥ 38℃），或 ≥ 38℃（腋温 ≥ 37.7℃）持续1小时以上，且除外其他原因如药物、输血、PES及GVHD等所致的发热，即可诊断为感染性发热。

一、脐带血移植后早期感染分析

UCBT后30天内发生的感染称早期感染。UCBT后中性粒细胞缺乏期通常持续2~3周，此时患者造血及免疫功能尚未重建，极易并发细菌性感染，是HSCT后早期的主要并发症，也是主要的死亡原因之一。感染发生率在不同地区和不同的移植中心报道不一，首次感染发生的中位时间也不等，多为移植后4~9天。感染发生的部位以血液最常见，其次为呼吸道、胃肠道等部位，且感染多以单一部位为主。2015年，J. Sanz等报道UCBT后（第7天、第14天、第30天）至少发生过1次BSI的累计发病率分别为21%、29%和34%。首次发生的中位时间是移植后第10天，并指出早期（ < 7天）BSI是成人UCBT非复发性死亡的独立危险因素，也是独立的中性粒细胞恢复预测因子，直接影响移植的成功与否。BSI影响移植的确切机制尚不清楚，推测细菌内毒素或感染所致宿主细胞释放的因子可能阻碍了脐带血干/祖细胞的归巢和分化。因此，防治早期的细菌感染尤为重要。

早期感染病原体中绝大多数为细菌，占90%以上。国内报道以革兰阴性菌居首位，而在国外，多数报道以革兰阳性菌为主。BSI中最常见的革兰阴性菌包括大肠埃希菌、铜绿假单胞菌、肺炎克雷白菌。大肠埃希菌为条件致病菌，在人体抵抗力降低和免疫功能抑制时，容易侵入机体引起严重感染和BSI。近年来，其他非发酵菌如鲍曼不动杆菌、嗜麦芽寡养假单孢菌的感染比例升高。革兰阳性菌的感染有逐渐增多的趋势，最常见的阳性菌有表皮葡萄球菌、金黄色葡萄球菌、溶血性链球菌等。表皮葡萄球菌属于正常菌群类型，需要多次培养阳性以确认分离出来的细菌是真正的致病菌而非污染；金黄色葡萄球菌BSI并不常见，但这种细菌毒力很强，需要立即有效的抗菌药物治疗。口腔黏膜常是溶血性链球菌侵入的门户，因此，在放、化疗引起的胃炎或者口腔溃疡的患者，链球菌感染的风险较大。

二、脐带血移植后中晚期感染

移植后中期（第30～100天）骨髓造血功能恢复，外周血细胞数量逐渐恢复正常，而免疫功能重建在移植后3个月后才开始，此时淋巴细胞亚群及其功能还未恢复。同时，患者可能伴发急性GVHD而使用强烈的免疫抑制剂，感染仍不容忽视。革兰阴性菌血症可因急性GVHD对胃肠黏膜屏障的破坏而发生，常与中心静脉导管感染相关。与移植早期相比，此阶段细菌感染的比例下降，但由于细胞免疫重建尚未开始，肺部侵袭性真菌感染及以CMV、多瘤病毒（BKV）等病毒再激活率上升。

移植后晚期（第100天以后）免疫功能逐渐恢复，但细胞免疫和体液免疫水平仍然较低。如合并慢性GVHD，免疫缺陷可能会持续数月甚至数年，单核－吞噬细胞系统的功能也会出现严重的障碍。此时患者多已回到社区，预防用药和快速诊断往往不能实现，可能会出现反复的细菌感染，尤其是有荚膜的细菌，包括肺炎链球菌、流感嗜血杆菌、脑膜炎奈瑟菌等。同时该阶段病毒的再激活多见于水痘－带状疱疹病毒。

三、脐带血移植后细菌感染的治疗

粒细胞缺乏期初次发热时应进行详细体格检查，以便发现感染的隐匿部位，但仍有相当一部分患者无法明确感染来源。C反应蛋白（CRP）、降钙素原等感染相关指标作为常规检查有助于判断感染程度，同时进行血培养检查。患者出现寒战时采集标本培养，阳性率更高。如果患者存在经外周静脉植入的中心静脉导管（peripherally inserted central catheter，PICC）或中心静脉导管（central venous catheter，CVC），一套血标本从导管腔采集，另一套从外周静脉采集。如为双导管置管者，则分别采集不同导管腔的血标本及一套外周静脉血标本进行培养，采血量每瓶为5~10ml（幼儿或儿童采血量为每瓶2~5ml）。如果经验性抗菌药物治疗后患者仍持续发热，可以每隔2~3天进行1次重复培养。同时根据临床表现，对可能出现感染的部位进行相应的微生物学检查，包括各种分泌物、排泄物等。

初始经验性抗菌药物可以有效降低细菌感染所致的严重并发症和病死率，是目前临床普遍采用的方案，其原则是覆盖可引起严重并发症或威胁生命的最常见和毒力较强的病原菌，直至获得准确的病原学培养结果。作为粒细胞缺乏伴感染的高危患者，静脉使用抗菌药物是首选，必须选择兼顾铜绿假单胞菌和其他严重革兰阴性菌的广谱抗菌药物。UCBT患者早期感染仍以BSI为主，革兰阴性菌占60%左右，大肠埃希菌、肺炎克雷白菌、铜绿假单胞菌为主要致病菌，因此初始经验性抗菌治疗时首选碳青霉烯类联合氨基糖苷类药物；而喹诺酮类易诱导耐药而不作为联合药物的选择；对既往有产碳青霉烯酶菌或耐药非发酵菌定植或感染史者，可考虑选择β-内酰胺酶抑制剂复合制剂联合磷霉素和替加环素等药物。如存在以下征象之一者则同时联合抗革兰阳性菌药物：①血流动力学不稳定；②X线影像学确诊的肺炎；③在最终鉴定结果及药敏试验结果报告前，血培养为革兰阳性菌；④临床疑有导管相关严重感染（例如，经导管输液时出现寒战及导管穿刺部位蜂窝织炎、导管血培养阳性结果出现时间早于同时外周血标本）；⑤任何部位的皮肤或软组织感染；⑥耐甲氧西林金黄色葡萄球菌、耐万古霉素肠球菌或耐青霉素肺炎链球菌定植；⑦预防性应用氟喹诺酮类药物或经验性应用头孢他啶时出现严重黏膜炎。对于初始经验性治疗方案有效，体温控制、病情稳定的患者，碳青霉烯类药物应用5~7天予以降阶梯继续维持。如≥48小时仍反复高热或无明显体温峰值下降，需对治疗方案重新评估：①监测CRP、降钙素原；②复查血培养，必要时完善(1,3)-β-D-葡聚糖试验（G试验）、半乳甘露聚糖试验（GM试验）；③初始经验性抗菌药物未覆盖革兰阳性菌；④耐药菌株感染；⑤真菌感染；⑥合并免疫因素，如出现PES等。同时血培养及药敏结果作为感染病原体的直接证据需考虑药物调整方案。

对于移植后患者抗菌药物维持使用的时间尚无明确定论，指南推荐至少维持至ANC≥$0.5×10^9$/L。对于特殊感染部位，抗菌药物应用时间更长，如肺部感染至少应用2~3周；耐药菌及BSI至少应用至首次血培养阴性后2周；深部组织感染、心内膜炎、化脓性血栓性静脉炎或接受适当抗菌药物治疗并拔除导管后仍有持续性BSI>72小时，则需要应用抗菌药物>4周或病灶愈合、症状消失。由于UCBT后早期免疫重建延迟，感染可能出现反复，需结合实际情况决定有效方案。

第五节 脐带血移植后真菌感染

一、脐带血移植后真菌感染的诊断

侵袭性真菌病（invasive fungal disease,IFD）系指真菌侵入人体，在组织、器官或血液中生长、繁殖，并导致炎症反应及组织损伤的疾病。接受allo-HSCT患者中，非血缘供体移植、细胞缺乏持续>14天、接受CD25单克隆抗体免疫抑制剂治疗、合并糖尿病和未接受抗真菌预防治疗，此5项临床指标为IFD相关独立危险因素。

IFD起病隐匿，进展迅速，确定诊断依赖于组织病理学或无菌部位组织（体液）培养的阳性结果。然而，由于移植患者的特殊性，达到确定诊断十分困难，在所有IFD人群中确诊患者的比例往往低于5%，而对于UCBT患者检出阳性率则更低。因此，依据中国侵袭性真菌感染工作组于2017年对《血液病/恶性肿瘤患者侵袭性真菌病的诊断标准与治疗原则》修订标准，诊断级别仍沿用：确诊、临床诊断、拟诊及未确定IFD。诊断依据：结合宿主因素、临床表现、实验室检查及影像学检查结果综合判断。对于UCBT早期由于在层流空气净化病房的保护，曲霉感染较少发生，主要为假丝酵母（又称念珠菌）感染，G试验和GM试验为推荐用于IFD早期诊断的重要筛选指标；而对于移植后患者离开层流空气净化病房，获得性真菌感染主要为曲霉，胸部CT影像学检查可出现典型改变：伴或不伴晕征结节病灶（最大径＞1cm）或楔形坏死病灶，结节或实变病灶中出现新月征和空洞形成。近年来的研究表明，IFD肺部影像学表现可呈多样性，曲霉侵袭累及肺泡和细支气管壁影像学可呈现非特征性改变，如支气管周围实变影、支气管扩张征、小叶中心型微小结节影、树芽征和磨玻璃样改变等表现，为曲霉气道侵袭特征性表现，更多见于肺部IFD发病早期或不伴有粒细胞缺乏，以及合并GVHD接受免疫抑制剂为特征的HSCT治疗患者。

二、脐带血移植后真菌感染的治疗

根据中国侵袭性真菌感染工作组《血液病/恶性肿瘤患者侵袭性真菌病的诊断标准与治疗原则》第四次、第五次修订版标准，参考美国感染病学会（Infectious Diseases Society of America，IDSA）《2016

年版念珠菌病、曲霉病诊治指南》，采用以下抗真菌治疗策略。

（一）预防性治疗

循证医学证据提示HSCT患者接受预防性治疗能显著降低IFD发生和系统性抗真菌药物治疗的应用是必要及重要的治疗措施。预防性治疗分为初级预防及再次预防。

初级预防主要应用于既往无真菌感染疾病史、伴有严重粒细胞缺乏或接受ATG治疗或UCBT治疗的重症再生障碍性贫血（SAA）及其他非恶性血液病患者等。初级预防推荐抗真菌药物有：泊沙康唑（每次200mg口服，3次/天）、氟康唑（200~400mg/d，口服或静脉注射）、伊曲康唑（每次200mg口服，2次/天）、伏立康唑（4mg/kg口服，2次/天）和卡泊芬净（50mg/d，静脉缓注）等。

多数恶性血液病患者经历多次化疗及粒细胞缺乏期，既往可能多次罹患肺部真菌感染，因此UCBT再次预防时首选用既往IFD治疗有效的抗真菌药物，剂量与初级预防相同，或采用泊沙康唑、伊曲康唑、伏立康唑、卡泊芬净或两性霉素脂质体等方案。

（二）经验性治疗

经验性治疗以持续粒细胞缺乏伴发热且广谱抗菌药物治疗4~7天无效作为启动治疗的主要标准。在UCBT后早期，粒细胞尚未恢复，层流空气净化病房减少了真菌暴露机会，主要为侵袭性念珠菌感染；但是既往合并侵袭性曲霉感染，在严重免疫功能低下时也应考虑真菌复燃可能。此类患者应选择覆盖曲霉的广谱抗真菌药物。棘白菌素类药物被推荐用于初始治疗（卡泊芬净首剂70mg，维持剂量50mg/d）；两性霉素B脂质体［3~5mg/（kg·d）］是一种有效的药物，应注意其潜在毒性；伏立康唑（第1个24小时给予6mg/kg，12小时1次；次日4mg/kg，12小时1次维持）可用于需要覆盖念珠菌和曲霉的患者；对于克柔念珠菌血症患者，棘白霉素类药物、两性霉素B脂质体或伏立康唑均可应用；氟康唑［400mg/d（6mg/kg）］及伏立康唑，作为持续中性粒细胞减少且病情稳定患者降阶梯治疗的选择，这些患者应为敏感菌株感染且BSI的病原菌已被清除。在无明显的迁移性并发症的念珠菌血症患者，治疗最短时间为2周，应以念珠菌从血液中被清除、念珠菌所致中性粒细胞减少的症状经治疗缓解后开始计算。

（三）诊断驱动治疗

诊断驱动治疗（diagnostic-driven therapy）即抢先治疗，是指具有IFD临床、影像学（CT）和（或）微生物学（GM和G试验）证据，但尚未达到临床诊断或确诊IFD标准患者的抗真菌治疗策略。目的是避免经验治疗的盲目性和减少过度抗真菌治疗，同时对可疑IFD患者应尽早启动抗真菌治疗，以提高抗真菌治疗的有效率，降低延迟治疗导致IFD的高病死率。G试验、GM试验和定期胸部CT检查，必要时行肺泡灌洗液G试验、GM试验及病原体检测，为侵袭性真菌感染提供有效的佐证。诊断驱动治疗的药物选择原则可参考经验性治疗，选择药物包括伏立康唑、卡泊芬净、伊曲康唑、两性霉素B及其脂质体等。诊断驱动治疗疗程根据IFD证据而定，至少应用至体温降至正常、临床状况稳定，同时相关微生物学和（或）影像学指标恢复正常。

（四）目标治疗

1. **念珠菌感染**　对于粒细胞缺乏伴念珠菌病的患者，棘白菌素类和两性霉素B脂质体可作为首选用药。对于光滑念珠菌、克柔念珠菌感染，推荐首选棘白菌素类药物，其次为两性霉素B脂质体及伏立康唑；对于近平滑念珠菌感染，推荐首选氟康唑和两性霉素B脂质体。感染为中心静脉导管来源及导管可以被安全拔除时，尽早拔除中心静脉导管是首选；如不能拔除，推荐棘白菌素类和两性霉素B脂质体治疗。念珠菌血症患者抗真菌治疗应持续至临床症状和体征恢复且确认血培养转阴性后2周以上。中枢神经系统念珠菌病推荐应用两性霉素B脂质体和伏立康唑治疗，治疗应持续至临床症状、体征和影像学检查异常完全恢复后至少4周。播散性念珠菌病且临床症状不稳定患者，推荐两性霉素B脂质体初始治疗［3~5mg/（kg·d）］或棘白菌素类药物（卡泊芬净：70mg负荷剂量，然后50mg/d）或伏立康唑等，治疗应持续至影像学表现为病变吸收，通常需要数月，抗真菌治疗过早中断可导致感染复发。

2. *曲霉感染* 确诊侵袭性肺曲霉病（invasive pulmonary aspergillosis，IPA）的患者，应尽早开始抗真菌治疗。一线治疗推荐伏立康唑（第1个24小时给予6mg/kg，12小时1次；次日后给予4mg/kg，12小时1次静脉点滴维持），也可考虑使用伏立康唑和棘白菌素的联合抗真菌治疗策略。如出现伏立康唑不良反应者，推荐替代类药物，或不会造成不良反应叠加的替代药物，包括两性霉素B脂质体、艾沙康唑或两性霉素B其他脂质制剂。指南建议，当唑类和多烯类抗真菌药物禁用时，可应用棘白菌素类治疗。IPA持续治疗至少6~12周，治疗时间很大程度上取决于免疫抑制程度及持续时间、病灶部位和病情改善的证据。对于病灶易于清除的患者，应当考虑手术治疗曲霉病（如侵袭性真菌性鼻旁窦炎或局部皮肤病等）。同时应用抗真菌药物时注意监测药物的有效浓度及与其他药物的相互作用，以减少不良反应。针对HSCT患者的全过程，原发病的治疗、免疫抑制剂的减停及全身营养状况的调整是非常重要的。在允许的情况下，建议在抗曲霉治疗的过程中减少免疫抑制剂用量，并促进免疫功能的恢复。

第六节 其他移植相关并发症的预防和治疗

UCBT后造血重建延缓，早期T细胞免疫重建慢，因此移植后早期感染的防治非常重要，尤其是防治真菌感染和病毒感染。其他并发症的预防和治疗同异基因骨髓或外周血HSCT。

（郑昌成　童　娟　张　磊　罗晨晖　孙自敏）

[主要参考文献]

1. 张磊，鲁怀伟，刘会兰，等. 2010—2014年血液病患者细菌感染的微生物学及临床特点分析[J]. 中华血液学杂志，2016，37 (5)：383-387.

2. 中华医学会血液学分会，中国医师协会血液科医师分会. 中国中性粒细胞缺乏伴发热患者抗菌药物临床应用指南(2016年版)[J]. 中华血液学杂志，2016，37 (5)：353-359.

3. Averbuch D, Orasch C, Cordonnier C, et al. European guidelines for empirical antibacterial therapy for febrile neutropenic patients in the era of growing resistance: summary of the 2011 4th European Conference on Infections in Leukemia [J]. Haematologica, 2013, 98 (12): 1826-1835.

4. Ballen K, Woo Ahn, Chen M, et al. Infection rates among acute leukemia patients receiving alternative donor hematopoietic cell transplantation [J]. Biol Blood Marrow Transplant, 2016, 22 (9): 1636-1645.

5. Bergeron A, Porcher R, Sulahian A, et al. The strategy for the diagnosis of invasive pulmonary aspergillosis should depend on both

the underlying condition and the leukocyte count of patients with hematologic malignancies [J]. Blood, 2012, 119 (8):1831-1837.

6. Bowden RA, Sayers M, Flournoy N, et al. Cytomegalovirus immune globulin and seronegative blood products to prevent primary cytomegalovirus infection after marrow transplantation [J]. N Engl J Med, 1986, 314:1006-1010.

7. Groll AH, Castagnola E, Cesaro S, et al. Fourth European Conference on Infections in Leukaemia (ECIL-4): guidelines for diagnosis, prevention, and treatment of invasive fungal diseases in paediatric patients with cancer or allogeneic haemopoietic stem-cell transplantation [J]. Lancet Oncol, 2014, 15 (8):e327-340.

8. Hong KT, Kang HJ, Kim NH, et al. Peri-engraftment syndrome in allogeneic hematopoietic SCT [J]. Bone Marrow Transplant, 2013, 48 (4):523-528.

9. Hong KT, Kang HJ, Kim NH, et al. Peri-engraftment syndrome in allogeneic hematopoietic SCT [J]. Bone Marrow Transplant, 2013, 48 (4):523-528.

10. Kanda J, Kaynar L, Kanda Y, et al. Pre-engraftment syndrome after myeloablative dual umbilical cord blood transplantation: risk factors and response to treatment [J]. Bone Marrow Transplant, 2013, 48 (7):926-931.

11. Liu Q, Lin R, Sun J, et al. Antifungal agents for secondary prophylaxis based on response to initial antifungal therapy in allogeneic hematopoietic stem cell transplant recipients with prior pulmonary aspergillosis [J]. Biol Blood Marrow Transplant, 2014, 20 (8): 1198-1203.

12. Nucci M, Nouér SA, Cappone D, et al. Early diagnosis of invasive

pulmonary aspergillosis in hematologic patients: an opportunity to improve the outcome [J]. Haematologica, 2013, 98 (11):1657-1660.

13. Oliveira-Coelho A, Rodrigues F, Campos A Jr, et al. Paving the way for predictive diagnostics and personalized treatment of invasive aspergillosis [J]. Front Microbiol, 2015, 6:411.

14. Pappas PG, Kauffman CA, Andes DR, et al. Clinical Practice Guideline for the Management of Candidiasis: 2016 Update by the Infectious Diseases Society of America [J]. Clin Infect Dis, 2016, 62 (4):e1-50.

15. Pappas PG, Kauffman CA, Andes DR, et al. Clinical practice guideline for the managrment of candidiasis: 2016 update by the infectious diseases society of America [J]. Clin Infect Dis, 2016, 62 (4):e1-50.

16. Park M, Lee SH, Lee YH, et al. Korean Cord Blood Transplantation Working Party. Pre-engraftment syndrome after unrelated cord blood transplantation: a predictor of engraftment and acute graft-versus-host disease [J]. Biol Blood Marrow Transplant, 2013, 19 (4):640-646.

17. Patel KJ, Rice RD, Hawke R, et al. Pre-engraftment syndrome after double-unit cord blood transplantation: a distinct syndrome not associated with acute graft-versus-host disease [J]. Biol Blood Marrow Transplant, 2010, 16 (3):435-440.

18. Patterson TF, Thompson GR, Denning DW, et al. Practice guidelines for the diagnosis and management of aspergillosis: 2016 update by the infectious diseases society of America [J]. Clin Infect Dis, 2016, 63 (4):e1-e60.

19. Sanz J, CanoI, González-Barberá EM, et al. Bloodstream infections in adult patients undergoing cord blood transplantation from unrelated donors after myeloablative conditioning regimen [J]. Biol Blood Marrow

Transplant, 2015, 21:755-760.

20. Stanzani M, Sassi C, Lewis RE et al. High resolution computed tomography angiography improves the radiographic diagnosis of invasive mold disease in patients with hematological malignancies [J]. Clin Infect Dis, 2015, 60 (11):1603-1610.

21. Sun Y, Huang H, Chen J, et al. Invasive fungal infection in patients receiving chemotherapy for hematological malignancy: a multicenter, prospective, observational study in China [J]. Tumour Biol, 2015, 36 (2):757-767.

22. Sun Y, Meng F, Han M, et al. Epidemiology, management, and outcome of invasive fungal disease in patients undergoing hematopoietic stem cell transplantation in China: a multicenter prospective observational study [J]. Biol Blood Marrow Transplant, 2015, 21 (6):1117-1126.

23. Tang B, Zhu X, Zheng C, et al. Successful early unmanipulated haploidentical transplantation with reduced-intensity conditioning for primary graft failure after cord blood transplantation in hematologic malignancy patients [J]. Bone Marrow Transplant, 2015, 50 (2):248-252.

24. Wang X, Liu H, Li L, et al. Pre-engraftment syndrome after unrelated donor umbilical cord blood transplantation in patients with hematologic malignancies [J]. Eur J Haematol, 2012, 88 (1):39-45.

25. Zhai W, Zhang X, Wei J, et al. A prospective observational study of antibiotic therapy in febrile neutropenia patients with hematological malignances from multiple centers in northeast China [J]. Int J Infect Dis, 2015, 37:97-103.

第七章 脐带血干细胞移植治疗原发性免疫缺陷病

一、概述

原发性免疫缺陷病（primary immunodeficiency，PID）是一组因先天性遗传缺陷所致的免疫系统发育和（或）功能出现障碍的疾病。患者常表现为反复感染、易并发自身免疫性疾病和继发肿瘤。PID是一种罕见病，发病率为1/10万~1/1万）。国际免疫学会联盟（International Union of Immunological Societies，IUIS）专家会议将PID分为九大类超过300种，分别为：联合免疫缺陷、联合免疫缺陷相关综合征、抗体缺陷、免疫失调性疾病、吞噬细胞数量和（或）功能缺陷、固有免疫缺陷、自身炎症性疾病、补体缺陷和PID表型疾病。自1968年第1例PID患者接受造血干细胞移植（HSCT）获得成功以来，HSCT已广泛应用于PID的治疗，成为部分PID患者唯一的治愈手段。脐带血干细胞作为HSCT供者来源之一，具有配型及获得快速、检测方便、对供者无伤害、病毒污染少、移植物抗宿主病（GVHD）发生风险低、人类白细胞抗原（HLA）配型要求较其他造血干细胞（HSC）低等优点，适用于儿童PID的治疗。本章将对PID中重症联合免疫缺陷病（severe combined immunodeficiency disease，SCID）、湿疹血小板减少伴免疫缺陷综合征（Wiskott-Aldrich syndrome，WAS）、慢性肉芽肿病（chronic granulomatous disease，CGD）、极早发型炎症性肠病（very early onset inflammatory bowel disease，VEO-IBD）等几种常见疾病的脐带血干细胞移植问题进行阐述。

二、脐带血移植治疗重症联合免疫缺陷病

SCID是PID中最严重的一种，发病率为1/10万~1/5万，是由先天基因缺陷导致的以T细胞发育和功能障碍为主要特征的严重免疫缺陷。患者表现为体液和细胞免疫功能的异常，T细胞数量减少和（或）功能降低并常继发B细胞功能缺陷，缺陷导致反复感染、慢性腹泻和发育迟滞，不经治疗通常出生后1年内即可死亡。对大多数SCID患者来说，HSCT是唯一的治愈手段，早期诊断并及时接受移植能取得SCID的最佳治疗效果。

（一）SCID突变基因与免疫表型

约90%的SCID已发现明确的致病基因，涉及胸腺生成、T细胞发育成熟和发挥功能的各个方面。不同的基因缺陷表现为不同的表型，按照受累的淋巴细胞不同可以分为T-B+NK+、T-B+NK-、T-B-NK+、T-B-NK-4种免疫表型。最常见的是X-连锁SCID（X-SCID），占所有SCID的40%~50%，表现为T-B+表型，突变发生于细胞因子受体复合体C基因（OMIM#300400），该复合体是包含了IL-2、4、7、9、15、21受体的跨膜蛋白。VDJ重排缺陷导致的SCID约占30%，表现为T-B-表型；腺苷脱氨酶（ADA）缺陷占10%~15%。其他常见的常染色体隐性遗传基因突变包括JAK3、IL-7R、CD45、CD3、CD3、CD3和Coronin-1A等。与各表型相关的常见突变基因见图7-1。

（二）SCID的早期诊断

研究表明，SCID患者接受HSCT治疗的年龄是重要的独立危险因素，年龄＜3.5月龄接受HSCT治疗效果最好，延迟诊断患者可因感

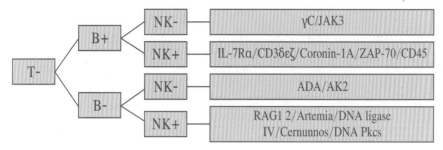

图7-1　SCID免疫表型与突变基因

染和脏器功能损害而丧失移植机会。通过T细胞受体切除环（T-cell receptor excision circle，TREC）检测可以对新生儿进行SCID的早期筛查。2005年，Jennifer Puck和他的团队首先报道了通过美国马里兰州新生儿筛查（newborn screening，NBS）项目获得的滤纸片干血滴样本分离DNA行TREC检测，成功筛查出了23例SCID患儿。2008年，美国威斯康星州成为世界上第1个将基于TREC检测的SCID筛查列入NBS常规项目的地区。近10年来，SCID筛查已经成为美国和欧洲很多地区的NBS常规项目，在亚洲和南美洲部分地区也开始实施。NBS的开展使得更多的SCID患者在出现症状前就得以诊断，并及早进入到规范的评估、干预程序，包括停止常规疫苗接种、预防应用磺胺甲噁唑（SMZ）和伊曲康唑、免疫球蛋白替代治疗、输注照射血制品、营养支持、保护性隔离等，并尽早接受酶替代、HSCT或基因治疗等有效治疗，以获得更好的生存。

（三）SCID的脐带血干细胞移植

早在1968年就有第1例SCID患者通过HSCT治疗获得成功，在此后的数十年里，随着SCID早期诊断的开展、HLA配型的进步、非亲缘造血干细胞库和脐带血库的不断扩容、预处理毒性的减低和移植前后支持治疗的提高，SCID移植治疗效果逐步提高。已经发表的多项HSCT治疗SCID的大样本回顾性研究表明，HSCT治疗SCID疗效显著。

1. **供者选择** 一旦确诊SCID，即需要尽快找到合适的供者准备移植。大样本回顾性研究的证据表明，供者选择与移植后总生存率（OS）密切相关。根据欧洲免疫缺陷移植协作组（Stem Cell Transplant for Immuno deficiencies in Europe，SCTIDE）的研究，相合同胞供者（matched sibling donor，MSD）疗效最好，OS接近90%，是首选供者；相合亲缘供者（matched family donor，MFD），OS与MSD相当，是第二选择。

随着世界范围内骨髓库和脐带血库的建立和不断扩容，非亲缘和脐带血供者为移植提供了更多的供者选择。在缺乏MSD和MFD的情况下，相合非亲缘供者（matched unrelated donor，MUD）或1个位点不合非亲缘供者（mismatched unrelated donor，MMUD）、相合或1~2个位点不合脐带血成为治疗SCID的替代移植物来源。SCID患者不同的移植前状态、移植物HLA匹配程度、有核细胞总数（TNC）、预处理方案等决定了移植后植入率、血细胞全系完全植入率、严重GVHD发生率、免疫重建率和程度等不同。MUD或MMUD检索及配型的等待周期常需要2~4个月，增加了SCID患者的感染机会，因此要评估患者病情及感染状态应慎重选择，对于感染不严重或T细胞功能部分缺陷的轻型患者可以考虑。脐带血相比其他移植物具有取得方便、对供者无伤害、HLA配型要求低、病毒污染率低、GVHD发生风险低的优点；相合脐带血与1~2位点不相合脐带血与MUD或1位点不相合MMUD移植的OS相当。笔者所在移植中心2014年起应用脐带血移植（UCBT）治疗SCID 22例，植入率100%，无病生存率（DFS）达80%，取得了很好的治疗效果。

亲缘单倍体供者在部分移植中心作为缺乏上述相合供者的替代选择，但是其移植生存率仍有待提高，欧洲免疫缺陷移植登记数据库

（SCETIDE）资料显示3年OS为66%（n=96），加拿大和意大利的回顾性研究3年OS为53%（n=40）。

2. **预处理方案** SCID在进行MSD及MFD移植时可以不用预处理化疗而获得T细胞的植入，并有较低的GVHD发生率。但是不用预处理的患者B细胞的植入率仅有1/3，尤其是T-B-NK+亚型的SCID患者，移植后仍需要长期静脉输注丙种球蛋白（IVIG）输注。研究发现，化疗或抗胸腺细胞球蛋白（ATG）等预处理应用后移植造血干细胞能增加植入及移植后的免疫重建，但化疗相关毒性反应相应增加，特别是在 *Artemia*、*DNA ligase IV*、*Cernunnos*、*DNA PKcs*等DNA末端连接修复途径相关基因缺陷导致的SCID亚型中，烷化剂的应用可显著增加生长迟缓、牙齿发育和内分泌异常等远期并发症的发生率。因此，SCID患者的移植预处理方案需要考虑患者基因和免疫表型、移植前感染情况、供者类型、HLA匹配情况等进行合理选择。

ATG在预处理中的应用可以有效预防GVHD和移植物排斥，但也会影响T细胞免疫重建。最近的一项研究比较了137例接受UCBT的患者不同剂量ATG预处理的免疫重建和疗效，发现不用ATG和低剂量ATG组的患者免疫重建更快、更好，移植后ATG的AUC每增加10%，$CD4^+$免疫重建减少26%，不用或低剂量ATG预处理的患者生存率显著增加。

3. **移植后免疫重建** HSCT患者在接受预处理化疗或放疗后，加之预防GVHD的免疫抑制剂应用下，会存在一个重度淋巴细胞缺乏和免疫缺陷的时期。移植后T细胞的数量和功能的恢复是一个非常缓慢的过程，至少需要1年左右的时间。在移植后1年内机会感染发生率高，尤其是T细胞免疫缺陷相关的病毒感染如人乳头状瘤病毒（HPV）、腺病毒（ADV）、多瘤病毒（BKV）感染等。巨细胞病毒（CMV）感染是移植患者最常见的感染，也是移植后主要致死原因之一，绝大多数源于受者组织CMV的再激活。脐带血缺乏CMV特异性记忆T细胞而无法产生对CMV的适应性免疫，显著影响UCBT受者移植后CMV再激活的预后。明尼苏达大学报道目前最大样本量的332例UCBT受者研究发现，CMV再激活在移植前血清学阳性患者中发生率为51%，与成人HSCT受者相当，但是有高达27.1%的再激活患者进展为CMV病，导致更高的移植相关死亡率（TRM）而使OS降低。在另一项杜克大学330例儿童UCBT受者研究中发现，CMV是移植后6个月内感染相关死亡的第二大原因。这些研究表明，UCBT后免疫重建状态是移植受者重要的预后因素。

移植后免疫重建的影响因素包括：①受者年龄和干细胞数量，是移植后免疫重建延迟的独立危险因素。年龄越大、细胞数越低，TREC和初始T细胞恢复越慢，导致机会感染增加，影响患者的总体生存。②GVHD。胸腺也是GVHD的靶器官之一。因此，发生GVHD时将出现胸腺功能减退，T细胞重建延迟。研究证实急性或慢性GVHD是免疫重建延迟的独立危险因素，发生GVHD和应用免疫抑制剂治疗都将影响胸腺功能的恢复，使初始T细胞、TREC、T细胞库多样性恢复延迟，而不发生GVHD。常规应用预防剂量免疫抑制剂不影响移植后免疫重建。③预处理强度。预处理时使用细胞毒药物和放疗对胸腺功能的恢复及RTE的输出产生不利影响，而采用减低强度预处理的移植患者免疫重建更快。研究还提示，预处理强度是移植后6个月内影响TREC和$CD4^+$初始T细胞恢复的最重要因素。④其他。如ATG的应用、移植前宿主TREC水平等。

三、脐带血移植治疗慢性肉芽肿病

CGD发病率为1/25万～1/20万，是一种遗传性中性粒细胞功能缺陷，由编码NADPH氧化酶的5个亚单位之一的基因发生突变所导致。NADPH氧化酶是细胞内溶酶体产生过氧化物酶吞噬和消灭细胞内病原体所必需的。因此，CGD患者常表现为出生后早期开始发生的严重反复的细菌、真菌和结核等感染，并伴异常的自身炎症反应，导致慢性肠炎、限制性肺病、脉络膜视网膜炎和肉芽肿，患者生长迟缓，生活质量差。严重表型的CGD患者预期寿命短，抗感染、干扰素等常规治疗仅有55%患者可生存至30岁以上。目前，HSCT是CGD唯一的治愈手段。

（一）CGD的突变基因和临床表现

CGD是先天遗传性疾病，有X连锁（XR）和常染色体隐性遗传（AR）两种遗传方式。XR-CGD最为常见，占CGD的60%～65%，突变基因为 *CBYY* 基因（ChrXp21.1）。该基因编码NADPH氧化酶的gp91phox蛋白（OMIM#306400）。AR-CGD较少见，突变基因有 *CYBA*（Chr16q24）、*NCF1*（Chr7q11.23）、*NCF2*（Chr1q25）和 *NCF4*（Chr22q13.1）4种，分别编码NADPH氧化酶的p22phox（OMIM#233690）、p47phox（OMIM#233700）、p67phox（OMIM#233710）和p40phox（OMIM#601488）蛋白，其中 *NCF1* 突变占CGD患者的25%～30%，其余3种基因突变约占10%。

CGD的突变基因与临床表型具有一定相关性，XR-CGD患者表现出更严重的临床经过，他们起病更早、感染更重，比AR-CGD患者往往更早发生疾病相关死亡。感染和脓肿形成是CGD患者常见的首发症状，常见的受累部位包括肺部、皮肤、淋巴结和肝脏。在发达国家常见的病原菌以细菌和真菌为主，包括金黄色葡萄球菌、伯克霍尔德菌、黏质沙雷菌、诺卡菌、沙门菌和曲霉等，而在我国和部分发展中国家的CGD患者中卡介菌病和结核感染也较常见。CGD患者反复发生的感染常需住院抗感染治疗，局部脓肿需要接受外科手术治疗。

近年来，CGD患者在积极有效的抗感染防治策略下生存率已获很大的提高。随着预期生存时间的延长，CGD患者的炎症性疾病并发症越来越受到关注。NIH的一项大样本的CGD生存患者的研究发现，消化道是CGD最常见的炎症性并发症受累器官，XR-CGD较AR-CGD发生率更高。文献报道34%~48%的CGD患者存在消化道受累表现，包括慢性腹泻、血便、腹痛、呕吐、体重减轻和生长发育迟缓等。受累部位包括全消化道，而结肠和直肠更常见，表现为炎症性肠病（inflammatory bowel disease，IBD），甚至在部分CGD患者中首发症状为IBD。因此，出生早期发生的IBD患者需要考虑鉴别CGD。肝脏受累也较常见，表现包括结节增生、非肝硬化性门静脉高压、肝大、脾大和脓肿形成。文献报道，32%的CGD患者发生过肝脓肿，其中48%的患者反复发生。此外泌尿生殖道受累也有报道，包括膀胱肉芽肿、输尿管梗阻，最近还有CGD患者发生罕见的嗜酸性膀胱炎的报道。

（二）CGD的诊断和常规治疗

CGD目前最常用的诊断方法包括呼吸爆发试验（DHR试验）和基因检测。DHR试验原理是采用流式细胞仪技术检测中性粒细胞受佛波酯（PMA）刺激后产生的过氧化物将无荧光的二羟罗丹明（DHR123）氧化为有荧光的罗丹明的能力。中性粒细胞产生的超氧化物可氧化染料，生成荧光产物。因此，荧光的强度可直接反映超氧化物的水平。DHR试验结果以刺激指数的形式表现。基因检测可在分子水平明确

CGD诊断，可检测携带者并做出产前诊断。

CGD患者的治疗策略包括长期应用预防性抗生素和抗真菌药物，即每日口服复方磺胺甲噁唑和伊曲康唑；避免接种卡介苗，每年接种流感疫苗；出现感染表现时及时应用广谱抗生素和抗真菌药物；脓肿形成考虑外科手术干预；IBD治疗，包括应用美沙拉嗪、激素、硫唑嘌呤等。有研究提示干扰素（INF-γ）可以使CGD患者感染的发生率和严重程度降低，但其在CGD患者中的预防性应用仍有争议。

（三）CGD的脐带血干细胞移植

HSCT作为一种根治性的治疗手段近年来在CGD患者中的应用日益受到重视，但移植的相关风险，包括化疗相关脏器损伤、感染、GVHD等限制了其应用，特别是部分已经存在严重感染和脏器损害的CGD患者，可能无法耐受大剂量的清髓性化疗。目前，CGD患者的HSCT研究的热点主要包括何时移植、移植的时机、选择何种类型供者和应用何种强度预处理。

1. **移植时机**　近年来的研究比较了接受HSCT与仅接受常规保守治疗的两组CGD患者长期随访情况，结果显示HSCT确实能令CGD患者受益，接受移植的CGD患者严重感染、手术和住院的发生风险显著降低。但由于移植仍存在一定的并发症和风险，CGD患者的移植适应证和时机目前仍存在争议。一般认为NADPH氧化酶活性完全缺失的CGD患者提示预后较差，推荐尽早接受HSCT。另外，CGD患者的移植适应证包括：发生一次以上威胁生命的感染，无法耐受或坚持抗感染预防治疗，发生激素依赖的自身炎症并发症。

2. **供者选择**　首例接受HSCT的CGD患者使用的是相合同胞供者（MSD）。近20年来随着移植技术的日益完善，越来越多的相关临床研究结果显示CGD患者接受MSD移植的OS可达90%~95%，无病生存率（EFS）超过80%，而且HLA相合非亲缘供者（MUD）移植疗效与MSD移植相当。因此，目前MSD或MUD仍是CGD患者接受HSCT治疗的首选供者。

仍有很多患者无法找到合适的MDS和MUD。脐带血干细胞是一种备选的供体，特别对于儿童CGD患者来说，脐带血干细胞更具优势。但是目前UCBT治疗CGD患者的相关临床研究很少，多为个例报道。笔者所在的移植中心2014年起应用UCBT治疗儿童CGD，累计35例，OS达90%。

3. 预处理方案　清髓性预处理（MAC）作为标准的移植方案在过去20年来是CGD患者主要的预处理方案。由于CGD患者粒细胞功能缺陷但数量不低，且可因反复感染和肉芽肿形成刺激骨髓增殖及T细胞等免疫细胞功能亢进，因此CGD患者移植治疗植入失败发生率较高。UCBT因细胞数量有限、免疫原性弱、植入缓慢，较其他来源的干细胞更易发生植入失败。既往已报道的32例接受UCBT的CGD患者中，9/32（28.1%）发生了植入失败，可能有更多的接受UCBT的CGD患者因植入失败而未被报道，所以UCBT治疗CGD的相关文献很少。笔者所在移植中心2014年起采用MAC方案的UCBT治疗儿童CGD，8/35（22.8%）发生了植入失败，与已有文献报道的植入率相当。总之，CGD患者的UCBT预处理方案目前以MAC为主，植入率低于其他供者。有待于更多临床研究来优化预处理方案，以提高植入率。

减低强度（RIC）预处理减轻了化疗的强度，对于存在严重感染或并发症的高危CGD患者来说更为安全，并能降低远期并发症的发生风险，但前期的研究发现应用RIC预处理移植的CGD患者植入失败和GVHD发生率更高。2014年，Gungor等发表了一项前瞻性多中心临床研究，入组56例CGD患者，包括42例高危CGD患者，采用MSD

或MUD骨髓/外周血干细胞供者，应用RIC方案，2年OS高达96%，EFS达91%，严重Ⅲ～Ⅳ度急性GVHD累计发生率仅4%，慢性GVHD发生率为7%，93%的生存患者完全嵌合，取得了很好的疗效。目前尚无RIC方案应用UCBT治疗CGD的报道。

四、脐带血移植治疗湿疹血小板减少伴免疫缺陷综合征

WAS是由编码细胞骨架蛋白（WASP）的 WAS 基因突变所致的遗传性免疫缺陷病，X连锁，男性为患者、女性为携带者，发病率为1/100万～1/1万），是一种罕见病。经典WAS患者表现为血小板计数减少、联合免疫缺陷、自身免疫性疾病及肿瘤易感。WAS患者长期生存率低，多数经典型WAS患者可死于感染、出血和恶性肿瘤，预期生存＜20岁。1968年首例WAS患者应用MSD供者HSCT治疗获得成功，近50年来HSCT成为WAS患者主要的治愈性手段。

（一）WAS 的突变基因和临床表型

WAS的突变基因为 WAS 基因（ChrXp11.22–p11.23，OMIM#301000），编码的WASP广泛表达于造血细胞上，在细胞骨架结构肌动蛋白的调控中发挥作用。正常的WASP表达在趋化因子作用、细胞信号传导、造血和免疫细胞发育和淋巴细胞凋亡中起关键作用。

WAS 基因不同的突变可导致WASP表达完全或部分缺失，从而使WAS患者出现不同的临床表型。WAS 基因发生缺失、插入和无义突变或剪接位点突变导致内含子6、8、9和10缺失或截短，常使WASP表达完全缺失，患者为经典WAS表型，临床表现有湿疹、血小板计数减少、免疫缺陷、并发自身免疫性疾病和肿瘤，病情较重。WAS 基因外显子1～4发生错义突变、移码突变，常导致WASP表达部分缺失，患者表型为X连锁血小板减少症（X-linked thrombocytopenia，XLT），

表现为血小板计数减少、轻度湿疹和免疫缺陷。*WAS*基因突变发生在WASP的Cdc42结合位点上时，患者表型为X连锁中性粒细胞减少症（X-linked neutropenia，XLN），表现为中性粒细胞减少和骨髓增生异常综合征（MDS）高发。

（二）WAS临床评分

因WAS存在程度不同的临床表型，为了更好地指导治疗方案的选择,临床上应用WAS评分系统来评估疾病严重程度（表7-1）。1～2分,患者WASP部分缺陷,临床表现轻;3～5分,患者属经典WAS,病情重,伴免疫缺陷、自身免疫性疾病和恶性肿瘤倾向。

表7-1　WAS临床评分系统

疾　　病	XLT		WAS		
	1	2	3	4	5
血小板减少	+	+	+	+	+
免疫缺陷	−	−/+	+	++	−~++
湿疹	−	−/+	+	++	−~++
自身免疫性疾病/肿瘤	−	−	−	−	+

（三）WAS的脐带血干细胞移植

HSCT作为WAS患者目前唯一的根治性手段，自1968年首例患者成功接受移植起就逐渐应用于临床。20世纪90年代以前，文献报道多为应用MSD供者移植的单中心病例报道，1994年首例UCBT治疗WAS患者被报道。近20年来随着越来越多的多中心大样本的临床研究发表，HSCT治疗在WAS患者中的应用越来越成熟。

1. 移植适应证和时机　HSCT可以根治WAS患者恢复正常造血和免疫系统，因此对于起病早、病情重、常规治疗疗效差及临床评分3分及以上的经典WAS患者，HSCT是推荐的有效治疗方案。此类患者可通过 WASP 表达和 *WAS* 基因检测早期获得明确诊断，一旦明确 WASP 表达完全缺失，就应考虑尽快接受 HSCT 治疗。

病情较轻及临床评分 3 分以下的 WAS 患者，是否具有 HSCT 的适应证仍存在争议。因移植治疗有一定的风险，对于 WASP 部分表达、临床评分 < 3 分的轻型 WAS 患者，推荐随访，如出现严重感染、自身免疫性疾病或淋巴增殖性疾病等表现应考虑 HSCT 治疗。

2. **供者选择**　近年来，多中心大样本的临床研究结果显示，与 2000 年前后相比，WAS 患者接受 HSCT 治疗的 5 年 OS 从 74.9% 提高到 89.9%，其中临床评分 < 3 分和 > 5 分的患者 5 年 OS 分别为 92.4% 和 79.3%，MSD 供者与 MUD 供者生存率相当。因此，目前 MSD 与 MUD 仍是 WAS 患者移植的首选供者。

UCBT 治疗 WAS 患者的临床研究报道不多。2013 年日本报道了 UCBT 治疗 PID 的多中心临床研究，23 例 WAS 患者中 21 例植入，2 例未植入患者接受二次 UCBT 后植入，5 年 OS 为 82%。因此，在缺乏 MSD 或 MUD 供者的情况下，脐带血供者也是可供选择的供者。

3. **预处理方案**　白消安（BUS）/ 环磷酰胺（CTX）± ATG 的清髓性预处理是多数移植中心用于 WAS 患者 HSCT 治疗常用的方案。WAS 移植后自身免疫反应发生率高，在移植后的 1.5 年内约 20% 的患者可以发生自身免疫反应，且与 GVHD、移植前有无自身免疫反应无关，而与供者植入状态相关，移植后混合或部分嵌合患者中自身免疫反应发生率可达 72%，而完全供者嵌合患者仅 8%。供者不全嵌合还可影响移植后免疫重建，并继发顽固性的血小板计数减少，影响移植效果。目前，WAS 患者的 UCBT 仍建议采用清髓性预处理，增加完全供者植入，减少移植后并发症。

五、脐带血移植治疗极早发型炎症性肠病

VEO-IBD是儿童IBD中的一种特殊亚型，2012年由Muise等将发病年龄＜6岁的儿童IBD定义为VEO-IBD。VEO-IBD患者临床特征为起病早、病情重的腹泻，并发严重营养不良、肛周疾病和反复感染。研究发现VEO-IBD多为单基因先天缺陷所导致，部分VEO-IBD患者可以通过接受HSCT治疗获得治愈（表7-2）。

表7-2　2012年以前国际文献报道VEO-IBD患者的移植治疗情况

作者/国家或地区	发表年	例数	脐带血来源	预处理方案	GVHD预防	植入情况	生存情况
Nakano/日本	1999	1	非亲缘	MAC: TBI/CTX/ATG	CsA/MTX	未植入	移植后第51天死亡
Taneichi/日本	2001	1	亲缘	MAC: BUS/CTX/ATG	CsA	植入	移植后第22天死亡
Bhattacharya/英国	2003	1	亲缘	MAC: BUS/CTX	CsA	植入	存活
Suzuki/日本	2007	1	非亲缘	RIC: FA/CTX	CsA/MMF	植入	存活
Parikh/美国	2007	2	非亲缘	MAC: BUS/CTX/ATG MAC: BUS/CTX/FA/ATG	CsA/激素 CsA/MMF	未植入	存活（接受二次移植）
Mochizuki/日本	2009	1	非亲缘	RIC: FA/BUS/TBI	FK506/MTX	植入	存活
Soncini/英国	2009	2	1亲缘 1非亲缘	MAC: BUS/CTX MAC: BUS/CTX/Alem	不详	植入	存活
Jaing/中国台湾地区	2010	1	非亲缘	MAC: BUS/CTX/ATG	CsA/激素	植入	存活

续表

作者/国家或地区	发表年	例数	脐带血来源	预处理方案	GVHD预防	植入情况	生存情况
Goussetis/希腊	2010	2	亲缘	MAC: BUS/CTX	CsA/MTX	植入	存活
Morio/日本	2011	7	非亲缘	MAC: 2 (不详) RIC: 4 (不详) 无: 1	不详	3植入 4未植入	3存活 4死亡
Tewari/美国	2012	7	1亲缘 6非亲缘	MAC: 1BUS/CTX ATG MAC: 6BUS/CTX FA/ATG	2CsA/激素 5CsA/MMF	5植入 2未植入	存活 (2接受二次UCBT)
Shigemura/日本	2014	1	非亲缘	MAC: TBI/CTX/FA/ATG	FK506/MMF	未植入	存活 (接受二次UCBT)
Lin/中国台湾地区	2015	1	非亲缘	MAC: BUS/CTX/ATG	CsA/激素	植入	存活
Chang/中国台湾地区	2015	2	非亲缘	MAC: BUS/CTX/ATG	CsA/激素	植入	存活
Khandelwal/美国	2016	1	不详	MAC: BUS/CTX/ATG	CsA/激素	植入	不详
Morillo-Gutierrez/英国	2016	1	非亲缘	MAC: Treo/FA/TBI/ATG	不详	植入	存活

MAC：清髓性预处理；TBI：全身照射；CTX：环磷酰胺；ATG：抗胸腺球蛋白；BUS：白消安；FA：氟达拉滨；RIC：减低强度；Alem：阿伦单抗；Treo：苏消安；CsA：环孢素A；MMF：霉酚酸酯；FK506：他克莫司；UCBT：脐带血移植

（一）VEO-IBD 的临床表现和致病基因

IBD是一组非特异性慢性胃肠道炎症性疾病，包括溃疡性结肠炎（ulcerative colitis，UC）、克罗恩病（Crohn's disease，CD）和未定型结肠炎（indeterminate colitis，IC），不同类型的病变受累部位和病理表现不同。研究发现，IBD的病变部位、进展程度和对治疗的反应具有明显的年龄特征，因此近年来对IBD进行了新的分类和命名。最初，"2005年蒙特利尔分类"将发病年龄＜17岁的IBD患者定义为儿童IBD（pediatric-onset IBD），2011年，"巴黎分类"又进一步将儿童IBD细分为10岁以下的早发型IBD（EO-IBD）、6岁以下的极早发型IBD（VEO-IBD），其中VEO-IBD还分出婴幼儿IBD（infantile and toddler onset IBD）和新生儿IBD（neonatal IBD）。

VEO-IBD发病年龄＜6岁，起病时病情较重，表现为难以控制的腹泻、重度营养不良、生长发育落后、合并肛周疾病，患儿常伴免疫缺陷而易发生严重感染。IBD的常规治疗手段，如免疫抑制剂、生物制剂、抗感染、营养支持和外科干预等，对VEO-IBD患儿常疗效不佳，患儿易发生早期死亡。

越来越多的研究证实，VEO-IBD的主要病因是先天性单基因缺陷。目前已发现超过50种基因与VEO-IBD的发生相关，其中大多数是PID相关基因，表7-3列出了目前已知与VEO-IBD发生相关的致病基因。白介素10受体（IL-10R）基因缺陷导致的VEO-IBD在2009年由Glocker等首先报道后，*IL-10*和*IL-10R*基因缺陷相关VEO-IBD越来越受到关注，相关文献20余篇报道60余例。2017年，笔者所在单位消化科报道了42例*IL-10R*缺陷VEO-IBD中国患儿，包括41例*IL-10RA*（32例复合杂合突变和9例纯合突变）和1例*IL-10RB*（复合杂合突变）缺陷，发现了10个新的突变。在这些病例中，88.1%的患者腹泻为首发症状，发生时间为10.4天±8天，其他症状包括口腔炎、肛周病变和湿疹，均存在营养不良。

表7-3　VEO-IBD发生相关致病基因

基因	遗传方式	基因位置	OMIM	相关疾病
MVK	AR	12q24	#260920	甲羟戊酸激酶缺乏症
MEFV	AR	16p13	#134610	家族性地中海热
PLCG2	AD	16q23	#614878	自身炎症/抗体缺乏/免疫失调综合征
NLRP12	AD	19q13	#611762	家族性自身炎症综合征
NLRC4	AD	2p22	#616050	自身炎症性婴儿小肠结肠炎
XIAP	XL	Xq25	#300635	X连锁淋巴细胞增殖综合征
STXBP2	AR	19p13	#613101	家族性噬血细胞淋巴组织细胞增生症
HPS1	AR	10q23	#203300	Hermansky-Pudlak综合征
HPS4	AR	22q12	#614073	Hermansky-Pudlak综合征
HPS6	AR	10q24	#614075	
FOXP3	XL	Xp11	#304790	IPEX综合征
AIRE	AR/AD	21q22	#240300	自身免疫性多内分泌腺病-念珠菌病-外胚层营养不良
IL10	AR	1q32	#124092	IL-10及IL-10R缺陷相关炎症性肠病
IL10RA	AR	11q23	#613148	IL-10及IL-10R缺陷相关炎症性肠病
IL10RB	AR	21q22	#612567	IL-10及IL-10R缺陷相关炎症性肠病
SLC37A4	AR	11q23	#232220	糖原贮积病1b
G6PC3	AR	17q21	#612541	严重粒细胞缺乏症
ITGB2	AR	21q22	#116920	白细胞黏附分子缺陷
NCF1	AR	7q11	#233700	慢性肉芽肿病
NCF2	AR	1q25	#233710	慢性肉芽肿病

基因	遗传方式	基因位置	OMIM	相关疾病
NCF4	AR	22q12	#613960	慢性肉芽肿病
CYBA	AR	16q24	#233690	
CYBB	XL	Xp21	#306400	
WAS	XL	Xp11	#301000	Wiskott-Aldrich综合征
DCLRE1C	AR	10p13	#603554	Omenn综合征
RAG1	AR	11p12	#603554	重症联合免疫缺陷病
RAG2	AR	11p12	#603554	重症联合免疫缺陷病
LIG4	AR	13q33	#606593	LIG4综合征
ADA	AR	20q13	#102700	腺苷脱氨酶缺乏症
IL2RG	XL	Xq13	#300400	重症联合免疫缺陷病
CD3G	AR	11q23	#615607	免疫缺陷病
ZAP70	AR	2q11	#269840	选择性T细胞缺陷
LCK	AR	1p35	#615758	免疫缺陷病
LRBA	AR	4q31	#614700	普通变异型免疫缺陷病
ICOS	AR	2q33	#607594	普通变异型免疫缺陷病
IL21	AR	4q27	#615767	IL-21缺陷
CTLA-4	AD	2q33	#616100	自身免疫性淋巴细胞增殖综合征
TNFRSF13B	AR/AD	17p11	#240500	TACI缺陷
COG6	AR	13q14	#614576	先天性糖基化异常Ⅲ型
BTK	XL	Xq22	#300755	Bruton综合征
PIK3R1	AR	5q13	#615214	无丙种球蛋白血症
CD40LG	XL	Xq26	#308230	高IgM免疫缺陷病
AICDA	AR	12p13	#605258	高IgM免疫缺陷病

续表

基因	遗传方式	基因位置	OMIM	相关疾病
CASP8	AR	2q33	#607271	Caspase 8 缺陷
ITCH	AR	20q11	#613385	自身免疫病伴面部多发畸形
MASP2	AR	1p36	#613791	MASP 2 缺陷
TTC7A	AR	2p21	#243150	多发性肠闭锁
TTC37	AR	5q15	#222470	三联肝肠综合征
SKIV2L	AR	6p21	#614602	三联肝肠综合征
NEMO/IKBKG	XL	Xq28	#300248	X连锁外胚层发育不良伴免疫缺陷
GUVY2C	AD	12p13	#614616	家族性腹泻
COL7A1	AR	3p21	#226600	大疱表皮松解症
ADAM17	AR	2p25	#614328	新生儿炎症性皮肤和肠道病
EGFR	AR	7p11	#616069	新生儿炎症性皮肤和肠道病
FERMT1/KIND1	AR	20p12	#173650	Kindley综合征
TGFBR1	AD	9q22	#609192	Loeys-Dietz综合征
TGFBR2	AD	3p24	#610168	Loeys-Dietz综合征

AR: 常染色体隐性遗传；AD: 常染色体显性遗传；XL: X连锁遗传

（二）VEO-IBD的脐带血干细胞移植治疗

IBD的常规治疗手段包括应用免疫抑制剂、美沙拉嗪、生物制剂、营养支持和外科手术等，这些对先天性单基因缺陷导致的VEO-IBD效果不佳。由于先天缺陷的存在，患者疾病易反复并逐步进展，并可并发严重感染、脏器损害或恶性肿瘤，威胁生命。对于突变基因存在于造血干细胞来源的血细胞或免疫细胞的VEO-IBD来说，HSCT是有效的根治性手段。已有HSCT有效治疗*IL-10*和*IL-10R*缺陷、*XIAP*、*IPEX*等单基因缺陷VEO-IBD的报道。Glocker等于2009年首次报道了1例采用MSD供者的骨髓移植治疗*IL-10RB*缺陷的VEO-IBD患儿，患儿获得持续缓解，肛周病变愈合，体重增长。目前，不同国家的移植团队已报道近20例接受移植治疗*IL-10R*缺陷的VEO-IBD患儿，供者以MSD和MUD为主，也有单倍体和脐带血供者的个例报道，均采用MAC方案。上述报道证实部分VEO-IBD可以考虑采用HSCT治疗。

笔者所在单位2015年起应用RIC方案非血缘UCBT治疗VEO-IBD，目前完成21例*IL-10RA*缺陷患儿治疗，包括7例男孩和14例女孩，中位年龄11个月（3~46个月），中位体重8kg（3.2~12kg）。脐带血选择标准：HLA高分≥7/10相合，TNC≥5×10^7/kg。预处理方案包括氟达拉滨（150mg/m^2）、白消安（8~12mg/kg）和环磷酰胺（100mg/kg），采用他克莫司单药预防GVHD。中位随访时间9个月（1~33个月），15例（71%）患儿无病生存，6例死亡，5例死亡时间为移植后60天内，死亡原因均为重症感染，包括肠道/腹腔感染和脓毒症。15例生存患儿移植后约3个月腹泻症状均显著好转，肛周病变逐渐愈合，体重增加，移植后6~9个月复查肠镜可见肠道病变愈合。

VEO-IBD属于罕见病，目前尚缺乏移植治疗此类患者的大样本临床数据，UCBT治疗的报道更少，因此还有较多的移植相关问题有待于进一步研究，包括移植适应证、移植时机、移植前药物治疗、移植中肠道保护、移植后并发症防治和移植后药物治疗等。笔者的经验总结如下：①VEO-IBD患儿的移植治疗需要多学科团队共同协作完成患儿移植前、中、后的评估和综合治疗；②移植前须经严格的诊断和基因检测明确VEO-IBD病因为单基因缺陷；③由于配型获取简单快速且患儿年龄小、体重低，脐带血是合适的供者；④移植前充分准备，包括用药控制肠道病变和肛周感染、改善营养状况，部分患儿需接受外科造瘘手术治疗，能提高移植生存率；⑤移植中应加强肠道保护和感染预防，需警惕肠道和腹腔感染的发生。

六、脐带血干细胞治疗原发性免疫缺陷病展望

儿童PID是一大类危及患儿生命的疾病，而HSCT是根治性治疗措施。脐带血由于获取方便，对供者无损害，对重症急需干细胞移植的患者是较好的供者。而在现实中，解决植入困难问题是关键，需要临床不断优化预处理方案，加强并发症的有效处理，有望使UCBT成为根治PID的最佳途径之一，希望更多大规模多中心临床中心开展相关研究。

（钱晓文 翟晓文）

[主要参考文献]

1. Al-Herz W, Bousfiha A, Casanova J-L, et al. Primary immunodeficiency diseases: an update on the classification from the international union of immunological societies expert committee for primary immunodeficiency [J]. Front Immunol, 2014, 5:162.

2. Alimchandani M, Lai J-P, Aung PP, et al. Gastrointestinal histopathology in chronic granulomatous disease: a study of 87 patients [J]. Am J Surg Pathol, 2013, 37 (9):1365-1372.

3. Antoine C, Müller S, Cant A, et al. Long-term survival and transplantation of haemopoietic stem cells for immunodeficiencies: report of the European experience 1968-99 [J]. Lancet, 2003, 361 (9357):553-560.

4. Beck JC, Wagner JE, DeFor TE, et al. Impact of cytomegalovirus (CMV)reactivation after umbilical cord blood transplantation [J]. Biol

Blood Marrow Transplant, 2010, 16 (2):215-222.

5. Bianco AM. Genetics of inflammatory bowel disease from multifactorial to monogenic forms [J]. WJG, 2015, 21 (43):12296-12314.

6. Castillo N, García-Cadenas I, Barba P, et al. Early and long-term impaired T lymphocyte immune reconstitution after cord blood transplantation with antithymocyte globulin [J]. Biol Blood Marrow Transplant, 2017, 23 (3):491-497.

7. Chan K, Puck JM. Development of population-based newborn screening for severe combined immunodeficiency [J]. J Aller Clin Immunol, 2005, 115 (2):391-398.

8. Chiesa R, Gilmour K, Qasim W, et al. Omission of in vivo T-cell depletion promotes rapid expansion of naïve CD4⁺ cord blood lymphocytes and restores adaptive immunity within 2 months after unrelated cord blood transplant [J]. British J Haematol, 2012, 156 (5):656-666.

9. Chung B, Barbara-Burnham L, Barsky L, et al. Radiosensitivity of thymic interleukin-7 production and thymopoiesis after bone marrow transplantation [J]. Blood, 2001, 98 (5):1601-1606.

10. Claps A, Corte Della M, Gerocarni Nappo S, et al. How should eosinophilic cystitis be treated in patients with chronic granulomatous disease [J]? Pediatr Nephrol, 2014, 29 (11):2229-2233.

11. Cole T, Pearce MS, Cant AJ, et al. Clinical outcome in children with chronic granulomatous disease managed conservatively or with hematopoietic stem cell transplantation [J]. Aller Clin Immunol, 2013, 132 (5):1150-1155.

12. Fernandes JF, Rocha V, Labopin M, et al. Transplantation in patients with SCID: mismatched related stem cells or unrelated cord blood [J]? Blood, 2012, 119 (12):2949-2955.

13. Gaspar HB, Qasim W, Davies EG, et al. How I treat severe combined immunodeficiency [J]. Blood, 2013, 122 (23):3749-3758.

14. Gatti RA, Meuwissen HJ, Allen HD, et al. Immunological reconstitution of sex-linked lymphopenic immunological deficiency [J]. Lancet, 1968, 2 (7583):1366-1369.

15. Glocker E-O, Kotlarz D, Boztug K, et al. Inflammatory bowel disease and mutations affecting the interleukin-10 receptor [J]. N Engl J Med, 2009, 361 (21):2033-2045.

16. Horwitz ME, Barrett AJ, Brown MR, et al. Treatment of chronic granulomatous disease with nonmyeloablative conditioning and a T-cell-depleted hematopoietic allograft [J]. N Engl J Med, 2001, 344 (12):881-888.

17. Huang Z, Peng K, Li X, et al. Mutations in interleukin-10 receptor and clinical phenotypes in patients with very early onset inflammatory bowel disease: a Chinese VEO-IBD collaboration group survey [J]. Inflamm Bowel Dis, 2017, 23 (4):578-590.

18. Jiménez M, Martínez C, Ercilla G, et al. Reduced-intensity conditioning regimen preserves thymic function in the early period after hematopoietic stem cell transplantation [J]. Exp Hematol, 2005, 33 (10):1240-1248.

19. Kang EM, Marciano BE, DeRavin S, et al. Chronic granulomatous disease: overview and hematopoietic stem cell transplantation [J]. J

Aller Clin Immunol, 2011, 127 (6):1319-26-quiz 1327-8.

20. Kelsen JR, Dawany N, Moran CJ, et al. Exome sequencing analysis reveals variants in primary immunodeficiency genes in patients with very early onset inflammatory bowel disease [J]. Gastroentero, 2015, 149 (6):1415-1424.

21. Krenger W, Holländer GA. The immunopathology of thymic GVHD [J]. Semin Immunopathol, 2008, 30 (4):439-456.

22. la Morena de MT, Nelson RP. Recent advances in transplantation for primary immune deficiency diseases: a comprehensive review [J]. Clinic Rev Allerg Immunol, 2013, 46 (2):131-144.

23. Lee PPW, Chan K-W, Jiang L, et al. Susceptibility to mycobacterial infections in children with X-linked chronic granulomatous disease: a review of 17 patients living in a region endemic for tuberculosis [J]. Pediatr Infect Dis J, 2008, 27 (3):224-230.

24. Levine A, Griffiths A, Markowitz J, et al. Pediatric modification of the Montreal classification for inflammatory bowel disease: the Paris classification [J]. Inflamm Bowel Dis, 2011, 17 (6):1314-1321.

25. Marciano BE, Rosenzweig SD, Kleiner DE, et al. Gastrointestinal involvement in chronic granulomatous disease [J]. Pediatrics, 2004, 114 (2):462-468.

26. Marciano BE, Spalding C, Fitzgerald A, et al. Common severe infections in chronic granulomatous disease [J]. Clin Infect Dis 2015, 60 (8):1176-1183.

27. Martire B, Rondelli R, Soresina A, et al. Clinical features, long-term follow-up and outcome of a large cohort of patients with chronic

granulomatous disease: an Italian multicenter study [J]. Clin Immunol, 2008, 126 (2):155-164.

28. Güngör T, Teira P, Slatter M, et al. Reduced-intensity conditioning and HLA-matched haemopoietic stem-cell transplantation in patients with chronic granulomatous disease: a prospective multicentre study [J]. Lancet, 2014, 383 (9915):436-448.

29. Morillo-Gutierrez B, Beier R, Rao K, et al. Treosulfan-based conditioning for allogeneic HSCT in children with chronic granulomatous disease: a multicenter experience [J]. Blood, 2016, 128 (3):440-448.

30. No authors listed. A controulled trial of interferon gamma to prevent infection in chronic granulomatous disease. The International Chronic Granulomatous Disease Cooperative Study Group [J]. N Engl J Med, 1991, 324 (8):509-516.

31. Pai S-Y, Logan BR, Griffith LM, et al. Transplantation outcomes for severe combined immunodeficiency, 2000-2009 [J]. N Engl J Med, 2014, 371 (5):434-446.

32. Peng K, Qian X, Huang Z, et al. Umbilical cord blood transplantation corrects very early-onset inflammatory bowel disease in Chinese patients with IL10RA-associated immune deficiency [J]. Inflamm Bowel Dis, 2018, 24 (7):1416-1427.

33. Rao K, Amrolia PJ, Jones A, et al. Improved survival after unrelated donor bone marrow transplantation in children with primary immunodeficiency using a reduced-intensity conditioning regimen [J]. Blood, 2005, 105 (2):879-885.

34. Routes JM, Grossman WJ, Verbsky J, et al. Statewide newborn

screening for severe T-cell lymphopenia [J]. JAMA, 2009, 302 (22):2465-2470.

35. Silverberg MS, Satsangi J, Ahmad T, et al. Toward an integrated clinical, molecular and serological classification of inflammatory bowel disease: report of a Working Party of the 2005 Montreal World Congress of Gastroenterology [J]. Can J Gastroenterol, 2005, 19 Suppl A:5A-36A.

36. Szabolcs P, Niedzwiecki D. Immune reconstitution in children after unrelated cord blood transplantation [J]. Biol Blood Marrow Transplant, 2008, 14 (1 Suppl 1):66-72.

37. Tewari P, Martin PL, Mendizabal A, et al. Myeloablative transplantation using either cord blood or bone marrow leads to immune recovery, high long-term donor chimerism and excellent survival in chronic granulomatous disease [J]. Biol Blood Marrow Transplant, 2012, 18 (9):1368-1377.

38. Uhlig HH, Schwerd T, Koletzko S, et al. The diagnostic approach to monogenic very early onset inflammatory bowel disease [J]. YGAST, 2014, 147 (5):990-1007.e3.

39. Uhlin M, Sairafi D, Berglund S, et al. Mesenchymal stem cells inhibit thymic reconstitution after allogeneic cord blood transplantation [J]. Stem Cells Dev, 2012, 21 (9):1409-1417.

40. van den Berg JM, van Koppen E, Ahlin A, et al. Chronic granulomatous disease: the European experience [J]. PLoS ONE, 2009, 4 (4):e5234.

41. van der Burg M, Gennery AR. Educational paper. The expanding

clinical and immunological spectrum of severe combined immunodeficiency [J]. Eur J Pediatr, 2011, 170 (5):561-571.

42. Walker CM, van Burik J-AH, De For TE, et al. Cytomegalovirus infection after allogeneic transplantation: comparison of cord blood with peripheral blood and marrow graft sources [J]. Biol Blood Marrow Transplant, 2007, 13 (9):1106-1115.

43. Weinberg K, Blazar BR, Wagner JE, et al. Factors affecting thymic function after allogeneic hematopoietic stem cell transplantation [J]. Blood, 2001, 97 (5):1458-1466.

44. Williams KM, Hakim FT, Gress RE. T cell immune reconstitution following lymphodepletion [J]. Semin Immunol, 2007, 19 (5):318-330.

45. Winkelstein JA, Marino MC, Johnston RB, et al. Chronic granulomatous disease. Report on a national registry of 368 patients. Medicine (Baltimore), 2000, 79 (3):155-169.

脐带血移植治疗遗传代谢病

第八章

一、概述

遗传代谢性疾病（inborn errors of metabolism，IEM）是指因基因突变引起机体内参与代谢的酶或辅助因子缺陷，导致毒性中间代谢产物储积或终末代谢产物缺乏，临床表现为骨骼生长、神经系统发育及认知功能受损，心肺功能、听觉及视觉的缺陷等。IEM多为基因－表型相关性疾病，轻型患者基因突变仍保留部分酶的活性，常至成人期发病且疾病进展相对缓慢；而严重型患者酶活性缺乏，疾病进展迅速，多在婴幼儿期发病及死亡。大多数IEM为常染色体隐性遗传，少部分IEM则为常染色体显性遗传及X连锁伴性遗传。此类疾病由于起病隐匿，临床表现多样，以往对其认识不足，往往错失最佳治疗时机，从而严重影响儿童的生命和健康。随着基础研究的不断进展、检测技术的提高和完善，以及产前诊断及新生儿筛查的逐步普及，遗传代谢性疾病的早期检出和诊断率明显提高，迄今为止已发现500多种遗传代谢病。其中已为人们认识较多的包括黏多糖贮积症、肾上腺脑白质营养不良、戈谢病、Krabbe病和尼曼－匹克病等。

遗传代谢性疾病的传统疗法包括对症的康复训练、手术矫正和药物治疗，以及饮食控制、激素及酶替代疗法。然而这些治疗手段均不能从根本上改变疾病的进展。现代治疗包括细胞移植和基因治疗，其中已经成熟的造血干细胞移植（HSCT）已成为当前溶酶体贮积病和肾上腺脑白质营养不良等的有效治疗手段。

二、造血干细胞移植治疗遗传代谢性疾病的机制

早在1968年，Frantatoni等将黏多糖贮积症 I 型和 II 型的成纤维细胞交叉培养，结果两者细胞内原本缺陷的酶得到互相纠正，贮积物减少。1980年，Hobbs为1例黏多糖贮积症 I 型患儿进行HSCT获得成功，开辟了遗传代谢病治疗的新纪元。目前认为HSCT治疗IEM的机制如下：

（1）通过胞饮方式转运酶：供者细胞分泌的酶，附着在识别蛋白-6-磷酸甘露糖上，与相应受体结合后固定于受（患）者细胞膜，最终受者细胞通过胞饮作用获得所缺陷的酶，转运至溶酶体。

（2）通过细胞间接触转运酶：黏附因子在这一过程起关键作用，相关的黏附因子有淋巴细胞功能相关抗原1、3（LFA1-1、3），细胞间黏附因子1、2、3（ICAM-1、2、3）和CD2等。

（3）定植于组织/器官的细胞替代作用：HSCT后，重建了代谢正常的单核/巨噬细胞系统，包括肝脏的Kupper细胞、肺脏的吞噬细胞、皮肤的树突状细胞、脾脏和淋巴结中的组织细胞，表现为HSCT疗效的组织特异性和首效性。HSCT后由于成骨细胞很难为供者替代，溶酶体酶又难以进入软骨细胞，故HSCT对已有的骨骼畸形无效。小胶质细胞来源于造血前体细胞。HSCT时放疗或清髓预处理的化疗使血脑屏障相对开放，供者来源的小胶质细胞得以进入脑组织，将溶酶体酶转运给宿主脑神经细胞。这一点在猫的试验中得到证实。但由于血脑屏障的存在，HSCT后小胶质细胞定植于脑内的速度很慢，只有当供者来源的小胶质细胞在脑内占主导地位时才能达到治疗目的。因此，脑的

病变及功能稳定往往需要6个月至1年的时间。

（4）代谢替代作用：与溶酶体贮积症不同，将肾上腺脑白质营养不良患者和正常人的成纤维细胞交叉培养，并不能促进患者细胞对极长链脂肪酸（very long chain fatty acid，VLCFA）的氧化作用，HSCT是通过增加正常细胞而发挥代谢替代作用，此时，血浆VLCFA水平降至正常，组织中贮积的VLCFA顺着浓度梯度进入血液，最终随尿液清除。

三、脐带血干细胞的优势

近年来，非血缘脐带血作为HSCT供源之一正越来越多地用于儿童IEM的治疗。与骨髓或外周血干细胞相比，脐带血具有更多的优势，包括：①由于诸如肾上腺脑白质营养不良、球形细胞脑白质营养不良等疾病的中枢神经系统受损进展迅速，而脐带血供源相对丰富易得，能够尽早抓住疾病的治疗时机。②脐带血的T细胞相对原始,免疫原性低,对于人类白细胞抗原（HLA）不全相合者具有更好的耐受性，能够减轻移植物抗宿主病（GVHD）的发生频率及严重程度。③可减少如巨细胞病毒（CMV）、EB病毒（EBV）等慢病毒的感染。④最近的合作研究显示，采用全相合非血缘脐带血或全相合同胞供体移植患者具有最长的无病生存（EFS），其次是5/6相合的脐带血或10/10全相合无关供体移植。与全相合同胞或无关供体移植相比，几乎所有的脐带血移植均达到了完全的供体嵌合，且酶含量达到了正常水平。⑤脐带血细胞具有多系细胞分化潜能，能够对多种组织器官发挥修复和再生功能。⑥更易找到种族相近或罕见HLA型相合的脐带血供源。

四、脐带血干细胞的选择

《欧洲骨髓移植协作组（EBMT）共识》提出：对于IEM的HSCT，干细胞来源首选HLA全相合同胞供者，其次为全相合非血缘脐带血。当患者病情需要尽快行HSCT治疗时，如没有全相合脐带血来源，不相合非血缘脐带血（≥4/6位点相合）也可作为首选。需要注意的是，绝大多数全相合同胞供体为致病基因携带者，从而影响移植后受体体内酶的水平，而这一因素对患者的长期预后至关重要，包括神经认知功能。而有研究显示，脐带血移植植入失败率较骨髓或外周血干细胞移植者为高，但一旦脐带血植入成功，则可达到更高的供体细胞嵌合度，从而具有较高的酶水平。这对疾病的长期预后非常重要。此外，有研究显示，在传统的HLA-A、HLA-B和HLA-DRB1配型相合的选择基础上，选择HLA-A、HLA-B、HLA-C及HLA-DRB1高分辨等位基因位点相合数越多者作为IEM患者的脐带血供源，能够减少植入失败和移植相关死亡率（TRM），提高1年植入存活率及5年总生存率（OS）。然而，究竟低分辨6/6相合伴高分辨6/8相合供源，还是低分辨5/6相合伴高分辨7/8相合供源能够使患者更为获益，尚不明确；究竟何种等位基因不合对IEM患者移植治疗影响更大，也尚需对更多病例的系统研究。

通常，移植所需的脐带血供源包含$\geq 2.5 \times 10^7$/kg的单个核细胞即认为足够，而$> 5 \times 10^7$/kg的单个核细胞能够带来更好的移植效果，尤其是在大多数儿童中将很容易达到。在一项包含159个IEM病例的报道中，所采用的脐带血供源平均包含7.57×10^7/kg的单个核细胞，2.14×10^5/kg的CD34$^+$细胞。结果显示，中性粒细胞及血小板的累计植入率分别为87.1%和71.0%。97%的患者达到高水平（> 90%）的供体嵌合，97%的可检测患者酶水平恢复正常，Ⅲ~Ⅳ急性GVHD的发生率为10.3%，1年慢性GVHD发生率为10.8%。另一项包含93例Hurler综合征患者的报道中，输注的脐带血平均包含7.6×10^7/kg的单个核细胞，$CD34^+$细胞2.6×10^5/kg。多因素分析显示输注$\geq 2.6 \times 10^5$/kg $CD34^+$细胞者粒细胞植入快、恢复水平高，而$\geq 7.6 \times 10^7$/kg单个核细胞者急性GVHD发生率似乎更高。在《MPS中国专家共识》中，脐带血的选择建议：冷冻前脐带血$CD34^+$细胞数$> 1.7 \times 10^5$/kg（受者体重）；供受者HLA配型5/6位点相合，冷冻前总有核细胞数（TNC）$> 4.0 \times 10^7$/kg（受者体重）；供受者HLA配型4/6位点相合，冷冻前TNC $> 5.0 \times 10^7$/kg（受者体重）；移植前脐带血样品管复苏回收率$\geq 85\%$。

此外，多数研究均采用相关酶含量水平正常或越高的脐带血供源，这一方面可减少相关患者或致病基因携带者来源的干细胞使用的可能性；另一方面，或许对移植后患者体内酶的纠正及疾病预后发挥着正性作用，最大限度地发挥HSCT的效应。

五、造血干细胞移植治疗遗传代谢性疾病的时机

基于IEM为先天遗传性疾病，有人因此尝试对其中的一些疾病进行宫内HSCT，然而实践证明并不能使胎儿发育过程中获得缺陷酶的充足表达，不能阻止疾病发生。而研究表明，出生后早期移植能够达到预防的目的，这个时间窗以6~18月龄以内为好，但具体到各种疾病，时间窗不尽相同，总体来讲，越早越好。预防性移植时间窗的选择主要取决于疾病发生的时间，尤其是中枢神经系统受累的时间。综上所述，应推广产前检查或新生儿筛查，起码对有家族史者应该做到100%监测。此外，由于移行并固定到各组织的供者巨噬细胞尤其是脑内小胶质细胞的替换以及代谢堆积物的清除需要时间，最好在移植前后有6~12个

月的稳定期。IEM行HSCT的原则是最好在发病之前，尽量在无症状期，尤其是神经系统病变轻微之际进行。此外，移植前患者需能够承受大剂量的化疗。目前认为酶替代治疗（enzyme replacement treatment, ERT）虽不能改善患者的神经损害，但有研究显示ERT可改善患者的病情，从而为接受移植提供一个合适的状态；但如果患者状态良好，如小年龄者因疾病累及尚轻，则需尽早行移植治疗。

六、何种遗传代谢性疾病适合选择造血干细胞移植治疗

尽管在过去的30多年里，已有超过2000多例IEM患者接受了HSCT治疗，但并不是所有的IEM患者都能够通过HSCT获益。HSCT对于某些IEM治疗无效的原因尚未明确，侧面反映出该类疾病的异质性和复杂性。HSCT似乎只选择性地对某些器官或组织发挥作用，而在部分疾病中，HSCT似乎无法使机体获得足够的酶水平以阻止疾病的进展。

当前，HSCT在部分IEM类型中发挥着较好的作用，移植后患者体内酶水平被纠正，临床症状得到改善，甚至达到长期生存。HSCT现已成为MPS-IH、早期X-ALD、成人型MLD及早发型GLD的首选治疗措施。

（一）黏多糖贮积症

黏多糖贮积症（mucopolysaccharidosis, MPS）是溶酶体贮积病的一种，由于溶酶体内降解黏多糖的不同水解酶活性缺乏，导致黏多糖在体内多个脏器组织堆积而形成的疾病。临床主要表现为身材矮小、面容粗糙、关节僵硬、智力落后及心瓣膜病等。本病是最早且临床报道行HSCT治疗最多的一类遗传代谢性疾病。2017年，中华医学会儿科学分会血液学组制定《异基因造血干细胞移植治疗黏多糖贮积症儿

科专家共识》，提出本病的绝对适应证：年龄＜2.5岁的MPS Ⅰ型重型（MPS-IH）患者首选异基因HSCT（allo-HSCT）。目前认为发育商数（DQ）/智力商数（IQ）＜70虽不再主张作为HSCT指征的判断标准之一，但对移植后患儿智力水平的评估仍有一定的参考价值。相对适应证：①年龄＞2.5岁的MPS IH型患者；②MPS Ⅰ型非重型，MPS-Ⅱ、Ⅳ、Ⅵ、Ⅶ型。HSCT对Ⅱ型患儿合并神经系统损伤的疗效仍不明确。与未进行HSCT的患者相比，几乎所有进行HSCT的MPS-Ⅲ型患者均提示神经系统症状有所改善，因此，不建议对Ⅲ型患者进行移植。HSCT对MPS-Ⅳ型患者的骨关节症状可能有积极影响，因此可谨慎考虑行HSCT治疗。

1. MPS-Ⅰ型　MPS-Ⅰ型分IH和IH/S两种。IH/S型进展十分缓慢，患者生存期可长达40~50年，再者，中枢神经系统症状十分隐匿，因此，ERT仍是目前首选治疗方法。MPS-IH型，即Hurler综合征，是黏多糖贮积症中最严重的一型，为常染色体隐性遗传病。该病由于α-L-艾杜糖醛酸酶缺乏导致硫酸乙酰肝素和硫酸皮肤素沉积于心、肺、脑、眼、骨骼等组织器官，从而表现出多系统功能障碍，如认知行为的退化、骨骼畸形、心肺功能障碍及眼部疾病等。根据欧洲血液和骨髓移植协作组（EBMT）/国际血液和骨髓移植研究中心（CIBMTR）登记，自1980年至今，已有超过600例儿童MPS-IH接受了HSCT，使其成为IEM中行HSCT治疗的最多见类型。该病首选HSCT。移植后不久肝脏、扁桃体、结膜、脑脊液和尿中糖胺多糖（GAG）代谢物显著减少，肝、脾回缩，呼吸道阻塞症状明显减轻，角膜云翳不再进展，多数儿童听力提高。部分患儿神经系统症状减轻，身高增长，骨骼病变延缓，心力衰竭和心动过速平均1年内解除。随访14年未见加重。然而，由于α-L-艾杜糖醛酸酶不能进入骨和心脏瓣膜组织，移植后仍需手术矫正骨关节畸形，心脏瓣膜畸形也将持续存在。

2. MPS-Ⅵ型 此型严重影响患者寿命。HSCT可纠正患者酶及生化改变，改善视觉和关节活动，促进肝、脾回缩，使心、肺功能稳定，延长寿命，是HSCT的绝对适应证。

（二）X-连锁肾上腺脑白质营养不良

X-连锁肾上腺脑白质营养不良（X-linked adreno leukodystrophy，X-ALD）是一种X-连锁隐性遗传病，发病率约为1/21000，其致病基因ABCD1发生突变后，其表达的ALD蛋白（ALDP）功能异常，使得VLCFA不能转膜进入细胞溶酶体进行脂肪酸氧化，导致VLCFA在细胞和体液内异常堆积，主要累及脑白质、神经轴突、肾上腺皮质和睾丸，出现弥散性神经脱髓鞘和肾上腺皮质功能不足的临床表现。该病临床分为6型，其中儿童脑型最严重。该型多于4~8岁起病，平均发病年龄7岁，很少早于3岁，但起病后进展迅速，常于6个月到2年内瘫痪，继而死亡。目前的治疗方法包括饮食治疗、罗伦左油治疗、激素替代治疗及HSCT。而HSCT是目前唯一能够阻止疾病进展、改善神经认知功能及延长生存期的方法。

对于儿童及青少年早期脑型ALD首选HSCT治疗（早期脑型又称标危cALD，即MRI白质评分＜10分）。由于HSCT本身存在一定的致死率和致病率，一项包含137名cALD的单中心回顾性研究显示23%的患者于移植后1年内死亡，因此仅对于那些移植前MRI上存在脑部病变并仅伴有轻微神经心理功能障碍表现（Wechsler performance IQ≥80）而临床神经系统检测正常者推荐HSCT治疗；对于伴有严重的神经系统症状或神经心理功能障碍者（IQ＜80）不建议行HSCT治疗。一项回顾性研究显示，移植前的MRI严重度评分和精细运动的灵活性（普渡钉板测验）对于患者移植后的长期适应性功能评估具有预测意义，而预处理使用全身照射（TBI）则不利于移植后的适应性功能。发病早期行HSCT治疗、脱髓鞘病变影像学、神经检查及智力测定，包括语言和操作能力均可获得显著疗效。对于就诊时MRI枕叶部分脱髓鞘同时伴有严重症状的患儿，视力、听力、语言、步态受损，MRI评分＞10分，移植后有些患儿终身伴有严重的神经和神经心理障碍，生存质量差，因此选择移植要慎重。对于神经系统损害显著或进展迅速患儿，HSCT不能或者来不及挽救神经损伤，甚至最终死于ALD。对于没有脑部受累的AMN型患儿也不建议行HSCT治疗，因该型进展相对缓慢，多能到达成年，且早期移植无法评估对于神经系统的疗效。

由于MRI上脑部病变改变常先于临床表现，建议对男性X-ALD患儿自1岁开始至3岁每年复查头颅MRI，3～10岁每半年复查MRI以监测脑部的病变，并进行神经功能测试、行为心理功能评定及肾上腺功能检查。一旦发现问题，立即行HSCT。此外，白细胞中VLCFA含量、血浆中载脂蛋白E水平、MRI白质损伤指数可作为HSCT适应证及移植时机的参考指标，从而减少不必要的HSCT。

（三）球形细胞脑白质营养不良

球形细胞脑白质营养不良（globoid cell leukodystrophy，GLD），又称Krabbe病（Krabbe disease，KD），是常染色隐性遗传病，发病率约1/40万。本病是由于β半乳糖脑苷脂酶（GALC）活性不足所致的一种溶酶体贮积病。GLAC缺乏使半乳糖脑苷脂及其毒性衍生物累及中枢及外周神经系统，导致髓鞘形成障碍，脑白质变性。

本病分两型：①婴儿型，占85%～90%，多于6个月内起病，主要表现为哭闹、激惹、惊厥、喂养困难，视、听力减退等神经退化表现，进展迅速，大部分于2岁内死亡；②晚发型，发病年龄从1岁至50岁不等，通常表现为乏力、视力障碍及智力减退。HSCT是目前唯一可以改变疾病进程的治疗方法。对于无症状的婴儿及仅有轻微症状的年长患者，HSCT能够保留和改善认知功能，然而许多患者仍表现出外周神经系统症状的进行性退化。Escolar等比较了11例无症状Krabbe病新生儿及14例伴有症状的Krabbe病婴儿接受脐带血干细胞移植治疗的疗效，移植后所有患儿均达到供体植入，外周血半乳糖酶水平正常，脑脊液蛋白水平下降但仍高于正常范围，中位随访3年；无症状移植组全部存活，除粗运动发育仍有损害外，视、听力及认知功能发育正常，而有症状移植组存活率仅为43%，有症状移植组与未治疗对照组存活率无统计学差异。Allewelt等对19例2个月内接受HSCT治疗的婴儿型Krabbe病患儿中位随访12.6年，其中94.7%的患儿接受了4~5/6位点相合的脐带血移植，所有患儿视、听力正常，移植后5年和10年OS分别为84.2%和78.6%，其中年龄 < 30天内接受HSCT组预后更好，尤其是在移植后发病率、表达能力及喂养依赖方面明显好于年龄 ≥ 30天后接受HSCT组。由于婴儿型进展迅速，新生儿筛查及家族史的获取有助于在发病前早期诊断，而尽早获得合适的HSCT供源也至关重要。相比骨髓干细胞，脐带血干细胞更丰富易得，给本病的治疗带来了更多的机会。最新的指南建议寻找脐带血供源可参考3个指标：① > 4/6相合位点；②单个核细胞数 > 5×10^7/kg；③GALC水平。

（四）异染性脑白质营养不良

异染性脑白质营养不良（metachromatic leucodystrophy，MLD）是由于芳基硫酸酯酶A（arylsulfatase A，ARSA）活性缺乏，继而导致脑苷硫酯酶过度贮积引起的溶酶体贮积病，导致神经系统脱髓鞘，从而引起中枢及周围神经受损的退行性神经系统疾病。主要表现为进行性言语、行为、协调障碍及癫痫发作。按照发病年龄可分为晚发婴儿型（3岁左右起病）、少年型（3~16岁起病）及成人型（年龄

> 16岁）。目前本病没有特效的治疗方法，HSCT对本病的疗效仍存在争议。对于无症状的少年型及成人型MLD可考虑行HSCT，移植后脑部脱髓鞘改变及疾病进展延缓甚至停止，行为认知功能改善；MRI检查显示脑白质异常减少，但对周围神经病变改善较差，大运动发育减退。由于HSCT对于神经功能的稳定和改善需1~2年的时间，因此对于伴有明显神经系统症状或晚发婴儿型MLD效果较差，晚发婴儿型MLD即使在无症状期行HSCT治疗仍获益有限，神经功能仍进行性恶化。一项包含40例接受HSCT治疗的MLD患者的长期随访报道，53%的患者移植后中位存活12年。尽管大部分少年型MLD患者移植后大运动及语言表达功能仍会退化，但移植对功能的保留作用仍优于已报道的本病自然病程。

迄今为止，一项随访长达20多年、包含169例患脑白质营养不良（X-ALD 56例、GLD 47例、MLD 66例）接受脐带血移植病例的多中心回顾性分析报道，移植前无症状、脐带血相合度高（≤1HLA位点不合）及功能状态（PS）评分 > 80分者移植后OS高。X-ALD及GLD患者无症状期移植OS显著优于有症状后移植，但在MLD患者两组间无显著差异。

（五）戈谢病

戈谢病（Gaucher diseases）为常染色体隐性遗传病。本病是由于患者巨噬细胞内缺乏溶酶体葡糖脑苷脂酶（GBA），单核-巨噬细胞系统不能将被吞噬的细胞膜完全降解，致使葡糖脑苷脂在网状内皮系统的巨噬细胞内大量积聚成为戈谢细胞，从而引起显著的肝大、脾大，贫血，骨质疏松及神经系统症状的疾病。根据发病缓急和中枢神经是否受累，本病在临床上分为3型：

I型（慢性成年型）：最常见，未累及神经系统，主要表现为骨性疾病、肝大、脾大、血小板减少及肺部疾病。

Ⅱ型（急性神经病变型）：为暴发型，在2岁前发病，神经系统症状明显，主要表现为眼运动障碍和癫痫样发作，多于2~4岁内死亡。

Ⅲ型（亚急性神经病变型）：比Ⅱ型出现晚，病程长，可存活30~40年。

目前，本病的治疗措施主要包括ERT、减少底物疗法及allo-HSCT。不同类型戈谢病的HSCT疗效不同，Ⅰ型和Ⅲ型移植效果好，可明显改善Ⅲ型患者的脑部病变和大多数症状，减缓Ⅰ型患者的骨骼问题；Ⅱ型因发展迅速，效果差。因ERT疗法有很好的预防效果，在国外HSCT已不作为首选，唯一指征是患儿出现神经系统表现和（或）ERT疗法同时仍然出现肺部病变。在国内，由于ERT费用昂贵且需终身使用，仍建议首选HSCT治疗。

（六）尼曼-匹克病

尼曼-匹克病（Niemann-Pick disease，NPD）是一种罕见的常染色体隐性遗传的脂质贮积病。由于泡沫样细胞在组织沉积，典型临床表现出肝大、脾大、肺功能不全、神经系统受累的症状及半数眼底樱桃红斑。目前已知本病可分为两大类：①NPD A型或B型，是由于编码神经鞘磷脂酶（ASM）的基因SMPD1突变导致其活性缺乏所致。A型患儿婴儿期即出现肝大、脾大及严重的中枢神经系统损害，通常无法存活超过2~3岁；B型患者起病年龄及疾病进展程度各异，主要表现为显著的肝大、脾大及肺部病变，而无神经系统症状，通常可存活至成年。②NPD C型，是由于胆固醇结合蛋白（NPC1和NPC2）功能缺陷至胆固醇转运障碍。发病年龄从婴儿期至成人期不等，表现为神经系统退行性损害、黄疸、肝大、脾大等。

HSCT对NPD治疗效果有限，虽可使患者肝、脾回缩，但对神经系统损害效果欠佳，且由于A型患者疾病进展快，不是HSCT治疗的适应证；B型患者行HSCT治疗效果仍存在争议，有报道行肝移植治疗可纠正B型患者的肝功能损害。

其他IEM如黏脂病、Fabry病、神经节苷脂沉积病、岩藻糖苷贮积症等虽也有HSCT治疗的研究，但多为病例报道，缺乏多样本的队列研究。因此，HSCT对于这些疾病的疗效尚需进一步探索评估。表8-1列示了各种IEM行HSCT治疗的参考建议。

表8-1　各种IEM行HSCT治疗的文献报道类型及建议

类　别	疾　病	文献报道	建　议
黏多糖贮积	MPS IH	BMT, UCBT	首选HSCT
	伴中枢系统疾病的MPS Ⅱ	BMT, UCBT	研究中
	MPS Ⅲ A-D	BMT, UCBT	研究中
	MPS Ⅳ A-B	BMT	研究中
	MPS Ⅵ	BMT, UCBT	如果ERT失败，可选择HSCT
	MPS Ⅶ		研究中
糖蛋白贮积	天冬氨酰葡糖胺尿症	BMT	首选HSCT
	岩澡糖苷贮积症	BMT	首选HSCT
	α-甘露糖苷贮积症	BMT, UCBT	首选HSCT
	黏多糖Ⅱ或Ⅰ细胞病	BMT, UCBT	首选HSCT
脂质贮积	Fabry病		无指征
	Farber病	BMT	研究中
	戈谢（Gaucher）病	BMT	伴中枢系统受累者研究中
	GM1神经节苷脂贮积症	BMT, UCBT	研究中
	尼曼-匹克病A、B型	BMT, UCBT	研究中
	Tay-Sachs病	BMT, UCBT	研究中

类　别	疾　病	文献报道	建　议
脂质贮积	Sandhoff病	UCBT	研究中
	Globoid肾上腺脑白质营养不良	BMT, UCBT	首选HSCT
	MLD	BMT, UCBT	首选HSCT
其他脂质贮积	尼曼-匹克病C型		无指征
	Wolman病	BMT	首选HSCT
	蜡样脂质沉积症	BMT	研究中
糖原贮积	糖原贮积症（GSD）Ⅱ型，早发婴儿型	BMT	研究中
过氧化物酶贮积	肾上腺脑白质营养不良	BMT, UCBT	首选HSCT
	肾上腺脊髓神经病	BMT, UCBT	研究中
其他	Pelizaeus-Merzbacher病	UCBT	研究中
	Lesch-Nyhan综合征	UCBT	研究中

七、造血干细胞移植治疗IEM的方案

欧洲骨髓协作组（EBMT）2005年在遗传代谢性疾病HSCT指导语中明确提出去除T细胞和非清髓性移植是IEM行HSCT发生植入失败的两个危险因素，不推荐和提倡。目前，对于IEM的移植预处理方案大多采用以白消安（BUS）为基础的清髓性方案，该方案基于一项对159例IEM患者行脐带血干细胞移植的单中心的研究。具体预处理方案包括：①BUS，每6小时1次，口服或静脉滴注，连续使用4天（移植前第6~9天，共16剂）。根据药代动力学监测结果调整用量，使BUS血药浓度维持在600~900μg/L。②继之环磷酰胺（CTX），50mg/kg，静脉滴注，连续使用4天（移植前第2~5天）。③抗胸腺细胞球蛋白（ATG），30mg/（kg·d），静脉使用3天（移植前第1~3天）。

预防GVHD方案：环孢素+甲泼尼龙或环孢素+吗替麦考酚酯，其中环孢素使用9个月，如果没有活动的GVHD则逐渐减停，而甲泼尼龙或吗替麦考酚酯则使用2~3个月。

支持措施：粒细胞集落刺激因子（G-CSF）自移植后第1天开始，每天10μg/kg皮下注射至白细胞恢复至$5×10^9$/L以上；移植后100天内每周静脉注射丙种球蛋白支持。

该研究中仅8.2%的患者移植后发生自体造血重建或植入失败，中位随访4.2年，患者1年和5年OS分别为71.8%和58.2%，其中移植前功能状态评分高者（80~100分）预后更好，1年和5年OS可达84.5%及75.7%。各型疾病中，1年OS分别为Krabbe病74.5%、MLD 65.0%、ALD 76.9%、Hurler综合征77.3%、Hunter综合征100%、Sanfilippo综合征78.9%；5年OS分别为Krabbe病56.7%、MLD 57.8%、ALD 69.1%、Hurler综合征74.5%、Hunter综合征66.7%、Sanfilippo综合征56.2%。

欧洲一项包含146例黏多糖综合征患者的研究中显示，采用以BUS药物浓度监测为基础的清髓性预处理有更高的干细胞植入和存活率，而减低剂量的预处理方案则相反。前者包含BUS/CTX或BUS/Cyhi或BUS/CTX+氟达拉滨（FA）[BUS总量16或20mg/kg，第2剂开始根据血药浓度调整，维持血药浓度稳定在600~900μg/L或每天AUC在17 500~25 000μg/（h·L）；CTX总量200mg/kg，高者240~260mg/kg；FA总量150mg/m²]。根据这一研究数据，EBMT制定了MPS移植指南。而有报道显示预处理中采用福达拉滨能够发挥同等的作用而不良反应减轻，因此许多研究中以福达拉滨替代CTX。

一项包含62例MPS患者的回顾性研究（其中MPS-Ⅰ Hurler 56例，MPS-Ⅱ Hunter 2例，MPS-Ⅲ Sanfilippo 2例，MPS-Ⅵ

Maroteauxo-Lamy 2例）比较了BUS/CTX及BUS/FA方案的治疗效果，其中29例接受BUS/CTX方案：BUS起始剂量年龄≥1岁者120mg/m²，年龄＜1岁者80mg/m²，而后根据血药浓度调整，使血药浓度维持AUC在74~82mg/（h·L），连用4天。CTX在BUS结束24小时使用，每天50mg/kg，连续使用4天。无关供体中ATG总量10mg/kg，分4天使用。33例接受BUS/FA方案：FA每天40mg/m²，在BUS前1小时使用，连用4天；BUS及ATG使用同前。结果发现两组在中性粒细胞及血小板植入，急、慢性GVHD发生率，供体嵌合度、酶恢复水平以及OS、EFS方面均无显著差异。

由于TBI可损伤神经系统，而大多数遗传代谢性疾病均伴有神经系统受累，因此不建议用于预处理方案。

对于第1次移植失败者，第2次移植仍然有望改善或阻止病情发展。二次移植时采用清髓或减低剂量的预处理方案，以及无论是否采用同种或者其他供源，均未观察到区别。有研究对17例首次移植失败的非恶性血液病患者（其中88.5%为IEM患者）行第2次移植，采用减低剂量的预处理，方案包括：BUS总量≥4岁者3.2mg/kg，年龄＜4岁者4mg/kg，移植前第7~8天使用，每6小时1次；FA每天40mg/m²，移植前第2~6天使用；TBI 200cGy，移植前1天进行。结果82%的患者达到植入，移植后100天内的相关死亡率12%，3年OS达82%。

八、脐带血移植存在的问题和展望

当前，UCBT在IEM的疗效已得到国内外肯定，且由于脐带血本身存在的优势，使得IEM患者有了更多的移植机会，能够延长生存，改善生活质量。然而在IEM的诊治上，仍有许多亟待解决及优化的问题。例如，IEM中部分类型起病早，进展迅速，需要早期精确的诊断，而目前普遍对于该类疾病认识不足，缺乏专业的IEM诊治团队，使得许多患者错失了最佳的诊治时机。因此，产前检查及新生儿筛查的普及，以及相关检测技术的精确性仍需多中心的合作研究和确定。此外，对于IEM，接受移植所带来的风险应尽可能小于疾病本身带来的损害，因此探索在减轻化疗所产生的药物毒性作用的同时又不增加植入失败的预处理方案对于IEM患者的预后和长期生存质量至关重要。又由于IEM种类多、发病率低，在国内接受移植治疗的病例少，移植治疗对于各型IEM患者的短期和长期预后仍缺乏统一的多样本数据总结。因此，亟须开展多中心的合作研究。

（胡绍燕）

[主要参考文献]

1. 栾佐. HSCT在遗传代谢病治疗中的应用[J]. 临床儿科杂志, 2006, 24:950-952.

2. 王坚敏, 陈静. 异基因造血干细胞移植治疗黏多糖贮积症儿科专家共识[J]. 中国小儿血液与肿瘤杂志, 2017, 5:227-230.

3. Ahrens-Nicklas RC, Slap G, Ficicioglu C. Adolescent presentations of inborn errors of metabolism [J]. J Adolesc Health, 2015, 56:477-482.

4. Aldenhoven M, Jones SA, Bonney D, et al. Hematopoietic cell transplantation for mucopolysaccharidosis patients is safe and effective: results after implementation of international guidelines [J]. Biol Blood Marrow Transplant, 2015, 21:1106-1109.

5. Bjoraker KJ, Delaney K, Peters C. Long-term outcomes of adaptive functions for children with mucopolysaccharidosis I (Hurler syndrome)

treated with hematopoietic stem cell transplantation [J]. J Dev Behav Pediatr, 2006, 27:290-296.

6. Boelens JJ, Aldenhoven M, Purtill D, et al. Outcomes of transplantation using various hematopoietic cell sources in children with Hurler syndrome after myeloablative conditioning [J]. Blood, 2013, 121:3981-3987.

7. Boelens JJ, Rocha V, Aldenhoven M, et al. Risk factor analysis of outcomes after unrelated cord blood transplantation in patients with hurler syndrome [J]. Biol Blood Marrow Transplant, 2009, 15: 618-625.

8. Boucher AA, Miller W, Shanley R, et al. Long-term outcomes after allogeneic hematopoietic stem cell transplantation for metachromatic leukodystrophy: the largest single-institution cohort report [J]. Orphanet J Rare Dis, 2015, 10:94.

9. Escolar ML, Poe MD, Provenzale JM, et al. Transplantation of umbilical-cord blood in babies with infantile Krabbe's disease [J]. N Engl J Med, 2005, 352:2069-2081.

10. Escolar ML, West T, Dallavecchia A, et al. Clinical management of Krabbe disease [J]. J Neurosci Res, 2016, 94:1118-1125.

11. Fratantoni JC, Hall CW, Neufeld EF. The defect in Hurler's and Hunter's syndromes: faulty degradation of mucopolysaccharide [J]. Proc Natl Acad Sci USA, 1968, 60:699-706.

12. Kwon JM, Matern D, Kurtzberg J, et al. Consensus guidelines for newborn screening, diagnosis and treatment of infantile Krabbe disease [J]. Orphanet J Rare Dis, 2018, 13:30.

13. Loes DJ, Hite S, Moser H, et al. Adrenoleukodystrophy: a scoring

method for brain MR observations [J]. AJNR Am J Neuroradiol, 1994, 15:1761-1766.

14. Lum SH, Miller WP, Jones S, et al. Changes in the incidence, patterns and outcomes of graft failure following hematopoietic stem cell transplantation for Hurler syndrome [J]. Bone Marrow Transplant, 2017, 52:846-853.

15. Mallhi K, Orchard PJ, Miller WP, et al. Non-myeloablative conditioning for second hematopoietic cell transplantation for graft failure in patients with non-malignant disorders: a prospective study and review of the literature [J]. Bone Marrow Transplant, 2017, 52:726-732.

16. Mallhi KK, Smith AR, DeFor TE, et al. Allele-Level HLA Matching Impacts Key Outcomes Following Umbilical Cord Blood Transplantation for Inherited Metabolic Disorders [J]. Biol Blood Marrow Transplant, 2017, 23:119-125.

17. Miller WP, Rothman SM, Nascene D, et al. Outcomes after allogeneic hematopoietic cell transplantation for childhood cerebral adrenoleukodystrophy: the largest single-institution cohort report [J]. Blood, 2011, 118:1971-1978.

18. MucopolysaccharidosisBartelink IH, van Reij EM, Gerhardt CE, et al. Fludarabine and exposure-targeted busulfan compares favorably with busulfan/cyclophosphamide-based regimens in pediatric hematopoietic cell transplantation: maintaining efficacy with less toxicity [J]. Biol Blood Marrow Transplant, 2014, 20:345-353.

19. Pavuluri P, Vadakedath S, Gundu R. Krabbe Disease: report of a rare

lipid storage and neurodegenerative disorder [J]. Cureus, 2017, 9:e949.

20. Peters C, Charnas LR, Tan Y, et al. Cerebral X-linked adrenoleukodystrophy: the international hematopoietic cell transplantation experience from 1982 to 1999 [J]. Blood, 2004, 104:881-888.

21. Pierpont EI, McCoy E, King KE, et al. Post-transplant adaptive function in childhood cerebral adrenoleukodystrophy [J]. Ann Clin Transl Neurol, 2018, 5:252-261.

22. Prasad VK, Kurtzberg J. Cord blood and bone marrow transplantation in inherited metabolic diseases: scientific basis, current status and future directions [J]. Br J Haematol, 2010, 148:356-372.

23. Prasad VK, Mendizabal A, Parikh SH, et al. Unrelated donor umbilical cord blood transplantation for inherited metabolic disorders in 159 pediatric patients from a single center: influence of cellular composition of the graft on transplantation outcomes [J]. Blood, 2008, 112:2979-2989.

24. Schuchman EH, Desnick RJ. Types A and B Niemann-Pick disease [J]. Mol Genet Metab, 2017, 120:27-33.

25. Shamim D, Alleyne K. X-linked adult-onset adreno-leukodystrophy: psychiatric and neurological manifestations. SAGE Open Med Case Rep, 2017, 21(5):2050313X17741009.

26. Somaraju UR, Tadepalli K. Hematopoietic stem cell transplantation for Gaucher disease [J]. Cochrane Database Syst Rev, 2017, 10: CD006974.

27. van den Broek BTA, Page K, Paviglianiti A, et al. Early and late

outcomes after cord blood transplantation for pediatric patients with inherited leukodystrophies [J]. Blood Adv, 2018, 2:49-60.

28. van Rappard DF, Boelens JJ, Wolf NI. Metachromatic leukodystrophy: Disease spectrum and approaches for treatment [J]. Best Pract Res Clin Endocrinol Metab, 2015, 29:261-273.

29. Zhang SY, Clark NE, Freije CA, et al. Inborn Errors of RNA Lariat Metabolism in Humans with Brainstem Viral Infection [J]. Cell, 2018, 172:952-965 e918.

第九章 双份脐带血移植治疗成人恶性血液肿瘤

一、概述

目前，用强化化疗治疗的成人急性髓系白血病（acute myeloid leukemia，AML）患者的完全缓解（complete remission，CR）率在50%~80%之间。然而，大多数患者最终会复发，其中只有30%~40%成为长期生存者。对于老年患者（即年龄≥65岁，在AML患者中占绝大多数），目前只有不到40%的患者接受强化化疗。此外，该年龄组的治疗结果相当差，CR率低于50%，治疗相关病死率约为25%，长期存活率不超过15%。

异基因造血干细胞移植（allo-HSCT）对于许多年龄＜65岁的AML患者来说是一种可能挽救生命的手术，但其可行性受到合适的人类白细胞抗原（HLA）匹配供体的限制，匹配成功率约为30%。在过去几年中，接受来自无关供体或脐带血HSCT的成年患者的结果逐渐改善，使得现在可以为更多患者提供来自替代性造血干细胞来源的异基因移植。特别是脐带血具有独特的生物学和免疫学特征，使受者能够成功接受较低的细胞剂量和HLA部分错配的移植，移植物抗宿主病（GVHD）的发生率和严重程度较低。此外，简单快速的脐带血获取显著缩短了最迫切需要HSCT的病例的供体鉴定时间。因此，近年来在疾病的早期阶段可受益于脐带血移植（UCBT）的AML患者的数量显著增加。

非血缘UCBT是许多缺乏HLA相合供体的AML或急性淋巴细胞白血病（acute lymphoblastic leukemia，ALL）患者的一个重要的治疗选择。尤其是对于那些急需HSCT的患者来说，UCBT是最佳选择。

在历史上，由于细胞含量相对较低，UCBT的使用仅限于儿童。然而，近来由于可实施多单位的UCBT，使得UCBT可扩展到成人。双份UCBT最早在2001由美国的Wagner开展，并迅速在多个国家得到应用。从欧洲脐带血登记中心（EuroCord）和国际血液和骨髓移植研究中心（CIBMTR）登记处的数据显示，使用双份UCBT的成人患者数量超过了儿童。同时一些研究报道，双份UCBT的患者常有较为严重的急性GVHD的风险，而且疾病的复发风险要低于单份UCBT。但与外周血干细胞及骨髓移植（BMT）相比，UCBT有一定植入失败率，为10%~15%。但最近的CIBMTR登记处的研究显示，单、双份UCBT在急性白血病患者中的结果相似。以往的研究表明，接受在低温保存时有核细胞总数（TNC）$< 2.5 \times 10^7$/kg的UCBT患者预后不良，尤其是对于那些供、受体之间存在HLA不匹配的情况下。不幸的是，许多成年患者缺乏足够TNC的单份脐带血来满足移植。基于这种情况，明尼苏达州Wagner研究小组率先为缺乏足够丰富的单份脐带血的患者输注来自两份不同HLA匹配的脐带血进行了双份UCBT。通过这一策略使得移植的脐带血TNC $> 2.5 \times 10^7$/kg。因此，单、双份UCBT有何优势，如何选择单份或双份UCBT等值得进一步研究。

二、脐带血移植在成人急性髓系白血病中的应用

造血祖细胞的低含量最初限制了成人中脐带血的广泛使用，因此移植失败和造血恢复延迟的风险更大。对成人AML患者进行的4项回

顾性分析比较了脐带血和无关供体的骨髓移植物，证实了UCBT是一种合适的治疗方法。在CIBMTR/NYBC进行的一项研究中，将接受UCBT患者（n=150；39％AML）的结果与HLA匹配移植（n=367；31％AML）或无关骨髓供体的1-抗原不匹配移植（n=83；33％AML）的患者的结果进行了比较。结果复发率和急性GVHD的发生率在3个患者组中相似，而UCBT和HLA不相合BMT的造血恢复较慢，慢性GVHD在脐带血接受者中更为频繁但不太严重。从这项研究中可以看出，当无法获得HLA匹配的无关骨髓供体时，脐带血可以作为成人造血干细胞的替代来源。在EuroCord/EBMT登记处的另一项研究中，Rocha等人比较了98例UCBT（46％AML）与584例无关BMT（54％AML）的结果。结果证实了UCBT组植活延迟（delayed engraftment）及急性GVHD发生率较低，两组之间在慢性GVHD发生率、复发风险、2年总生存率（OS）和无白血病生存率（LFS）方面没有任何其他显著差异。因此，欧洲研究结果表明，UCBT应被视为BMT的同等有效替代品，尤其是对于急需移植的患者来说。在日本单中心报道中，在UCBT组（n=68）急性GVHD、移植相关死亡率（TRM）和无病生存率（DFS）显著高于BMT组（n=45）。特别是在CBT组和BMT组，TRM的1年累计发生率分别为9％和29％，2年DFS分别为74％和44％。这些令人印象深刻的结果在同一组的最近研究中得到证实，其中100例UCBT（AML 57例）与71例相关供体移植（BM/PBSC）相比，在TRM（UCBT 9％ *vs.* BM/PBSC 13％）、复发（UCBT 17％ *vs.* BM/PBSC 26％）和DFS（UCBT 70％ *vs.* BM/PBSC 60％）方面未观察到显著差异。最后，在日本脐带血库网络（JCBBN）/日本骨髓捐赠计划（JMDP）报道的最新回顾性分析中显示，173名UCBT患者的OS和LFS显著低于311名BMT受者。在多变量分析中，在调整其他变量后，使用脐带血仍然是治疗失败的重要风险因素。然而，在这项多机构研究中，进行UCBT的AML成人患者因疾病状态、并发症和移植紧迫性而遭受的风险更高：调整后的2年OS在UCBT与BMT组分别为48%和59%（$P=0.01$）；调整后的2年LFS在UCBT与BMT组分别为42%和54%（$P=0.004$）。尽管这些研究存在一些限制（回顾性、异质性恶性肿瘤、疾病状态、HLA差异和移植年份等），但仍有助于促进并大大扩展脐带血在成人白血病患者中的应用。

对于患有高危血液系统恶性肿瘤的患者，单倍体相合去T细胞外周血干细胞移植已成为另一种选择，特别是对于具有杀伤免疫球蛋白受体（KIR）与供体不相容的AML患者。EuroCord登记处分析了1998～2002年间接受UCBT或半相合移植的成人AML或ALL患者的数据。在AML组中，接受UCBT（$n=66$）的患者比接受半相合移植的患者年轻（$n=154$）；单倍体相合移植组中急性GVHD的累计发生率低于UCBT受者（5% *vs.* 23%，$P < 0.0001$），但在复发率（18% *vs.* 24%）、TRM（58% *vs.* 46%）和LFS（24% *vs.* 30%）方面没有差异。

尽管在过去的20年中，全球已有超过1.4万例UCBT，但成人AML患者的疾病特异性结果报道仍然有限。2006年，Arcese等代表EuroCord登记处对171名患有不同血液系统恶性肿瘤的成人进行了回顾性研究，其中包括46例AML。在该分析中，对于在疾病早期、中期和晚期进行移植的患者，总体2年DFS分别为41%±9%、34%±10%和18%±4%。至于AML患者亚组，2年DFS为34%±7%。最近，Ooi等人已经更新了对77名成人患者的单中心回顾性分析，包括原发性AML（$n=57$）或与继发性AML相关的骨髓增生异常综合征（MDS）（$n=20$）。这些患者在清髓预处理方案后接受单份UCBT，结果显示5年无病生存率（EFS）和TRM分别为63%和26%，复发率非常低（9.7%）。

Ⅲ～Ⅳ度急性GVHD和广泛性慢性GVHD的累计发生率分别为25.1%和28.6%。此外，与EuroCord结果一致，作者确定了细胞剂量和在UCBT后1周内使用粒细胞集落刺激因子（G-CSF）是让骨髓植活更快的有利因素，而移植时的疾病状态和细胞遗传学是显著影响EFS的独立变量。同样，来自美国多中心回顾性分析了接受脐带血和HLA全相合和不全相合外周血和骨髓移植的急性白血病患者的情况，其中344例为HLA全相合的非血缘相关的移植（外周血237例，骨髓107例），98例为HLA不全相合的非血缘相关的移植（外周血70例，骨髓28例），140例为脐带血移植（124例为双份UCBT，16例为单份UCBT）。结果显示，UCBT组和其他两个非血缘供体组在生存率和复发率方面及移植前微小残留病（MRD）状况而各不相同。不考虑MRD状况，UCBT组和相合及不全相合非血缘供体组4年生存率分别为71%、63%和49%。UCBT组与不全相合非血缘供体组差异显著；HLA不合组和相合组的死亡风险明显高于UCBT组（$P=0.001$）；复发率方面，UCBT组4年复发率为15%，而HLA相合组合、不相合组分别为24%和25%，明显高于UCBT组。同时研究对移植前疾病状态影响也进行分析，结果提示，对于那些移植前MRD阳性的患者而言，UCBT的优势更加明显，尤其是移植后的疾病复发率，UCBT组明显地低于HLA不合组和相合组（$P=0.02$、0.007）。

在最近的一篇论文中，Sanz等报道了49例年龄在16～52岁的高危AML患者的单中心研究（原发性42例，继发性7例）。这些患者在以化疗为基础的清髓预处理方案后接受了单份UCBT。这项单中心研究非常值得注意，因为患者队列在移植时的疾病风险十分相近，且只有两种相似的替代方案用于预方案和GVHD预防。此外，根据细胞剂量和HLA匹配的均等合格标准来选择脐带血单位（cord blood unit，CBU）。正如日本小组先前所报道的，这项研究中，对于接受剂量 $\geq 1.5 \times 10^5$/kg CD34$^+$细胞的患者来说植活明显更快。TRM的累计发生率在100天内为18%，在2年内为39%，并且在单变量分析中受到供/受者的主要ABO不相容性和TNC剂量的影响极大。在多变量分析中，预冷冻的CD34$^+$细胞 $\geq 1.5 \times 10^5$/kg和TNC $\geq 3.4 \times 10^7$/kg分别是唯一显著影响植活和TRM的变量。Ⅲ～Ⅳ度急性和广泛性慢性GVHD的发生率分别为15%和30%，而2年内复发率为19%，LFS为42%。这一单中心研究证实，在基于化疗的清髓预处理方案后再输注单份CBU对于等候allo-HSCT的AML成人患者来说是一种有效替代方案。

综上所述，UCBT对于成人患者完全可行，尤其是恶性血液肿瘤患者，其移植后并发症、疾病复发率及生存率等方面都具有明显优势，值得推广。

三、双份脐带血移植

许多UCBT研究显示，与外周血及骨髓移植相比，UCBT植入显著缓慢，尤其是血小板的植入，甚至存在一定的植入失败。这可能与脐带血TNC数量有限有关。在多变量分析中，脐带血预冷冻的CD34$^+$细胞 $\geq 1.5 \times 10^5$/kg和TNC $\geq 3.4 \times 10^7$/kg分别是唯一显著影响植活和TRM的变量。因此，为了提高脐带血的植入，许多移植专家尝试体外扩增、混合移植等措施来提高脐带血移植的TNC数量。20世纪90年代，明尼苏达大学研究小组首先进行双份UCBT研究，并于2005年首次报道了双份UCBT的研究结果，证明了双份UCBT的可行性和安全性。该研究中急性GVHD发生率为65%（Ⅲ～Ⅳ度13%），慢性GVHD为23%，6个月TRM为22%，1年DFS为57%；但所有患者中双份CBU只有1份植活，这份植入的脐带血称之为优势植入。本研究结果提示双份UCBT的患者显示出快速骨髓恢复。急性GVHD发生率为59%，慢性GVHD为23%，1年TRM为19%，3年EFS为38%。为了比较单、双份UCBT的效果，同样该研究组于2009年首次发表了本中心单、双份UCBT的比较结果。结果显示，接受双份UCBT的患者中位数年龄为24岁，显著高于单份UCBT者（8岁，$P < 0.01$）；中位数体重为69kg,显著高于单份UCBT者（32kg,$P < 0.01$）。结果显示,单、双份UCBT两组患者中性粒细胞和血小板植入时间相似，两组患者的植入率也无差异；但是双份UCBT组急、慢性GVHD的发生率显著高于单份UCBT组；同时发现双份UCBT后5年白血病复发率显著低于单份UCBT组（$P=0.04$），尤其是ALL患者。但是两组患者LFS和OS无差异。同样欧洲脐带血移植学组对单份、双份UCBT的结果也进行了比较分析，结果显示，单、双份UCBT组的中性粒细胞和血小板的植入无明显差异，移植后非复发病死率、白血病复发率均无统计学差异，但是双份UCBT组患者的急性及慢性GVHD发生率明显高于单份UCBT组，同时双份UCBT组的LFS显著优于单份UCBT组。

因此，单、双份UCBT究竟孰优孰劣，尚存争议。为此，以Wagner领衔了第一个国际多中心单、双份UCBT的随机对照研究于2014发表在《新英格兰杂志》上。通过对单、双份UCBT的随机对照研究，结果提示，两组患者1年OS分别为65%和73%，无显著差异（$P=0.17$）；不仅如此，两组移植患者的无病生存、中性粒细胞植入、TRM、移植后疾病复发率、免疫重建、Ⅱ~Ⅳ度急性GVHD及感染等均无明显差异。有趣的是，单份UCBT组血小板的植入似乎更快些，Ⅲ~Ⅳ度急性GVHD以及广泛性慢性GVHD的发生率似乎高于双份UCBT。为了验证这一研究结论，法国Jean-Hugues Dalle也领导了一项多中心单、双份UCBT的随机对照研究，入组患者153例，最后能够进行分析的有

137例（单份UCBT组68例，双份组UCBT 69例）。结果显示，2年植入失败率单份UCBT组为14.9%和双份UCBT组为23.4%（$P=0.21$），两组无差异；在造血植入方面，中粒细胞植入中位时间单份UCBT组为24.8天，双份UCBT组为23.5天；血小板植入中位时间单份UCBT组为58.1天，双份UCBT组为55.9天；移植后2年OS、DFS和TRM，单份UCBT组分别为68.8%、67.6%和5.9%，双份UCBT组分别为74.8%、68.1%和11.6%。虽然双份UCBT显示一定的优势，但无统计学意义。两组患者的总体移植后复发率也无明显差异，但双份UCBT患者的复发较单份UCBT患者明显延缓，双份UCBT组患者移植后中位复发时间为282.4天，而单份UCBT组为164.9天（$P=0.04$）。同时亚组分析显示，在应用含氟达拉滨（FA）、环磷酰胺（CTX）联合全身照射（TBI）的患者中，双份UCBT的移植后复发率（7.1%）明显低于单份UCBT患者（21.9%,$P=0.05$）。在急、慢性GVHD的发生方面，两组也无明显差异，但双份UCBT组广泛慢性GVHD的发生率明显高于单份UCBT组。最近EuroCord进行了一项多中心单、双份UCBT的回顾性对照分析研究，资料来自534例急性白血病患者，其中AML 408例、ALL 126例。接受单份UCBT组172例，双份UCBT组362例。结果显示，单、双份UCBT组的中性粒细胞植入无差异，但双份UCBT组患者Ⅱ～Ⅳ度急性GVHD的发生率显著高于单份CBT组；在多因素分析中,结果显示,双份UCBT在移植后疾病的复发率（$HR=0.9$，$P=0.5$）、非复发死亡率（$HR=0.8$，$P=0.3$）、OS（$HR=0.8$，$P=0.17$）、LFS（$HR=0.8$，$P=0.2$）及GRFS（$HR=1.0$，$P=0.3$）等方面明显优于单份UCBT组。这一结果提示，对于成人患者，双份UCBT在降低复发、提高生存率方面可能具有一定的优势。因此，对于成人患者，如果单份UCBT的TNC数量不足，建议考虑应用双份UCBT。

四、成人患者单、双份脐带血移植的选择

（一）HLA兼容性和CBU选择

根据EuroCord的建议和NMDP指南，CBU需要与供受者匹配至少4/6 HLA基因座，采用低分辨HLA Ⅰ类抗原A和B分型和高分辨分型分析等位基因*HLA DRB1*的水平。EuroCord分析显示，与2个HLA错配的UCBT相比，0~1个HLA错配的UCBT具有更好的结果，并且HLA Ⅰ类错配优于Ⅱ类错配。此外，1~2个HLA差异降低了恶性疾病的复发风险。现有的回顾性分析未显示对DQ匹配的2年生存率有任何直接影响，而C基因座错配的影响仍存在争议。特别是Willemze等代表EuroCord报道的最新数据及218例单份UCBT的急性白血病患者（94例AML）显示供体KIR错配与复发率降低和LFS改善有关。这些结果在AML亚组中更为明显：KIR-配体错配相关的2年内RI为5%，LFS为73%相关，而KIR-配体匹配者则分别为36%（$P=0.005$）和38%（$P=0.012$）。鉴于最近有报道称在减低强度（RIC）预处理方案后接受UCBT的257名患者（60名AML）中出现KIR异基因反应相关的Ⅲ~Ⅳ度急性GVHD的高发，建议在降低强度UCBT时使用KIR-L错配的无关CBU时要谨慎。最近，Lu等描述了脐带血移植AML受者外周血中存在独特的$CD16^+ CD56^-$亚群NK细胞，从而提示在UCBT后的复发风险可能不会受到GVHD发生率降低的影响，且NK细胞可能在决定移植物抗白血病（graft versus leukemia,GVL）效应中起关键作用。另外，高分辨HLA分型和非遗传性母体HLA抗原（NIMA）在UCBT环境中的作用还需要进一步研究。

（二）根据有核细胞数量选择CBU及单、双份脐带血移植

在HSCT中，输入的有核细胞数量与移植后造血重建以及免疫重建

明显相关。同样在UCBT中，细胞剂量是HLA不相合的非血缘UCBT的最重要预后因素；HLA差异影响复发风险，而较高的细胞剂量能够克服HLA不相合在TRM和OS方面的不利影响。根据EuroCord的建议，被选用于移植的CBU细胞剂量应至少有2.5×10^7/kg的TNC和（或）1.5×10^5/kg CD34$^+$细胞。此外，Terakura等发现脐带血移植物中CD8$^+$细胞含量增加可以对CD34$^+$细胞数量较少的UCBT有促进作用。因此，对于那些脐带血中TNC及CD34$^+$细胞数量不足的脐带血，则应考虑使用双份UCBT。

还有一些研究表明，冻存前或是输注时脐带血中造血祖细胞的含量高都是移植后植活率和植活速度的有利因素。因此，作为移植前的质量控制，粒细胞-巨噬细胞集落形成试验也包含在EuroCord的标准中。解冻后脐带血中GM-CFU $> 1 \times 10^4$/kg已被确定为有利的预后因素，显著影响接受UCBT治疗的高危白血病患者的治疗结果。如今，为了将移植失败的风险最小化，从脐带血解冻部分估计出来的用于评估其功能活性的GM-CFU的生长情况被认为是一个有用的参数，GM-CFU的缺乏或减少是评估UCBT后造血重建不良的重要指标。因此，当备选的脐带血中GM-CFU的缺乏或减少，应该重新考虑选择其他UCBT。另外，ABO供体／受体匹配程度也被认为是UCBT的有利因素。因此在两个具有相似细胞剂量和HLA匹配的脐带血的情况下，应考虑ABO匹配的那份脐带血。最后，在搜索过程中还应考虑脐带血库的质量、种族背景和脐带血冷冻保存的年份。

五、总结与展望

尽管化疗和支持治疗取得了进展，但成年血液系统恶性肿瘤患者总体的长期生存结果在很大程度上还不能令人满意，HSCT仍是治愈白血病等恶性血液肿瘤的唯一方法。过去几年中进行的数个关于AML的前瞻性临床研究使得allo-HSCT的应用多仅限于拥有HLA匹配同胞的患者。在我国，由于生育政策的限制，导致患者要获得HLA完全匹配的同胞供者，变得更为困难。因此，必须开发其他造血干细胞来源，而变废为宝的脐带血则是最佳选择。几年来，随着UCBT研究的进展，UCBT在治疗缺乏HLA匹配相关或无关供体的成人高危急性白血病患者中起重要作用。脐带血具有易获得性、迅速可用性和更宽松的HLA不相容性，这些特点有效地扩大了异基因干细胞供体库，并优化了移植时间的选择。此外，急性和慢性GVHD风险及其严重程度的降低可容许将UCBT扩展至老年患者。最后，通过使用双份UCBT，可以克服细胞剂量不足的缺陷。所有这些因素都可以大大增加成人血液系统恶性肿瘤患者接受allo-HSCT的可能性。

（郝思国）

[主要参考文献]

1. Appelbaum FR. Allogeneic hematopoietic cell transplantation for acute myeloid leukemia when a matched related donor is not available [J]. Hematol Am Soc Hematol Educ Program, 2008: 412-417.

2. Aversa F, Terenzi A, Tabilio A, et al. Full haplotype-mismatched hematopoietic stem-cell transplantation: a phase II study in patients with acute leukemia at high risk of relapse [J]. J Clin Oncol, 2005, 23:3447-3454.

3. Ballen KK, Gluckman E, Broxmeyer HE. Umbilical cord blood transplantation: the first 25 years and beyond. Blood [J], 2013,

122:491-498.

4. Barker JN, Weisdorf DJ, DeFor TE, et al. Transplantation of 2 partially HLA-matched umbilical cord blood units to enhance engraftment in adults with hematologic malignancy [J]. Blood, 2005, 105:1343-1347.

5. Barker JN, Weisdorf DJ, Wagner JE. Creation of a double chimera after the transplantation of umbilical-cord blood from two partially matched unrelated donors [J]. N Engl J Med, 2001, 344:1870-1871.

6. Baron F, Ruggeri A, Beohou E, et al. RIC versus MAC UCBT in adults with AML: a report from Eurocord, the ALWP and the CTIWP of the EBMT [J]. Oncotarget, 2016, 7:43027-43038.

7. Brunstein CG, Gutman JA, Weisdorf DJ, et al. Allogeneic hematopoietic cell transplantation for hematologic malignancy: relative risks and benefits of double umbilical cord blood [J]. Blood, 2010, 116:4693-4699.

8. Campion EW, Scott L, Graham A, et al. NEJM.org-20 Years on the Web [J]. N Engl J Med, 2016, 375:993-994.

9. Dohner H, Estey EH, Amadori S, et al. Diagnosis and management of acute myeloid leukemia in adults: recommendations from an international expert panel, on behalf of the European LeukemiaNet [J]. Blood, 2010, 115:453-474.

10. Eapen M, Rocha V, Sanz G, et al. Effect of graft source on unrelated donor haemopoietic stem-cell transplantation in adults with acute leukaemia: a retrospective analysis [J]. Lancet Oncol, 2010, 11:653-660.

11. Gluckman E, Rocha V, Arcese W, et al. Factors associated with outcomes of unrelated cord blood transplant: guidelines for donor

choice [J]. Exp Hematol, 2004, 32:397-407.

12. Gluckman E, Ruggeri A, Volt F, et al. Milestones in umbilical cord blood transplantation [J]. Br J Haematol, 2011, 154:441-447.

13. Harousseau JL, Cahn JY, Pignon B, et al. Comparison of autologous bone marrow transplantation and intensive chemotherapy as postremission therapy in adult acute myeloid leukemia. The Groupe Ouest Est Leucemies Aigues Myeloblastiques (GOELAM) [J]. Blood, 1997, 90:2978-2986.

14. Heil G, Hoelzer D, Sanz MA, et al. A randomized, double-blind, placebo-controlled, phase III study of filgrastim inremission induction and consolidation therapy for adults with de novo acute myeloid leukemia. The International Acute Myeloid Leukemia Study Group [J]. Blood, 1997, 90:4710-4718.

15. Kanda J, Ichinohe T, Kato S, et al. Unrelated cord blood transplantation vs related transplantation with HLA 1-antigen mismatch in the graft-versus-host direction [J]. Leukemia, 2013, 27:286-294.

16. Laughlin MJ, Eapen M, Rubinstein P, et al. Outcomes after transplantation of cord blood or bone marrow from unrelated donors in adults with leukemia [J]. N Engl J Med, 2004, 351:2265-2275.

17. Lee S, Chung NG, Cho BS, et al. Donor-specific differences in long-term outcomes of myeloablative transplantation in adults with Philadelphia-negative acute lymphoblastic leukemia [J]. Leukemia, 2010, 24:2110-2119.

18. Lowenberg B. Strategies in the treatment of acute myeloid leukemia [J]. Haematologica, 2004, 89:1029-1032.

19. MacMillan ML, Weisdorf DJ, Brunstein CG, et al. Acute graft-versus-host disease after unrelated donor umbilical cord blood transplantation: analysis of risk factors [J]. Blood, 2009, 113:2410-2415.

20. Michel G, Galambrun C, Sirvent A, et al. Single-vs double-unit cord blood transplantation for children and young adults with acute leukemia or myelodysplastic syndrome [J]. Blood, 2016, 127:3450-3457.

21. Rocha V, Broxmeyer HE. New approaches for improving engraftment after cord blood transplantation [J]. Biol Blood Marrow Transplant, 2010, 16:S126-132.

22. Rocha V, Gluckman E. Clinical use of umbilical cord blood hematopoietic stem cells [J]. Biol Blood Marrow Transplant, 2006, 12:34-41.

23. Rocha V, Labopin M, Sanz G, et al. Transplants of umbilical-cord blood or bone marrow from unrelated donors in adults with acute leukemia [J]. N Engl J Med, 2004, 351:2276-2285.

24. Rowe JM. Prognostic factors in adult acute lymphoblastic leukaemia [J]. Br J Haematol, 2010, 150:389-405.

25. Ruggeri A, Sanz G, Bittencourt H, et al. Comparison of outcomes after single or double cord blood transplantation in adults with acute leukemia using different types of myeloablative conditioning regimen, a retrospective study on behalf of Eurocord and the Acute Leukemia Working Party of EBMT [J]. Leukemia, 2014, 28:779-786.

26. Scaradavou A, Brunstein CG, Eapen M, et al. Double unit grafts successfully extend the application of umbilical cord blood transplantation in adults with acute leukemia [J]. Blood, 2013, 121:752-758.

27. Suciu S, Mandelli F, de Witte T, et al. Allogeneic compared with autologous stem cell transplantation in the treatment of patients younger than 46 years with acute myeloid leukemia (AML)in first complete remission (CR1): an intention-to-treat analysis of the EORTC/GIMEMAAML-10 trial [J]. Blood, 2003, 102:1232-1240.

28. Takahashi S, Iseki T, Ooi J, et al. Single-institute comparative analysis of unrelated bone marrow transplantation and cord blood transplantation for adult patients with hematologic malignancies [J]. Blood, 2004, 104:3813-3820.

29. Takahashi S, Ooi J, Tomonari A, et al. Comparative single-institute analysis of cord blood transplantation from unrelated donors with bone marrow or peripheral blood stem-cell transplants from related donors in adult patients with hematologic malignancies after myeloablative conditioning regimen [J]. Blood, 2007, 109:1322-1330.

30. Terakura S, Azuma E, Murata M, et al. Hematopoietic engraftment in recipients of unrelated donor umbilical cord blood is affected by the CD34$^+$ and CD8$^+$ cell doses [J]. Biol Blood Marrow Transplant, 2007, 13:822-830.

31. Verneris MR, Brunstein CG, Barker J, et al. Relapse risk after umbilical cord blood transplantation: enhanced graft-versus-leukemia effect in recipients of 2 units [J]. Blood, 2009, 114:4293-4299.

32. Wagner JE, Jr., Eapen M, Carter S, et al. One-unit versus two-unit cord-blood transplantation for hematologic cancers [J]. N Engl J Med, 2014, 371:1685-1694.

第十章 脐带血联合单倍体移植

第一节 概　　述

单倍体供体造血干细胞移植（haplo-identical hematopoietic stem cell transplantation，haplo-HSCT）是近年来发展最为迅速的异基因造血干细胞移植（allo-HSCT）。随着国内"北京方案"和美国"PTCY"方案等haplo-HSCT技术体系的成熟和推广，haplo-HSCT已在很大程度上克服了早期植入成功率低和重度移植物抗宿主病（GVHD）致死率高的主要缺陷，成为恶性血液肿瘤和骨髓衰竭性疾病的有效治疗手段，作为人类白细胞抗原（HLA）全相合供体的重要补充，显著扩大了异基因移植的受益人群。目前，单倍体供体在我国已成为主要的异基因移植供体，占异基因移植的50%以上，每年逾2 000例，是世界上haplo-HSCT规模最大的国家。欧洲血液和骨髓移植学会（ESBMT）和美国的国际血液与骨髓移植研究中心（CIBMTR）最近发布的数据显示，haplo-HSCT是近年来增速最快的异基因移植类型，每年移植例数均超过了1 000例。

然而，haplo-HSCT仍有一定缺陷，包括GVHD、感染等移植并发症风险和对诊疗单位的技术及经验要求较高等。另外，脐带血作为另一个替代供体的主要选项，其较低的免疫原性和较好的移植物抗肿瘤（graft versus tumor，GVT）效应始终是学者研究的热点。然而，对于成人而言，脐带血移植（UCBT）存在细胞计数低、重建延迟发生率高等问题，导致较长时间的骨髓空虚期和较高的植入失败风险，可使住院时间延长和感染风险增加。尽管有学者尝试了双份脐带血移植（double unit UCBT，dUCBT）、脐带血干细胞体外扩增及骨髓腔内注射等手段，但上述问题并未得到有效解决。

本世纪初，西班牙马德里自治大学医院的移植团队开展了新的探索，将haplo-HSCT和UCBT两者结合起来实现优势互补，并初步取得了较为满意的治疗效果，由于最初尝试了单倍体供体联合脐带血、无关供体联合脐带血等多种方式，故称之为双重移植（dual transplant）或第三方供者（third party donor，TPD）造血干细胞联合输注。随着技术体系的不断成熟，最终固定为单倍体供体联合脐带血输注，因此目前多称之为单倍体-脐带血移植（haplo-cord SCT）。haplo-cord SCT问世之后，美国、中国等国的移植中心也各自开始了应用和改良，根据不同的细胞处理方案、预处理方案和GVHD预防方案，haplo-cord SCT现今主要有以下3种技术体系（表10-1）。

表10-1　3种haplo-cord SCT技术方案的比较

项目	西班牙方案	美国方案	中国方案
单倍型供体细胞	CD34$^+$细胞	CD34$^+$细胞	无体外处理
预处理方案	清髓	RIC	清髓
GVHD预防方案	ATG+CsA+MP	ATG+FK506+MMF	ATG+CsA+MTX+MMF

RIC：减低强度；ATG：抗胸腺细胞球蛋白；CsA：环孢素A；MP：甲泼尼龙；FK506：他克莫司；MMF：霉酚酸酯；MTX：甲氨蝶呤

第二节 临 床 疗 效

一、队列研究结果

西班牙研究组早期较大样本量的研究显示，haplo-cord SCT后5年总生存率（OS）和无病生存率（DFS）分别为56%和47%，重度急性GVHD发生率为11%，仅3例出现广泛性慢性GVHD。复发率和非复发病死率（non-relapse mortality，NRM）分别为17%和35%。另一项13例高危白血病队列研究中，各有1例患者出现复发和重度急性GVHD（后转为慢性GVHD），总体队列的NRM为23%，DFS为69%。随后发表的西班牙多中心临床研究结果显示，132例高危成人血液病患者接受haplo-cord SCT后，Ⅱ～Ⅳ度急性GVHD和慢性GVHD累计发生率均为21%；2%的患者出现植入失败。中位随访60个月后，5年OS为43.5%，无病生存率（EFS）为38.3%，NRM为35%，而复发率为20%。

美国芝加哥大学最早尝试了在haplo-cord SCT中采用减低强度（RIC）预处理方案。如图10-1所示，该预处理方案以氟达拉滨和马法兰为基础，部分患者联合了小剂量全身照射（TBI）。GVHD预防方面，则包括抗胸腺细胞球蛋白、他克莫司和霉酚酸酯。RIC方案的应用扩大了haplo-cord SCT的适用人群，使得无法耐受清髓性预处理的高龄或基础情况较差的患者可获得接受haplo-cord SCT的可能。

2011年，该团队在 Blood 期刊上发表了45例首个前瞻性队列研究的结果，覆盖了急性白血病、骨髓增生异常综合征（MDS）、慢性髓系白血病（CML）和淋巴瘤等。该项研究中患者中位年龄达到了50岁，

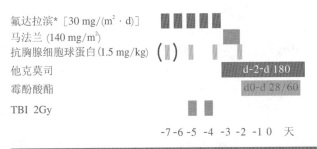

氟达拉滨*［30 mg/(m² · d)］
马法兰（140 mg/m²）
抗胸腺细胞球蛋白(1.5 mg/kg)
他克莫司　　　　　　　　　　　d-2-d 180
霉酚酸酯　　　　　　　　　　d0-d 28/60
TBI 2Gy

-7 -6 -5 -4 -3 -2 -1 0　天

- 减少抗胸腺细胞球蛋白剂量从 4 × 1.5 mg/kg 至 3 × 1.5 mg/kg
- 缩短霉酚酸酯应用时间从60天至28天
- TBI 2 Gy × 2 针对被选择的患者

图 10-1　Haplo-cord SCt 非清髓预处理方案

来源：van Besien K，Childs R. Haploidentical cord transplantation — the best of both worlds [J]. Semin Hematol, 2016, 53(4):257-266.

最大年龄69岁，其中有58%的患者移植前疾病仍处于进展状态。结果显示，移植后急、慢性GVHD的发生率分别为25%和5%，1年精算OS为55%，无进展生存率（PFS）为42%，NRM和复发率分别为28%和30%。最近，该团队报道了难治复发淋巴瘤队列的研究结果，包括慢性淋巴细胞白血病（CLL）、霍奇金淋巴瘤和T系淋巴瘤，中位年龄49岁，最大年龄71岁。队列中52%的患者接受了3线及以上的化疗，16%的患者为自体或异体移植后复发。移植后第100天的NRM和复发率分别为11.6%和9.3%，1年后的NRM和复发率则均为19%。3年无GVHD无进展生存率（GVHD progression-free survival，GPFS）、PFS和OS分别为53%、62%和65%。存活患者中仅8%发生了慢性GVHD，再次佐证了RIC预处理移植在预防慢性GVHD方面的优势。然而，上述两项研究中均发生了相对较多的植入失败，且有部分患者持续存在自体源的造血，是RIC预处理移植后复发率偏高的潜在原因。

目前，包括芝加哥大学、Weil Cornell医学院和美国国立心肺与血液研究所（National Heart Lung and Blood Institute，NHLBI）在内

的美国3家单位正在开展haplo-cord SCT中应用RIC预处理的多中心研究，至2016年3月已纳入213例患者。低/中危患者总体的1年OS为63%，显著高于高危/极高危患者的44%（$P=0.0001$）。在急性髓系白血病（AML）、急性淋巴细胞白血病（ALL）、MDS及淋巴瘤患者中，尽管总体OS不尽相同，但低/中危患者的1年OS较高危/极高危患者高20%~30%。提示在RIC预处理体系下，本病危险程度是haplo-cord SCT预后的重要影响因子。

鉴于对既往haplo-HSCT后GVHD高风险的顾虑，西班牙、美国等研究团队均对单倍体供体细胞进行了体外处理，去除T细胞（T cell depletion，TCD）而保留CD34$^+$细胞进行回输。随着haplo-HSCT技术体系的发展成熟，体外TCD已非必需，尤其是在国内非体外处理的单倍体供体移植已经成为主流选项，近年来占异基因移植的比例超过50%。

国内关于haplo-cord SCT领域的探索中，道培医院最早在2008年美国血液学年会上报道了133例恶性血液病患者的对照研究，提示haplo-cord SCT可以有效减少GVHD的发生，其与haplo-HSCT对照组的Ⅱ~Ⅳ度急性GVHD累计发生率分别为16.4%和38.4%（$P=0.008$），Ⅲ~Ⅳ度急性GVHD发生率分别为9.2%和22.4%（$P=0.043$）；100天内NRM分别为1.8%和10.4%（$P=0.053$）。华西医院随后在无关和单倍型移植中进行对照试验以验证这一结论，发现尽管haplo-cord SCT后急性GVHD累计发生率和100天内NRM均低于对照组，但差异无统计学意义。研究者认为可能与样本中进展期病例较多、影响GVHD因素较复杂有关。

2014年，苏州大学附属第一医院首次报道了50例haplo-cord SCT患者的前瞻性研究队列，结果显示Ⅱ~Ⅳ度急性GVHD和慢性

GVHD累计发生率分别为20%和19.26%，1年累计复发率和NRM分别为19.78%和16.2%，OS和DFS分别为78.6%和64.0%，提示短期临床预后与TCD条件下的双重移植大致相当，同时优于该中心历史对照。

二、对照研究结果

1. haplo-cord SCT与同胞HLA全相合供体移植　haplo-cord SCT作为一种新兴的移植模式，其疗效在多项对照研究中逐渐获得认可。通常认为，同胞HLA全相合供体（MSD）是异基因移植的首选供体，而无关全相合供体（MUD）、单倍体供体和脐带血均作为同胞供体的替代选项，一般仅在缺乏MSD的情况下进行。因此，haplo-cord SCT与同胞相合供体之间的前瞻性随机对照研究难以开展，但仍有回顾性研究比较了两者的疗效。

西班牙团队早期的一项研究比较了49例haplo-cord SCT患者和同期的39例MSD移植患者的疗效，两组患者的性别、年龄、疾病状态、治疗经过、预处理方案等方面均无显著差异，但前者接受的供体细胞数显著少于后者。移植预后显示haplo-cord SCT和MSD移植两组的复发率（11.6% *vs.* 26.5%）和NRM（35.7% *vs.* 26.5%）均无显著差异，尽管前者总体急性GVHD发生率略高（63.3% *vs.* 33.3%，P=0.011），但Ⅱ度及以上急性GVHD发生率以及慢性GVHD发生率（26.5% *vs.* 28.2%）相似；尽管haplo-cord SCT后巨细胞病毒（CMV）感染的发生率略高（55% *vs.* 28%，P=0.016），但两组间5年OS（61% *vs.* 50%）和DFS（52% *vs.* 38%）的差异并无统计学意义。

国内苏州团队最近比较了MDS患者分别接受haplo-cord SCT（48例）和MSD移植（37例）的结果。Ⅱ~Ⅳ度急性GVHD分别为27%和11%（P=0.059），2年慢性GVHD发生率为22%和34%（P=0.215），

2年累计复发率为12%和14%（P=0.743），2年NRM为33%和23%（P=0.291），两组OS（64% *vs.* 70%，P=0.518）和RFS（56% *vs.* 66%，P=0.306）相仿。上述研究表明，haplo-cord SCT有望获得与MSD移植相近的移植预后。

2. haplo-cord SCT与无关HLA全相合供体移植　西班牙研究组同样进行了haplo-cord SCT对照MUD移植的小样本研究，分别纳入20例haplo-cord SCT患者和25例MUD移植患者，两组患者基线水平相当。移植后GVHD的比较中，haplo-cord SCT组中Ⅱ~Ⅳ度急性GVHD累计发生率仅为5%，且无Ⅲ度以上急性GVHD发生；而MUD移植组的发生率为40%，显著高于前者（P=0.01），并有6例患者发生Ⅲ度及以上的急性GVHD。haplo-cord SCT组中重度慢性GVHD发生率为8%，而MUD移植组为21%，但差异无统计学意义。生存预后方面两组相近，3年OS和PFS分别为45%和40%。复发率和NRM同样无显著统计学差异。

最近，美国一项多中心研究分析了老年AML及MDS患者接受haplo-cord SCT对照MUD移植的疗效，AML患者中有约一半处于未缓解状态。研究终点包括2年PFS（33% *vs.* 38%，P=0.62）、OS（48% *vs.* 48%，P=0.97）、GRFS（33.8% *vs.* 32.1%，P=0.84）等，均无显著统计学差异；Ⅱ~Ⅳ度急性GVHD与慢性GVHD发生率同样类似。

3. haplo-cord SCT与UCBT　相较于UCBT，haplo-cord SCT显著缩短了移植后骨髓空虚期，从而降低了感染、出血导致的早期死亡的风险。西班牙团队比较了72例接受haplo-cord SCT与135例接受单份脐带血移植（single-unit UCBT，sUCBT）的成人白血病患者预后。sUCBT组患者中位年龄略低于haplo-cord SCT组（33岁 *vs.* 35岁，P=0.004），余基线情况类似。移植后造血重建haplo-cord SCT组显著优于sUCBT组，多因素分析显示粒系重建快约2.3倍，而血小板重建快约1.6倍。同时，慢性GVHD的风险也下降至50%，而NRM、复发则在组间无显著差异。最终haplo-cord SCT和sUCBT两组的5年LFS分别为36%和37%，5年GRFS分别为34%和35%，基本相同。在死因分析中，两组因复发死亡的比例均在35%左右，但sUCBT组患者因感染死亡的比例更高（40% *vs.* 21%）。

有研究认为dUCBT可在一定程度上弥补脐带血细胞数的不足。美国明尼苏达大学和Dana Farber癌症中心的报道显示dUCBT后的LFS与MRD及MUD移植相似，GVHD和复发较低，但NRM稍高。美国一项多中心研究比较了haplo-cord SCT和dUCBT采用RIC预处理的疗效，分别纳入了97例和193例患者。Haplo-cord SCT组患者1年复发率低于dUCBT（24% *vs.* 46%，$P=0.001$），而NRM、PFS和OS均无显著差异。然而，haplo-cord SCT患者移植后急、慢性GVHD均显著低于dUCBT，故而其GRFS更优。

4. haplo-cord SCT与单倍体供体移植　haplo-cord SCT与单倍体供体移植的对照研究开展较少。西班牙一项研究比较了51例haplo-cord SCT患者与36例接受移植后环磷酰胺（PTCY）方案的haplo-SCT患者的预后，其中haplo-cord SCT组患者疾病危险指数更高，接受更多剂量的TBI预处理，而haplo-SCT组患者并发症指数更高。结果显示haplo-SCT组患者粒系植入更快（12天 *vs.* 17天，$P=0.01$），Ⅱ～Ⅳ度急性GVHD（29% *vs.* 9.8%，$P=0.02$）和慢性GVHD（38% *vs.* 20%，$P=0.03$）发生率更高，但2年OS、EFS、复发率和NRM均无显著差异，提示haplo-cord SCT对于本病危险度较高的患者亦可取得良好的疗效。国内苏州大学附属第一医院正在开展haplo-cord SCT与传统含ATG预处理的haplo-SCT模式的对照研究。

第三节 供体与脐带血的选择策略

一、单倍体供体的选择

目前，haplo-cord SCT中单倍体供体的选择尚无明确的选择策略。西班牙早期小样本研究中发现母亲供体与植入失败相关，但并未获得其他研究的支持。根据现有haplo-USCT的供体选择方案，单倍体供体宜优先考虑年轻、男性供体，以保证干细胞数量及质量。TCD条件下要求CD34$^+$细胞数达到（2.5~5）×10^6/kg，CD3$^+$细胞数 < 1×10^6/kg，过高的单倍体供体细胞计数可能影响脐带血植入。此外，苏州团队初步的研究结果显示，移植物内较高的有核细胞总数（TNC）会升高NRM的风险。现有研究显示，单倍体供体的HLA相合程度并不影响预后，但供体筛选过程中应常规筛查供体特异性抗体（donor-specific antibody，DSA）。

二、脐带血的选择

haplo-cord SCT中脐带血选择依据可参照UCBT，要求HLA位点至少4/6相合，但细胞计数要求可有所放宽，TNC >（1~2）×10^7/kg及CD34$^+$细胞数 > 1×10^5/kg可获得较满意的植入率。需要指出的是，HLA相合程度对移植预后的影响可能高于细胞计数，而ABO血型配合情况为次要因素。为避免植入失败，DSA在脐带血选择时也同样需要考虑。美国一项分析脐带血最低细胞数量的前瞻性研究正在进行之中。初步结果显示，如脐带血最低TNC > 2×10^7/kg，则仅有6%的患者能找到HLA高度相合（6/8相合以上）的脐带血；但如将最低TNC降至1×10^7/kg，则75%的患者可找到高度相合的脐带血。脐带血

TNC > 1.2×10^7/kg即不会影响其植入能力，但低于1×10^7/kg时脐带血植入失败的风险升高。由于对细胞数量的要求下降，haplo-cord SCT中脐带血的选择可更多着眼于供受体间HLA、杀伤细胞免疫球蛋白样受体（KIR）、非遗传性母源性抗原（NIMA）和遗传性父源性抗原（IPA）的配型方面。

第四节　移植后监测

一、移植后植入

最终植入根据是否对单倍体源的移植物进行TCD而截然不同。TCD基础上haplo-cord SCT后短期内以单倍型干细胞植入为主，但随后大多被脐带血干细胞取代，称为单倍型干细胞的"桥接"效应。脐带血干细胞的累计植入率为80%~90%，完全植入中位时间为移植后2~4个月。目前报道的研究中2份干细胞均植入失败的病例极少（2%），有5.5%~16.7%的病例出现脐带血植入失败（cord graft failure，CGF），仅留存单倍体源造血。该部分患者移植后复发和机会性感染的风险可能升高，输入第2份脐带血可望逆转植入状态。文献报道的影响脐带血完全植入的风险因素包括脐带血复苏后的集落形成能力、DSA、受体体重、既往移植治疗和单倍型供体的HLA相合情况及细胞数量等，而脐带血中的TNC数量对脐带血植入无显著影响。

进一步对各类细胞进行嵌合度检测发现，CD33$^+$的细胞中脐带血嵌合度 < 80%可能导致复发率升高、DFS下降；同样，CD3$^+$细胞未实现脐带血完全植入，也会增加复发风险。目前，嵌合度与NRM、GVHD的相关性尚未得到确认。

接受单倍体供体移植物未经体外处理的患者多表现为单相的单倍型干细胞植入，但国内单位的研究中也有4%~6%的患者在移植后表现为单倍型/脐带血混合嵌合状态，甚至脐带血源造血逐渐占优势。因此，TCD过程对干细胞植入的影响也值得进一步研究。

二、造血与免疫重建

综合目前各研究结果，移植后粒系重建中位时间一般在移植后12天左右，脐带血细胞计数通常对重建影响不大，但对于重建延迟的人群（粒系重建时间 > 16天），较高的TNC数量或有望促进重建。有分析表明，TCD条件下粒系重建较早的患者早期多为单倍体供体来源的细胞重建，而重建较晚的患者则直接为脐带血来源细胞重建。血小板重建中位时间在各研究中异质性较大，14~36天不等，在TCD条件下血小板植入180天的重建率约为80%，低于非TCD的haplo-cord SCT患者。

haplo-cord SCT后的免疫重建目前仅见TCD条件下的报道，其重建方式类似于脐带血移植。芝加哥和西班牙团队的研究发现移植后NK细胞及B细胞分别在移植后1~3个月和2~6个月恢复正常水平。NK细胞来源尚不明确，B细胞则大多来源于脐带血。T细胞数量则从移植后6个月开始缓慢增加，重建则需1年以上，且个体化差异较大。胸腺功能在其中起重要作用，其他影响因素还包括微环境和抗原刺激等。移植后早期的T细胞为单倍型供体来源，随后转化为脐带血来源。定向T细胞（记忆或效应T细胞）重建早于初始T细胞，$CD3^+CD8^+$ 和 $CD3^+CD4^+$ 细胞分别在移植后9个月和24个月达到正常水平，$CD4^+CD25^+$（包括调节和活化T细胞）在移植后36个月仍有3/4以上患者未达到正常水平。多因素分析显示，TBI和GVHD会导致B

细胞恢复减慢；定向CD8$^+$细胞在TBI患者中恢复较慢，在CMV再活化患者中恢复较快，其中包含CMV特异的T细胞。

三、haplo-cord SCT常见并发症与管理

TCD双重移植后的机会性感染不容忽视，主要包括CMV、多瘤病毒、EB病毒感染，还需警惕相关的出血性膀胱炎及移植后淋巴增殖性疾病（post-transplant lymphoproliferative disease, PTLD）等并发症。常规应用激素预防GVHD会增加机会性感染的风险。在haplo-cord SCT和MSD移植的回顾性对比研究中，haplo-cord SCT后的CMV感染率显著升高（55% vs. 28%，$P=0.016$）；而另一项haplo-cord SCT与MUD移植对照的研究显示，前者出血性膀胱炎风险可能较高（31% vs. 8%，$P=0.08$）。此外，EB病毒活化及EB病毒相关的PTLD也几乎见于所有haplo-cord SCT的队列研究。在预处理方案中减低ATG的应用，或许是降低机会性感染风险的有效方法。

关于haplo-cord SCT后CGF，美国一项多中心研究分析了患者接受RIC预处理移植后的高危因素。CGF定义为移植后第60天髓系及CD3$^+$细胞中脐带血嵌合度 < 5%。107例患者中有94例可接受CGF评估，其中14例（15%）发生CGF，中位发生时间为12.7个月。14例患者中2例在随访终点时处于单倍体供体完全植入状态，其他患者为自体造血恢复。单因素分析纳入了脐带血相关的细胞数、细胞活力、ABO血型相合情况等因素，以及受体CMV状态、单倍体供体年龄等，均未发现显著相关性，但单倍体供体细胞数偏高以及移植后第30天脐带血嵌合度 < 5%会明显增加CGF风险。该项研究提示移植后第30天的脐带血嵌合度对CGF有预警作用，而控制单倍体供体细胞的细胞数或可降低haplo-cord SCT后CGF风险。

除此之外，常规移植后的复发、GVHD等问题也同样会降低haplo-cord SCT患者的预后。可进行供体来源的细胞治疗是haplo-cord SCT相较于UCBT的优势之一。目前haplo-cord SCT后单倍型来源细胞治疗的有效性仍局限于个例报道。马德里小组观察了移植后预防性输注间充质干细胞（MSC）的疗效，所有9例患者均未出现重度GVHD，也无明显不良反应，但结果尚不足以证实其统计学意义。此外，2例Ⅱ度急性GVHD的患者激素治疗无效，接受MSC输注后有好转，提示MSC的作用可能更在于抢先治疗。NK细胞是介导移植物抗白血病（GVL）的因素之一，Willemze等观察到了1例haplo-cord SCT后复发患者接受NK细胞输注后的良好反应。值得注意的是，该患者KIR配型与脐带血相合，但与单倍型供体不合，这为双重移植供体的选择提供了思路。除MSC和NK细胞外，病毒特异性的细胞毒性T细胞（CTL）、针对本病或PTLD的肿瘤特异性T细胞及调节T细胞等细胞治疗也同样具有潜在的临床价值。

（吴德沛）

[主要参考文献]

1. 吴德沛，陈佳. 改善移植预后的新方向：双重HSCT[J]. 中华医学杂志，2014, 94 (40):3121-3123.

2. Fernandez MN. Improving the outcome of cord blood transplantation: use of mobilized HSC and other cells from third party donors [J]. Br J Haematol, 2009, 147 (2): 161-176.

3. Liu H, van Besien K. Alternative donor transplantation-"mixing and matching": the role of combined cord blood and haplo-identical donor

transplantation (haplo-cord SCT) as a treatment strategy for patients lacking standard donors [J]. Curr Hematol Malig Rep, 2015, 10 (1):1-7.

4. van Besien K, Childs R. Haploidentical cord transplantation-the best of both worlds [J]. Semin Hematol, 2016, 53 (4):257-266.

第十一章 脐带血联合免疫抑制剂治疗再生障碍性贫血

一、概述

再生障碍性贫血（aplastic anemia，AA）是一种获得性骨髓衰竭综合征，以全血细胞减少及其所致的感染、出血和贫血为特征。按照外周血细胞减少的程度，AA又分为非重型再障和重型再障（SAA）。SAA是血液科的急重症之一，虽然发病率不高，但来势凶险，病死率高，需要采取积极的干预措施。异基因造血干细胞移植（allo-HSCT）和免疫抑制治疗（immunosuppressive treatment，IST）是SAA的两种主要治疗方法，各有优缺点。

allo-HSCT治疗SAA最大的优点是造血重建速度快，移植后2周左右患者造血即可恢复，迅速降低患者感染、出血风险；患者达到完全缓解的比例高，生活质量较高。缺点是并非所有患者都能找到合适的供者、部分患者不能耐受移植预处理毒性，以及移植后出现急、慢性移植物抗宿主病（GVHD）的风险，尤其是慢性GVHD，可能影响患者的生活质量和长期生存。但是近年来随着移植技术的发展，治疗相关病死率逐步下降，allo-HSCT在SAA中的治疗地位逐步提高。主要体现在一方面是首选移植患者的年龄上限提高。过去指南推荐40岁及以下患者首选移植治疗，而2016年"EBMT指南"将SAA移植的年龄上限扩展至50岁。实际上对于体能状态较好、供者条件合适的情况下,并没有确定的年龄上限。另一方面是替代供者移植的地位逐步提高。HLA完全相和同胞供者移植作为年轻SAA患者的一线治疗方案,长期生存率可高达90%以上,而越来越多的报道显示HLA相合无关供者移植的疗效并不低于同胞全相合供者移植。年轻患者也可推荐为一线治疗方案,而不再是IST失败后的二线选择。亲缘单倍体移植和脐带血移植治疗SAA虽然在指南中仍然是IST治疗失败后的备选方案,但已有较多小样本研究报道。尤其是单倍体移植者,总生存率(OS)可达70%~94%,慢性GVHD发生率为20%~40%。而脐带血移植(UCBT)治疗SAA难度较大,下文中还将进一步阐述。

目前,标准的IST治疗方案包括抗胸腺细胞球蛋白(ATG)联合环孢素A(CsA),有效率(完全缓解和部分缓解)在60%~70%,患者的长期生存率在70%~80%。EBMT数据库分析了1973~2007年间应用ATG治疗的2400例SAA患者的治疗结果后表明,2000~2007年(n=444)较1990~2000年(n=928)接受治疗患者的5年生存率并没有显著改善(74%±3% $vs.$ 72%±6%),IST对SAA的疗效似乎已经达到了上限。进一步的研究显示,通过增加其他免疫抑制剂(如霉酚酸酯和雷帕霉素)或者使用替代药物(如高剂量环磷酰胺和阿仑单抗)均不能显著提高IST的疗效。与allo-HSCT相比,IST的主要缺点是造血恢复慢,平均3~4个月起效;复发率较高,有26%~62%的患者依赖CsA治疗;以及可能出现克隆演变,发展为阵发性睡眠性血红蛋白尿(PNH)、骨髓增生异常综合征(MDS)/急性髓系白血病或其他实体肿瘤的可能性分别是10%、8%和11%,且患者完全缓解率不高,生活质量较差。更值得注意的是,研究表明两种来源(兔源和马源)的ATG相比较,马源ATG在SAA的治疗中有更好的反应率和OS,但包括中国在内的大多数国家均无马源ATG供应临床。因此,如何提高IST治疗SAA的疗效，尤其是应用兔源ATG的疗效，仍然具有重要意义。

二、免疫抑制联合脐带血输注治疗重型再生障碍性贫血

IST联合脐带血输注治疗SAA的理念是在UCBT治疗SAA的基础上提出的。UCBT治疗SAA仅有少量的报道。欧洲骨髓登记处（EBMT）回顾性分析了1996~2009年行无关供者UCBT治疗SAA的资料。71例患者中68%采用了减低剂量的预处理方案，结果显示60天累计中性粒细胞植入率为51%±6%，180天血小板植入率为37%±7%，Ⅱ~Ⅳ度急性GVHD发生率为20%±5%，3年累计慢性GVHD发生率为18%±5%，预期3年OS为38%±6%。输注的细胞数是影响预后的重要因素，但即便在输入细胞数 > $3.9×10^7$/kg的亚组，3年预期OS也仅有47%。来自日本的报道结果与之类似，37例行UCBT的SAA患者，累计中性粒细胞和血小板植入率分别为54.8%和72.2%，预期2年OS为41.1%。但是采用氟达拉滨、环磷酰胺和低剂量全身放疗（2~5Gy）为预处理方案的患者OS达到了80%，提示UCBT治疗SAA可能通过改进预处理方案实现。分析UCBT治疗SAA疗效较差、植入失败率较高的原因可能与脐带血中所含有的造血干细胞数量少、T细胞相对不成熟有关。而以促进脐带血植入为目的的预处理方案加强，又可能导致治疗相关死亡进一步提高。因此，UCBT治疗SAA目前仍处于探索阶段。

最近，刘慧兰等报道了应用氟达拉滨、环磷酰胺和ATG预处理后行UCBT治疗SAA的结果：18名患者中有15名获得了自身造血恢复，中位中性粒细胞恢复时间为37天，中位血小板恢复时间为87天，2年OS达到89%。分析这组患者移植排斥率明显升高的原因可能与预处理方案中应用了ATG有关。ATG半衰期较长，对脐带血中的T细胞同样产生了抑制作用，加之脐带血自身T细胞不成熟，故不利于脐带血植入。

但是患者自身造血恢复仍然达到了治疗SAA的目的，造血恢复时间虽然较allo-HSCT缓慢，但仍较IST明显缩短。所以如果将预处理方案视为强化的IST，那么脐带血细胞则可能起到了促进患者自身造血恢复的作用。而在这种情况下，由于绝大多数脐带血没有植入，故并非经典意义上的"UCBT"，而仅能称之为"脐带血输注"（unrelated cord blood infusion，UCBI）。Xie等报道了环磷酰胺强化IST方案（环磷酰胺100mg/kg，ATG 12.5~15mg/kg和CsA 3mg/kg）序贯UCBI治疗SAA的疗效。该方案6个月的反应率（CR+PR）为76.7%，三系恢复均快于历史对照组，3年OS达83.3%。上海市第一人民医院则采用氟达拉滨联合兔源ATG免疫抑制治疗后联合UCBI治疗SAA，结果显示患者中位中性粒细胞绝对值（ANC）恢复时间仅为22天，严重感染的发生率低，3个月的治疗相关病死率仅为5.3%，12个月的累计反应率达88.7% ±7.5%，其中完全缓解率（CR）达72.2% ±10.6%，疗效令人满意。但是，上述两个方案均采用了环磷酰胺或氟达拉滨强化了标准的IST（ATG+CsA），故UCBI是否能够加速SAA患者IST后造血细胞恢复的速度，仍然需要进一步明确。最近，湖北医科大学报道了较大样本的比较IST和IST+UCBI治疗SAA疗效的回顾性队列研究。93例患者入组，52例患者接受IST（兔源ATG 12.5mg/kg+CsA），41例患者接受IST+UCBI。没有脐带血植入的病例，IST+UCBI组中6个月CR和总体反应率（OR）均高于IST组（CR：68.3% *vs.* 36.5%，*P*=0.002；OR：85.4% *vs.* 57.7%，*P*=0.004）。IST+UCBI组中性粒细胞恢复时间、血小板恢复时间明显早于IST组，但血红蛋白恢复时间与IST组相比无显著差异。多因素分析显示UCBI是获得CR或OR的独立预后因素。目前，一项多中心的前瞻性随机对照研究（NCT 02745717）正在进行，比较IST与IST+UCBI治疗SAA患者的造血恢复情况，从而进一步明确脐带血输注在IST中的作用。

三、脐带血输注提高IST疗效的可能机制

在上海市第一人民医院的报道中，19例患者中有6例患者治疗后检测到脐带血细胞的短暂或持续植入。这种植入对患者的ANC恢复时间无显著影响（17.5天 *vs.* 22天，$P=0.346$），但有脐带血细胞植入的患者血小板恢复时间明显快于无脐带血细胞植入的患者（46天 *vs.* 206天，$P=0.006$）。因此，即使脐带血细胞在大多数患者中没有最终植入，脐带血输注也可能在加速IST后造血恢复方面起到了潜在作用。Xie等的研究中所有患者脐带血细胞输注后均没有检测到脐带血信号，故他们认为是强化免疫抑制治疗起到了提高疗效的作用而与输注脐带血无关。但是，他们仅于脐带血输注后每月评估一次嵌合状态，很可能错过早期的短暂植入。另外，他们后续额外报道了2例同样方案治疗的患者，脐带血细胞稳定植入并逐渐上升，于治疗后1年左右达到完全嵌合。故在免疫抑制情况下，脐带血干/祖细胞有可能通过自身扩增促进造血恢复。

此外，脐带血不仅包含造血干细胞和祖细胞，还包含T细胞和间充质干细胞（MSC）及大量的细胞因子。SAA与T细胞免疫介导的造血干细胞和祖细胞破坏有关，而脐带血中的T细胞可能通过攻击宿主T细胞以促进造血恢复，但目前还没有研究证明脐带血与宿主T细胞间的相互作用。而MSC的免疫调节作用和对造血干细胞的支持作用使其在HSCT领域有广泛应用，包括促进植入、预防和治疗GVHD等。Xiao等报道了采用亲缘供者骨髓来源MSC治疗IST失败的重型或非重型AA，中位输注细胞量为$6\times10^5/kg$，结果18例患者中6例获得了完全缓解或者部分缓解。虽然总体反应率不高，但是单纯MSC输注取得

的疗效已经难能可贵。提示MSC有可能通过改善骨髓微环境而有助于AA患者自身造血前体细胞的恢复。

综上所述，IST联合UCBI治疗SAA是从UCBT的理念出发，获得的改善IST疗效的方法，是治疗SAA两种方法的有机结合。该方法能加速患者造血恢复，有助于降低早期病死率，增加完全缓解率，保证患者较高的OS和良好的生活质量。该方案值得通过进一步完善的前瞻性、随机对照临床试验进行验证。

（王 椿）

[主要参考文献]

1. 邵珊，蔡宇，万理萍，等. 免疫抑制联合脐带血输注治疗重型再生障碍性贫血[J]. 内科理论与实践, 2018, 13 (2):81-84.

2. Atta EH, Dias DS, Marra VL, et al. Comparison between horse and rabbit antithymocyte globulin as first-line treatment for patients with severe aplastic anemia: a single-center retrospective study [J]. Annals of hematology, 2010, 89 (9):851-859.

3. Bacigalupo A, Bruno B, Saracco P, et al. Antilymphocyte globulin, cyclosporine, prednisolone, and granulocyte colony-stimulating factor for severe aplastic anemia: an update of the GITMO/EBMT study on 100 patients. European Group for Blood and Marrow Transplantation (EBMT) Working Party on Severe Aplastic Anemia and the Gruppo Italiano Trapianti di Midolio Osseo (GITMO) [J]. Blood, 2000, 95 (6):1931-1934.

4. Bacigalupo A, Socie G, Hamladji RM, et al. Current outcome of HLA

identical sibling vs. unrelated donor transplants in severe aplastic anemia: an EBMT analysis [J]. Haematolog, 2015, 100:696-702.

5. Brodsky RA, Chen AR, Dorr D, et al. High-dose cyclophosphamide for severe aplastic anemia: long-term follow-up [J]. Blood, 2010, 115 (11):2136-2141.

6. Burroughs LM, Woolfrey AE, Storer BE, et al. Success of allogeneic marrow transplantation for children with severe aplastic anaemia [J]. Brit J Haematol, 2012, 158 (1):120-128.

7. Eapen M, Le Rademacher J, Antin JH, et al. Effect of stem cell source on outcomes after unrelated donor transplantation in severe aplastic anemia [J]. Blood, 2011, 118 (9):2618-2621.

8. Esteves I, Bonfim C, Pasquini R, et al. Haploidentical BMT and post-transplant Cy for severe aplastic anemia: a multicenter retrospective study [J]. Bone Marrow Transplant, 2015, 50 (5):685-689.

9. Im HJ, Koh KN, Seo JJ. Haploidentical hematopoietic stem cell transplantation in children and adolescents with acquired severe aplastic anemia [J]. Korean J Pediat, 2015, 58 (6):199-205.

10. Killick SB, Bown N, Cavenagh J, et al. Guidelines for the diagnosis and management of adult aplastic anemi [J]. Brit J Hematol, 2016, 172 (2):187-207.

11. Liu HL, Sun ZM, Geng LQ, et al. Unrelated cord blood transplantation for newly diagnosed patients with severe acquired aplastic anemia using a reduced-intensity conditioning: high graft rejection, but good survival [J]. Bone Marrow Transplant, 2012, 47 (9):1186-1190.

12. Maury S, Bacigalupo A, Anderlini P, et al. Improved outcome of patients

older than 30 years receiving HLA-identical sibling hematopoietic stem cell transplantation for severe acquired aplastic anemia using fludarabine-based conditioning: a comparison with conventional conditioning regimen [J]. Haematolog, 2009, 94 (9):1312-1315.

13. Noort WA, Kruisselbrink AB, Kruger M, et al. Mesenchymal stem cells promote engraftment of human umbilical cord blood-derived CD34$^+$ cells in NOD/SCID mice [J]. Exp Hematol, 2002, 30:870-878.

14. Passweg JR, Tichelli A. Immunosuppressive treatment for aplastic anemia: are we hitting the ceiling [J]. Haematologica, 2009, 94 (3):310-312.

15. Peffault de Latour R, Purtill D, Ruggeri A, et al. Influence of nucleated cell dose on overall survival of unrelated cord blood transplantation for patients with severe acquired aplastic anemia: a study by eurocord and the aplastic anemia working party of the European group for blood and marrow transplantation [J]. Biol Blood Marrow Transplant, 2011, 17 (1):78-85.

16. Rosenfeld S, Follmann D, Nunez O, et al. Antithymocyte globulin and cyclosporine for severe aplastic anemia: association between hematologic response and long-term outcome [J]. Jama, 2003, 289 (9):1130-1135.

17. Rosenfeld SJ, Kimball J, Vining D, et al. Intensive immunosuppression with antithymocyte globulin and cyclosporine as treatment for severe acquired aplastic anemia [J]. Blood, 1995, 85 (11): 3058-3065.

18. Scheinberg P, Nunez O, Weinstein B, et al. Activity of alemtuzumab monotherapy in treatment-naive, relapsed, and refractory severe

acquired aplastic anemia [J]. Blood, 2012, 119(2):345-354.

19. Scheinberg P, Nunez O, Weinstein B, et al. Horse versus rabbit antithymocyte globulin in acquired aplastic anemia [J]. New Eng J Med, 2011, 365 (5):430-438.

20. Scheinberg P, Nunez O, Wu C, et al. Treatment of severe aplastic anaemia with combined immunosuppression: anti-thymocyte globulin, ciclosporin and mycophenolate mofetil [J]. Brit J Haematol, 2006, 133 (6):606-611.

21. Scheinberg P, Wu CO, Nunez O, et al. Treatment of severe aplastic anemia with a combination of horse antithymocyte globulin and cyclosporine, with or without sirolimus: a prospective randomized study [J]. Haematolog, 2009, 94 (3):348-354.

22. Shin SH, Lee JW. The optimal immunosuppressive therapy for aplastic anemia [J]. Intern J Hematol, 2013, 97 (5):564-72.

23. Xiao Y, Jiang ZJ, Pang Y, et al. Efficacy and safety of mesenchymal stromal cell treatment from related donors for patients with refractory aplastic anemia [J]. Cytotherapy, 2013, 15 (7):760-766.

24. Xie LN, Fang Y, Yu Z, et al. Increased immunosuppressive treatment combined with unrelated umbilical cord blood infusion in children with severe aplastic anemia [J]. Cellul Immunol, 2014, 289 (1-2):150-154.

25. Xie LN, Zhou F. Unexpected unrelated umbilical cord blood stem cell engraft in two patients with severe aplastic anemia that received immunosuppressive treatment: a case report and literature review [J]. Exp Ther Med, 2015, 10 (4):1563-1565.

26. Yoshimi A, Kojima S, Taniguchi S, et al. Unrelated cord blood

transplantation for severe aplastic anemia [J]. Biol Blood Marrow Transplant, 2008, 14 (9):1057-1063.

27. Zhang X, Li ZZ, Geng W, et al. Effects and predictive factors of immunosuppressive therapy combined with umbilical cord blood infusion in patients with severe aplastic anemia [J].Yonsei Med J, 2018, 59 (5):643-651.

28. Zhao K, Lou R, Huang F, et al. Immunomodulation effects of mesenchymal stromal cells on acute graft-versus-host disease after hematopoietic stem cell transplantation [J]. Biol Blood Marrow Transplant, 2015, 21 (1):97-104.

第十二章 脐带血输注治疗老年急性髓系白血病

一、概述

急性髓系白血病（AML）是一种由于造血干、祖细胞基因突变所致的克隆性疾病，是一种常见的严重危害人类生命的恶性造血干细胞肿瘤。在中国，AML的发病率约为2.57/10万，病死率为1.57/10万。其发病率随着年龄增长而增加。近来美国SEER17项目发布的针对该国急性白血病发病率调查结果显示，40岁以下者年龄标化年发病率为1.23/10万以下，而60岁以上年发病率高达10.92/10万，75岁以上者年发病率更是高达20.89/10万。因此，老年AML患者已成为成人AML的主要组成部分。随着国民医疗卫生保健水平的提高及社会老龄化程度的加剧，我国老年人AML的发病率也呈上升趋势。

近40年以来，细胞周期特异性药物阿糖胞苷（Ara-C）联合蒽环类抗生素柔红霉素（DNR）或其衍生物去甲氧柔红霉素（IDA）的方案仍是诱导治疗的基础。目前，AML患者的诱导后完全缓解率（CR）为65%~75%，但5年生存率仍只有9%~40%。

高龄（年龄>60岁）被认为是AML最重要的不良预后因素之一。这主要是由于老年患者存在各类重要脏器并发症而不能耐受大剂量化疗。同时，老年AML的生物学特性也决定了疾病较差的预后，骨髓增生异常综合征（MDS）转化的老年AML存在对化疗反应差、容易复发等特点。复杂核型、不良预后基因和多药耐药基因的表达、预后良好基因的缺失也使得老年AML疾病不能获得满意的疗效。对于年轻患者，在疾病缓解后进行异基因造血干细胞移植（allo-HSCT）是获得长期生存的重要手段。而老年患者受制于身体状况的限制，无法承受移植前预处理化疗。基于以上原因，老年AML患者的治疗需在改善疾病清除的疗效以及减少治疗相关并发症中寻求平衡，以达到延长总体生存的目的。减低剂量的Ara-C联合蒽环类药物，高三尖杉酯碱（HHT）联合小剂量Ara-C和粒细胞集落刺激因子（G-CSF）的预激方案，针对表观遗传学改变的去甲基化药物等都在国内外的报道中证实对老年AML患者具有不错的疗效，但此类患者的标准化治疗仍未达到共识。

二、脐带血输注治疗老年急性髓系白血病方案介绍

造血干细胞移植（HSCT）的应用是近半个世纪人类在治疗恶性肿瘤方面所取得的重要突破之一。但由于老年AML群体的一般生存状况所限，同时考虑到移植后出现的移植物抗宿主病（GVHD），极少有患者通过allo-HSCT达到改善疾病预后的目的。

近年来，非血缘脐带血移植已被应用于治疗多种血液系统疾病。相对于传统的allo-HSCT，脐带血干细胞移植具有获得迅速、来源方便、对供体无任何伤害、对人类白细胞抗原（HLA）配型要求低、GVHD发生率低且程度轻，而移植物抗白血病（GVL）作用不下降等优点。脐带血造血干细胞中的免疫细胞多为幼稚、非成熟免疫细胞，所以非亲缘脐带血GVHD的发生率与严重程度较低，从而不仅减少了因GVHD导致的移植失败，还避免了复杂的GVHD防治技术带来的一系列并发症及高昂费用。又因脐带血中$CD16^+CD56^+$的NK细胞丰富，$CD3^+T$细胞量等同骨髓中含量，脐带血干细胞移植同样发挥重要的GVL作用。

而脐带血中含有的间充质干细胞（MSC）是另一类具有高度自我更新和多向分化潜能的干细胞，可分化为多种造血细胞以外的组织细胞，并具有造血支持、免疫调节、组织修复等作用，有利于移植后患者骨髓功能的恢复；同时MSC还具有免疫调节、抗炎和组织修复作用，可减轻GVHD及其他移植相关并发症。脐带血干细胞移植低风险和高疗效，因此也正被用于老年患者的疾病缓解后的强化治疗。

采用脐带血输注的所有患者建议采用地西他滨（DAC）+Ara-C方案进行预处理，具体用药如下：

DAC 15mg/（$m^2 \cdot d$），静脉滴注，移植前第3~7天。

Ara-C 1000g/m^2，12 h 1次，静脉滴注，移植前第1~2天。

单份非血缘脐带血（TNC > 1.5×10^7/kg），静脉滴注。

治疗药物使用剂量规定：①DAC剂量精确到1mg，原则上按较小剂量进行计算；②Ara-C剂量精确到1mg。

该方案建议连续重复2个疗程，期间需监测细胞因子、嵌合体情况。一旦发现有脐带血植入迹象，则应按allo-HSCT的抗排异方案执行。

患者完成治疗并维持疾病缓解状态（CR），建议进行巩固治疗3个疗程，具体用药如下：

第1、3、5个月：6-巯基嘌呤（6-MP），25mg/d，第1~14天。

第2、4、6个月：全反式维甲酸（ATRA）10mg，每日3次，第1~28天；1，25二羟基维生素D_3 [1，25（OH）D_3] 0.5μg，每日2次，第1~28天（图12-1）。

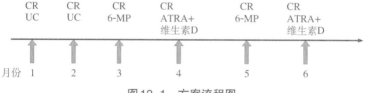

图12-1 方案流程图

三、脐带血输注治疗老年急性髓系白血病的优势

根据《成人急性髓系白血病（非APL）中国诊疗指南（2017年版）》，疾病缓解后的治疗选择如下：

（1）标准剂量Ara-C治疗［75~100mg/（$m^2 \cdot d$），共5~7天］为基础的方案巩固强化。可与蒽环或蒽醌类（IDA、DNR或米托蒽醌等）、HHT、鬼臼类等联合。总的缓解后化疗周期为4~6个疗程。

（2）年龄＜70岁，一般状况良好、肾功能正常（肌酐清除率≥70ml/min）、预后良好核型或伴有良好分子遗传学异常的正常核型患者可接受Ara-C治疗［1.0~1.5g/（$m^2 \cdot d$），每疗程4~6次，共1~2个疗程］。后改为标准剂量方案治疗，总的缓解后治疗周期为4~6个疗程。

（3）年龄＜70岁，一般状况良好、重要脏器功能基本正常、伴有预后不良因素、有合适供者的患者，可进行非清髓预处理的allo-HSCT。

（4）去甲基化药物（如DAC）治疗，直至疾病进展。

指南中的巩固方案化疗剂量较小，但对于多数患者仍有较强的骨髓抑制等不良反应。临床应用过程中，患者血象恢复慢，影响了持续化疗的进度。

脐带血输注治疗老年AML，由于有了化疗后脐带血的保护，因此患者化疗剂量可较大，目前DAC联合Ara-C的方案已超过指南中建议的剂量。由于DAC有促进巨核细胞成熟和血小板释放作用，辅以脐带血中造血干细胞和MSC对于骨髓功能的保护，因此，患者骨髓恢复时间较短。前期临床数据发现，该方案比指南中推荐的方案，患者平均血小板和中性粒细胞恢复时间缩短约30%。

已有的基础试验提示，DAC联合Ara-C对于AML细胞的凋亡有

协同作用。此外，维持治疗中的维生素D和ATRA也对AML细胞抑制有协同作用。因此，该方案比指南推荐的单药巩固治疗，理论上有更好的疗效。

此外，根据已实施的患者情况分析，该方案几乎不产生GVHD，患者仅检测到脐带血的微嵌合，因此无须行抗排异治疗，方案执行较便捷，有利于基层医院推广应用。

四、脐带血的选择

传统allo-HSCT选择HLA全相合同胞供者、HLA全相合无关供者、单配体供者、全相合非血缘脐带血。在脐带血输注治疗老年AML方案中，建议选择不相合非血缘脐带血（4/6~5/6位点相合）。原因如下：

（1）本治疗方案主要利用脐带血对骨髓功能的保护作用，不追求脐带血植入，也不额外使用抗排异药物。前期研究发现4/6~5/6位点相合的脐带血不会造成额外的不良反应。因此，建议选择不相合非血缘脐带血（4/6~5/6位点相合）。

（2）目前，欧美国家AML患者HSCT年龄可达70岁，中国一般为60岁以下，主要是考量患者身体状况及支持治疗质量。但随着中国人群身体素质的持续改善及医疗技术水平的提升，今后有更多高龄的患者将接受HSCT。由于脐带血是良好的干细胞来源，因此建议将全相合的脐带血保留，以供患者选择HSCT时使用。而目前数据表明，不相合非血缘脐带血输注治疗老年AML达到了良好的治疗预期。

（3）本治疗方案目前正推广至法国等西方国家。该地区脐带血来源较少，全相合配型率较中国地区低。因此，为了使更多的患者接受该治疗方案，放宽脐带血选择条件，建议选择不相合非血缘脐带血（≥4/6位点相合）。

通常，移植所需的脐带血供源包含 $\geq 2.5 \times 10^7/\text{kg}$ 的单个核细胞即被认为足够，而 $> 5 \times 10^7/\text{kg}$ 的单个核细胞能够带来更好的移植效果，尤其是在大多数儿童中这将很容易达到。本治疗方案一般要求单个核细胞 $> 1.5 \times 10^7/\text{kg}$；移植前脐带血样品管复苏回收率 $\geq 85\%$。

五、脐带血输注治疗老年急性髓系白血病的时机

目前，脐带血输注治疗老年AML用于巩固治疗阶段，即患者经过诱导治疗，达到CR的患者，建议接受脐带血输注。由于脐带血配型和输注准备需要一段时间。在前期准备过程中，建议按已有的指南进行巩固治疗，一旦准备工作就绪即按本治疗方案治疗。本方案将代替原有的巩固治疗方案，其余随访指标与既有方案相同。

由于本化疗强度较大，而化疗后骨髓恢复时间较短，因此有研究者将本方案应用在疾病部分缓解或复发难治的患者。建议在该群患者应用过程中，需充分考虑治疗方案的强度，可根据患者情况适当调整预处理方案，如DAC联合CAG方案（氟达拉滨+Ara-C+G-CSF）等。

六、脐带血输注治疗方案在骨髓增生异常综合征中的应用

学者们对其他髓系肿瘤也进行了脐带血输入治疗的探索。骨髓增生异常综合征（MDS）是起源于造血干细胞的一组异质性髓系克隆性疾病，特点是髓系细胞分化及发育异常，表现为无效造血、难治性血细胞减少、造血功能衰竭，高风险向AML转化。MDS治疗主要解决两大问题：骨髓衰竭及并发症、AML转化。就患者群体而言，MDS患者自然病程和预后的差异性很大，治疗宜个体化。

去甲基化属表观遗传学范畴。大量的研究发现，MDS患者中许多抑癌基因都有异常高度甲基化，导致这些关键基因功能失活，失去对

癌基因的控制而发病。基于此理论，去甲基化治疗被提出并在临床取得了较好的疗效。目前，中国上市的去甲基化药物有DAC，可降低细胞内DNA总体甲基化程度，并引发基因表达改变，修复肿瘤监测功能。此种药物低剂量时有去甲基化作用，高剂量时有细胞毒作用。高危MDS患者是应用去甲基化药物的适宜对象；低危并发严重血细胞减少和（或）输血依赖患者也是去甲基化药物治疗的适宜对象。

目前，针对难治性MDS患者，发现DAC+脐带血输注方案治疗可有效改善患者的输血依赖，尤其是对于血小板有极好的修复作用。对于MDS-EB的患者，DAC+Ara-C联合脐带血相较单用DAC在原始细胞控制和骨髓恢复方面有更好的作用。

七、脐带血输注治疗方案存在的问题和展望

当前，脐带血输注在国内的Ⅲ期临床研究已结束，目前正开始多中心临床研究。且由于脐带血本身存在的优势，使得老年AML患者有了更多的治疗选择，能够延长生存，改善生活质量。然而，在脐带血输注治疗AML过程中，仍有许多亟待解决及优化的问题。例如，极个别患者出现脐带血植入，部分患者出现早起复发等。因此，应进一步分析和研究脐带血的适用人群，使得更多患者有更为精准的治疗选择。研究机构应加强合作，探索脐带血在老年AML患者中的应用方式和适应证，让更多患者从中受益。

（李军民）

[主要参考文献]

1. 栾佐. HSCT在遗传代谢病治疗中的应用[J]. 临床儿科杂志, 2006, 24:950-952.

2. Ahrens-Nicklas RC, Slap G, Ficicioglu C. Adolescent presentations of inborn errors of metabolism [J]. J Adolesc Health, 2015, 56:477-482.

3. Boelens JJ, Aldenhoven M, Purtill D, et al. Outcomes of transplantation using various hematopoietic cell sources in children with Hurler syndrome after myeloablative conditioning [J]. Blood, 2013, 121:3981-3987.

4. Boelens JJ, Rocha V, Aldenhoven M, et al. Risk factor analysis of outcomes after unrelated cord blood transplantation in patients with hurler syndrome [J]. Biol Blood Marrow Transplant, 2009, 15:618-625.

5. Chiesa R, Wynn RF, Veys P. Haematopoietic stem cell transplantation in inborn errors of metabolism [J]. Curr Opin Hematol, 2016, 23:530-535.

6. Fratantoni JC, Hall CW, Neufeld EF. Hurler and Hunter syndromes: mutual correction of the defect in cultured fibroblasts [J]. Science, 1968, 162:570-572.

7. Lum SH, Miller WP, Jones S, et al. Changes in the incidence, patterns and outcomes of graft failure following hematopoietic stem cell transplantation for Hurler syndrome [J]. Bone Marrow Transplant, 2017, 52:846-853.

8. Mallhi KK, Smith AR, DeFor TE, et al. Allele-Level HLA Matching Impacts Key Outcomes Following Umbilical Cord Blood Transplantation for Inherited Metabolic Disorders [J]. Biol Blood Marrow Transplant, 2017, 23:119-125.

9. Prasad VK, Kurtzberg J. Cord blood and bone marrow transplantation in inherited metabolic diseases : scientific basis, current status and future directions [J]. Br J Haematol, 2010, 148:356-372.

10. Prasad VK, Mendizabal A, Parikh SH, et al. Unrelated donor umbilical cord blood transplantation for inherited metabolic disorders in 159 pediatric patients from a single center: influence of cellular composition of the graft on transplantation outcomes [J]. Blood, 2008, 112:2979-2989.

第十三章 间充质干细胞在造血干细胞移植中的应用

　　间充质干细胞（MSC）由于具有分化为多种组织的潜能、受损组织修复功能及免疫调节作用，被临床应用于再生修复医学、肿瘤和自身免疫病治疗等。其中，MSC在免疫调节方面的作用推进了其在异基因造血干细胞移植（allo-HSCT）中的应用，如促进植入、预防或治疗移植物抗宿主病（GVHD）等，已经有大量的临床试验数据证实了其可行性。本章着重介绍MSC在造血干细胞移植（HSCT）领域中应用的新进展。

一、间充质干细胞的研究简史

　　干细胞的研究历史起源于18世纪中叶，人们发现有些细胞具有分化为其他细胞的能力。19世纪70年代，Friedenstein等首先从体外培养的全骨髓中分离了黏附生长的、非造血干细胞的基质细胞。这些基质细胞为成纤维细胞样的、克隆性生长的细胞，具有多向分化的潜能。当单个的成纤维细胞形成单位（colony forming unit-fibroblast，CFU-F）二次移植入体内后，这些细胞可以分化为不同的间叶细胞组织和支持造血的基质细胞。1991年，Caplan等首先将这类细胞定义为间充质细胞，又称间充质干细胞（MSC）。他们精炼了MSC的分离方法，并描述了MSC的免疫表型特征。随后，研究发现MSC不但可以从骨髓中分离出来，还可以从脐带血、脂肪组织、肌肉及牙髓中分离获得。此后，围绕MSC的生物学特性和生理作用，以及以MSC治疗为基础的临床前试验和临床试验广泛开展起来。

二、间充质干细胞的特征

MSC是指不具有造血功能，但具有自我更新和多向分化潜能的早期细胞。MSC能够分化成为多种中胚层来源的细胞，如脂肪、骨、软骨、肌腱和骨骼肌细胞等；也能够分化为多种非中胚层来源细胞，如肝、神经和上皮细胞。国际细胞治疗委员会（The International Society of Cellular Therapy，ISCT）给出了一系列标记特征定义MSC，最常用的"最低标准"为下列条件：①体外培养黏附于塑料培养瓶表面生长；②细胞表面标记CD73、CD90、CD105阳性，而CD45、CD34、CD14或CD11b、CD79或CD19及HLA-DR阴性；③体外培养可分化为骨、脂肪和软骨细胞。另外，MSC一致表达的表面标记有CD49b、CD49e、CD54、CD166、CD50、CD62L和CD106，缺乏共刺激因子CD80、CD86、CD40和CD40L的表达。与扩增早期的MSC相比，扩增晚期的MSC细胞因子受体CCR1、CCR7、CXCR4、CXCR5和趋化因子CX3CL1的表达下调。GD2、CD271和FZD-9被用来作为免疫磁珠或者流式细胞分选MSC的标志性抗原。但是，目前没有一个单一的特征性标记能够将MSC与其他细胞区分开来。MSC的特性见表13-1。

基因表达学的研究表明，MSC是一类高度异质性的细胞。不同来源的MSC在基因表达谱是不同的，如MSC表面标记的表达水平和一些功能相关的基因表达水平等。但是大多数组织来源的MSC在细胞自我更新和分化方面的特征是基本一致的；大多数MSC的功能，如对免疫耐受的调控、创伤修复、对炎症和纤维化的作用等也都是一致的。MSC的异质性提示不同组织来源的MSC可用于不同的临床需求。MSC

因为主要组织相容性复合体（MHC）Ⅱ抗原和其他共刺激分子低表达或表达缺失而被认为是免疫豁免的细胞，因此输注时不再考虑供受者之间MHC是否相合，尽管最近的一些研究显示在特定的条件下MSC能够诱导免疫反应的出现。

表 13-1　MSC 的特性

来源	表面标记		其他用于分离 MSC 的细胞表面分子		
	阴性	阳性	共刺激因子低表达	趋化因子/受体低表达	其他
骨髓					
脂肪组织					
胎盘、羊膜液	CD14/CD11b		CD80	CCR1	
脐带血	CD45	CD73	CD86	CCR7	GD2
结缔组织、骨骼肌	CD34	CD90	CD40	CXCR4	CD271
真皮	CD79a /CD19	CD105	CD40L	CXCR5	FZD-9
牙髓	HLA-DR			CX3CL1	
胎儿组织					
外周血					

三、间充质干细胞的免疫调节作用

通常来讲，MSC 的功能包括分化为多种其他组织细胞、归巢于炎症部位、组织损伤修复、免疫调节及对造血干细胞的支持作用等。其中 MSC 的免疫调节作用在 HSCT 领域具有非常重要的临床应用价值。

MSC 调节免疫的作用机制包括与多种免疫活性细胞之间的相互作用，以及在不同的微环境下分泌不同的可溶性细胞因子。MSC 可表达多种黏附分子，如血管上皮黏附分子-1（vascular cell adhesion molecule-1，VCAM-1）、细胞间黏附分子-1（intercellular cell adhesion molecule-1，ICAM-1），以及淋巴细胞功能相关抗原-3（lymphocyte function-associated antigen-3，LFA-3）等。这些黏附分子与淋巴细胞间相互作用相关，进而发现 MSC 参与免疫调节。MSC

不但能够抑制T细胞的增殖和激活，还可以调节辅助性T细胞的分化，增加调节性T细胞（Treg）的数量，从而促进移植后免疫耐受的形成和治疗GVHD。MSC还能够抑制B细胞的激活、增殖和分泌免疫球蛋白。研究还表明MSC分泌的IL-10能够显著增加CD5$^+$的调节性B细胞（Breg）的数量，增加记忆性B细胞的数量，以及增强B细胞表面B细胞活化因子受体（B-cell activating factor receptor，BAFF-R）的表达。MSC也作用于树突状细胞（dendritic cell，DC），通过分泌IL-6和巨噬细胞集落刺激因子（macrophage colony-stimulating factor，M-CSF）抑制DC前体细胞的分化，而且在MSC存在的情况下树突状细胞的成熟受抑制。MSC除了通过直接的细胞对细胞的相互作用起调节免疫的作用外，还能够产生多种调节免疫的细胞因子和生长因子，包括IL-6、IL-8、IL-10、转化生长因子β（transforming growth factor-β，TGF-β）、肝细胞生长因子、一氧化氮、前列腺素E$_2$（prostaglandin E$_2$，PGE$_2$）和吲哚胺2，3加双氧酶（indoleamine 2，3-dioxygenase，IDO）等（表13-2）。

表13-2　MSC产生的免疫调节分子

分　子	作　用
TGF-β	抑制T细胞增殖
肝细胞生长因子	抑制T细胞增殖
一氧化氮	抑制T细胞功能和免疫应答
HLA-G	抑制初始T细胞的增殖
IDO	IDO介导的T细胞抑制
趋化因子：CCL-2，ICAM-1，CXCL-10，CCL-8	驱使T细胞向MSC迁移

MSC的免疫调节作用是双向的。在免疫静止条件下，MSC能够促进T细胞的存活，诱导CD4$^+$T细胞的激活和增殖；而在炎症状态下，微环境中存在有前炎症因子干扰素γ（IFN-γ）、肿瘤坏死因子

α（TNF-α）和IL-6等，MSC表现为免疫抑制作用。基础状态下，MSC能够产生大量的IL-6、IL-8和趋化因子CCL-2。当以IFN-γ作用于MSC时，MSC分泌ICAM-1、CXCL-10和CCL-8，而IL-8的分泌减少。这种现象提示在非炎症条件下，MSC的靶细胞是中性粒细胞和单核细胞；而在炎症状态下MSC作用的靶细胞是单核细胞、树突状细胞、T细胞和NK细胞。Marigo和Dazzi等的研究表明，MSC并不是本质上具有免疫抑制作用，必须经过一个"被许可"的步骤。如果MSC被移植入急性炎症反应的环境，微环境中包含有M1极化的巨噬细胞，这些细胞允许MSC产生Th-1类细胞因子，产生抑制效应T细胞、B细胞、NK细胞和树突状的作用。而在慢性炎症状态下，MSC被M2极化的巨噬细胞产生的Th2类细胞因子允许，MSC将被募集至纤维化的过程中。故而微环境中的细胞因子对MSC的免疫调节功能具有重要的作用。

四、间充质干细胞治疗造血干细胞移植后急性和慢性移植物抗宿主病

GVHD是allo-HSCT后常见的并发症之一，发生率可达40%~60%，也是移植后重要的非复发死亡原因。其中急性GVHD是由移植物中的供者T细胞介导的对受者组织产生严重的免疫攻击反应，其病理机制包括供者T细胞对受者组织的直接细胞毒性，抗原呈递细胞的激活并产生多种细胞因子，包括IL-1、IL-6、IL-12、IFN-γ和TNF-α等，形成所谓"炎症因子风暴"对组织造成损伤。尽管目前关于急性GVHD的预防策略已经取得了长足的进步，也研发了多种用于治疗GVHD的药物，但是糖皮质激素仍然是急性GVHD的一线治疗药物，其有效率约为50%，而激素耐药的重度急性GVHD总体存活率仅为5%~30%。另外，激素治疗急性GVHD显著增加了患者机会性感染

的风险，并有可能增加血液肿瘤复发的风险。鉴于大量体内、体外试验证实MSC的免疫抑制和免疫调节作用，目前已经有大量的临床试验研究MSC治疗GVHD的安全性和有效性。

早期小鼠急性GVHD的模型中，一次性与移植物同时输注MSC并不能阻止急性GVHD发生，但是如果继续每周连续输注MSC则可以减轻GVHD的表现。而Polchert等报道，在有IFN-γ存在的合适时机下，MSC可以用来治疗急性GVHD。他们的研究表明，移植后第2天和移植后第20天给予MSC治疗的小鼠存活率最高，而此时也是IFN-γ分泌最高的时期。这个研究也说明应用MSC的时机非常重要，因为MSC的作用依赖于炎症微环境对其功能的"许可"。还有人提出炎症因子包括IFN-γ等，能够募集MSC到炎症和组织损伤部位。Joo等则采用生物成像的方法追踪输入急性GVHD模型小鼠中体内的MSC。他们以表达GFP（绿色荧光蛋白）的C57BL/6小鼠作为供者诱导受者鼠产生急性GVHD，输注从表达RFP（红色荧光蛋白）的C57BL/6小鼠中分离的MSC进行治疗，然后通过生物成像的方法同时检测两种荧光信号的分布。GFP首先在受者鼠的肺中被检测到，但是广泛分布于胃肠道、肝、皮肤、淋巴结，以及所有临床认为的急性GVHD靶器官。输注RFP-MSC后，RFP信号和GFP信号分布相同，也位于急性GVHD的靶器官。说明MSC能够归巢于急性GVHD的部位，因而可能具有产生细胞对细胞的直接作用，以及旁分泌作用参与组织修复。通过基因工程的方法使小鼠MSC表达抗炎症因子IL-10，这种MSC与未经处理的MSC相比，治疗急性GVHD的作用更强。提示基因工程修饰的MSC有可能提供更确切有效的治疗GVHD的手段。但是，总体来讲，目前MSC治疗GVHD的机制，包括MSC输注后免疫细胞亚群如何变化、细胞因子分泌如何改变、创伤组织如何修复等，均尚未完全阐明。

2004年，Le等首先报道了一个移植后发生激素耐药的Ⅳ度急性GVHD的9岁男孩，接受半相合的第三方MSC输注治疗有效的病例。此后，一系列临床试验采用MSC预防和治疗急性GVHD。表13-3和表13-4汇总了一些临床试验的数据。总的来说，无论是作为GVHD的预防还是治疗，MSC均显示出治疗有效的倾向，其中治疗的完全缓解率（CR）在10%~65%，而总体有效率（OR）在61%~91%。临床疗效的差异可能与多种因素相关，如病例数较少，患者基础状态不同，非随机对照临床试验，HSCT的预处理方案和GVHD预防方案不同，MSC的来源、制备方法、剂量和治疗时程不同，缺乏标准统一的治疗反应评价标准等。但是，所有的临床试验中，无论MSC的来源、培养条件和剂量如何，输注于人体都是安全的，没有观察到急性毒性反应和异位组织形成，也没有观察到MSC治疗与器官功能障碍、病死率增加或者肿瘤发生相关，但否会增加白血病的复发率仍然存在争议。而良好的安全性也保证了研究者可以开展更深入的临床试验，规范MSC治疗GVHD的全过程，从而更准确地评价MSC在GVHD治疗中的地位。

表13-3　MSC预防急性GVHD

MSC来源、剂量和用法	移植物来源和类型	治疗组病例数	对照组病例数	疗效	参考文献（篇）
脐血来源 0.5×10^6/kg 单剂量	单倍体、非去T细胞，骨髓+外周血干细胞	21	无	9/21发生Ⅱ~Ⅳ急性GVHD	43
脐血来源 0.5×10^6/kg 单剂量	单倍体骨髓+外周血干细胞	50	无	12/50发生Ⅱ~Ⅳ急性GVHD	44
供者骨髓 $(0.9~1.3) \times 10^6$/kg 单剂量	骨髓，供者类型未报到	19	18（随机对照）	MSC组1/19发生GVHD，对照组6/18发生Ⅱ~Ⅳ急性GVHD	45

续表

MSC来源、剂量和用法	移植物来源和类型	治疗组病例数	对照组病例数	疗效	参考文献（篇）
第三方骨髓 $(0.9\sim1.3)\times10^6/kg$ 单剂量	外周血干细胞 HLA不全相和 亲缘或无关供者	20	16历史对照	MSC组和对照组发生 II～IV 度急性GVHD的比例分别为 9/20 和 9/16	46

表13-4　MSC治疗糖皮质激素耐药、难治性急性GVHD

MSC来源、剂量和用法	移植物来源和类型	病例数	疗效	参考文献（篇）
第三方骨髓 $1.0\times10^6/kg$ 输注2~8次	骨髓、外周血、脐带血干细胞，HLA相合、不全相和（或）单倍体相合	28	CR 61% OR 75%	47
第三方骨髓 $1.5\times10^6/kg$ 输注1~5次	骨髓、外周血、脐带血干细胞，HLA相合、不全相和（或）单倍体相合	40	CR 27.5% OR 67.5%	48
第三方骨髓 $1.1\times10^6/kg$ 输注2~4次	未提供	25	CR 46% OR 71%	49
第三方骨髓 $2\times10^6/kg$ 输注8~12次	骨髓、外周血、脐带血干细胞、供者淋巴细胞，HLA相合或不全相合	75	CR 未提供 OR 61.3%	50
第三方骨髓 $(1\sim2)\times10^6/kg$ 输注1~13次	骨髓、外周血、脐带血干细胞、供者淋巴细胞，HLA全相合，无关供者或单倍体相合	37	CR 65% OR 86%	51
第三方骨髓 $1.1\times10^6/kg$ 输注1~4次	骨髓、外周血、脐带血干细胞，HLA全相合,无关供者或单倍体相合	50	CR 34% 最初有效率66%	52
第三方骨髓 $(1.7\sim2.3)\times10^6/kg$ 输注2~8次	外周血干细胞，无关供者	12	CR 58.3% OR 91.7%	53

续表

MSC来源、剂量和用法	移植物来源和类型	病例数	疗效	参考文献（篇）
单倍体亲缘骨髓 $(1\sim2)\times10^6/kg$ 输注1~4次	骨髓、外周血干细胞，HLA相合或不相合	10	CR 10% OR 70%	54
第三方骨髓 $8\times10^6/kg$（$n=2$） $10\times10^6/kg$（$n=10$） 输注8~12次	骨髓、外周血、脐带血干细胞，HLA全相合或不全相合	12	CR 58% OR 75%	55
第三方骨髓 $1.2\times10^6/kg$ 输注1~5次	骨髓、外周血、脐带血干细胞，HLA全相合或不全相合	11	CR 23.8% OR 71.4%	56

值得一提的是，MSC的疗效与HLA配型无关，这就更支持将MSC预先制作为成品，像药品一样应用。而MSC的标准化生产（good manufacturing practice，GMP）也成为其中最为重要的一环。ISCT已经对此做出了一系列规范，包括符合GMP标准的设备仪器、培养液体系、人员操作，以及MSC的质量标准等。其中重要的一点是强烈推荐培养体系中不含有异种动物产品以避免潜在的感染可能性，和使用传代数较少的产品以避免潜在细胞肿瘤转化的风险。推荐使用人血小板衍生物（human platelet lysate，hPL）代替传统的胎牛血清（fetal calf serum，FCS）。hPL是采用健康捐献者的血小板浓缩物反复冻融制备的，富含碱性成纤维细胞生长因子（basic fibroblast growth factor，bFGF）、类胰岛素生长因子1（insulin growth factor-1，IGF-1）、血小板源性生长因子（platelet-derived growth factor，PDGF）和TGF-β等。多个研究证明使用hPL扩增MSC，能促进细胞增殖并保留分化和免疫调节能力。目前，已经有符合GMP标准的MSC培养基、自动化培养设备等在市场销售。关于MSC的质量标准，ISCT描述了

MSC细胞形态、分化、免疫表型等方面的特征，但是在MSC免疫功能和细胞遗传学方面还没有受到限制，这主要是因为MSC在免疫功能上表现出高度的复杂性和异质性，目前很多方面还没有定论。

慢性GVHD一般出现于HSCT 100天以后，典型的临床表现是类似自身免疫病样的免疫异常。急性GVHD主要是皮肤、肝脏和胃肠道的受累，而慢性GVHD则可以累及几乎任何器官，影响患者的生存质量、器官功能和长期生存。与急性GVHD相比，人们对慢性GVHD的病理生理过程知之甚少。MSC治疗慢性GVHD的研究还不是很多，效果有限。Lazarus等报道，行同胞全相合HSCT的血液肿瘤患者移植同时输注供者源的MSC，36例存活至少90天的患者中22例（61%）发生了慢性GVHD，其中广泛型有8例，提示单次输注MSC可能对预防慢性GVHD无显著效果。Zhou等报道了采用原位骨髓注射无关供者MSC的方法治疗慢性GVHD引起的硬皮病，通过4~8次治疗，所有4例患者临床症状均有改善。并且输注MSC后，患者Th1细胞增加，Th2细胞减少，Th1/Th2细胞比例逆转。在另外一个研究中，Weng等观察了MSC治疗激素耐药的慢性GVHD的疗效。尽管19例患者中的14例（73.7%）对治疗有反应，但只有4例患者达到了CR。绝大多数的患者表现为部分缓解或者是混合反应，提示MSC在慢性GVHD情况下可能不是一个很强的调控因子。最近，Zhao等报道经MSC治疗的急性GVHD患者中，发生慢性GVHD的概率和严重程度下降，患者Treg细胞数量和信号结合T细胞受体重排删除环（signal joint T cell-receptor excision DNA circle，sjTREC）水平升高，提示MSC可能通过改善胸腺功能达到治疗慢性GVHD的作用。

五、间充质干细胞促进造血干细胞植入

一系列研究表明，MSC在调节造血微环境、支持造血生成方面具有重要作用。异基因骨髓来源的MSC能够抑制受者淋巴细胞增殖，延长异体皮肤移植物的存活。在联合免疫缺陷小鼠和胎羊移植模型中，同时移植胎儿或成人的MSC能够促进供者细胞的长期植入。在小鼠动物模型中，输注受者源的MSC能够促进异基因干细胞的植入，而输注供者源的MSC则导致移植物被排斥率增加。

在初期的临床试验中，主要是采用同时输注造血干细胞和MSC的方法来促进造血植入，预防植入失败（engraftment failure，EF）。Koc等证实，同时输注体外培养扩增的MSC和自体外周血干细胞能够促进大剂量化疗后乳腺癌患者的造血重建。随后，Lazarus等报道同胞全相合allo-HSCT中，同时输注供者源的MSC能够促进造血恢复。Ball等进行的一项 I / II 期临床试验中，14例接受去T细胞、CD34$^+$筛选HLA单倍体相合移植的儿童，移植同时输注供者源的MSC，结果显示MSC可能通过促进淋巴细胞植入而降低了植入失败率。在另一项儿童无关脐带血HSCT的临床试验中，移植同时输注第三方半相合（父源或母源）的MSC能够促进植入。而Bernardo进行的类似临床试验中，第三方MSC能够降低移植后严重急性GVHD的发生，但并不能降低植入失败的风险。这些研究都证明了同时输注造血干细胞和MSC在临床上是安全的，但是MSC是否能促进造血干细胞植入仍然没有定论。

对于移植后出现植入失败或移植物功能不良（poor graft function，PDF）的患者，MSC也是一种非常有潜力的细胞治疗方法。Meuleman等采用输注供者源MSC的方法治疗6例造血恢复不良的患者，结果2例患者造血恢复，4例无效。广州南方医院进行的一项前瞻性、随机对照临床试验比较了MSC或MSC联合脐带血输注治疗自体移植后植入失败的疗效。这项临床试验中每组各有11例患者入组，经过第1个疗程的治疗后，MSC组有7例患者有反应，MSC联合脐带血输注组9例患者有反应，两组反应率无统计学差异（$P=0.635$），但后者中性粒细胞植入率更高（$P=0.030$）。该研究中心的另一项研究采用第三方MSC输注治疗allo-HSCT后移植物功能不良患者，20例患者中17例有反应，而且MSC治疗后出现$CD4^+/CD8^+$T细胞比值的上升。

六、间充质干细胞治疗与移植物抗肿瘤作用和肿瘤复发

移植物抗肿瘤（GVT）作用是allo-HSCT治愈恶性血液肿瘤的基石之一。GVT作用大多数是由次要组织相容性抗原、NK细胞和供者淋巴细胞参与介导的免疫反应，尽管在机制上与GVHD有所不同，但两者往往密不可分。如何在没有GVHD的作用下保留甚至增强GVT作用一直是移植领域最受关注的问题。过去，一些研究认为MSC治疗因为抑制T细胞反应可能导致肿瘤性疾病复发率增加，但是以上所述的绝大多数临床试验均没有证明MSC输注会增加肿瘤复发的概率。

七、间充质干细胞治疗造血干细胞移植术后组织损伤

MSC也被应用于各种HSCT后组织损伤的修复。Ringden等报道了10例应用MSC治疗各种HSCT后组织损伤的病例，包括7例出血性膀胱炎，2例纵隔气肿和1例结肠穿孔并发腹膜炎。5例严重出血性膀胱炎的患者好转，另2例患者输血需求降低但是仍然因为多器官功能衰竭或严重GVHD而死亡。2例纵隔气肿的患者MSC治疗后均好转。而因严重GVDH导致结肠穿孔、腹膜炎的那例患者因拒绝外科手术而采用MSC治疗，初期治疗有效但再次复发，第二次应用MSC后仍然有效，

但最终患者死于广泛的真菌感染。MSC输注后首先分布于肺，并对凝血系统具有调节作用，因而治疗时需警惕血栓栓塞性疾病，尤其是肺栓塞的可能。但是也因此认为MSC可能有利于肺部并发症的治疗，如闭塞性细支气管炎、肺间质纤维化等。Kashif等报道小鼠骨髓移植后闭塞性细支气管炎模型中，无论静脉还是气管内注射MSC均能改善小鼠的肺功能。在肺移植患者，MSC能够延缓慢性移植肺功能衰竭的速度（以每月1秒用力呼气量下降的速度衡量），但不能逆转其发展。Weng等报道的以MSC治疗难治慢性GVHD的研究中，19例患者中4例有肺部表现的患者在治疗后均无改善，这与MSC治疗慢性GVHD疗效较差相一致。

总之，近年来HSCT领域取得了长足的进步，但是其相关并发症如GVHD、植入失败、疾病复发等问题并没有解决。大量的前临床和临床试验显示，MSC具有免疫调节和组织修复特性，尤其是在治疗GVHD、促进造血干细胞植入等方面有相当大的应用前景。标化MSC的生产流程和质量标准，通过基因工程修饰MSC或应用MSC外泌体来强化或优化MSC的作用，以及设计良好的临床试验探索最佳的MSC剂量、应用时程等均是未来进一步研究的方向。

（王　椿）

[主要参考文献]

1. Baird K, Cooke K, Schultz KR. Chronic graft-versus-host disease (GVHD) in children [J]. Pediatr Clin North Am, 2010, 57:297-322.

2. Ball LM, Bernardo ME, Roelofs H, et al. Multiple infusions of mesenchymal stromal cells induce sustained remission in children with steroid-refractory, grade Ⅲ-Ⅳ acute graft-versus-host disease [J].

Br J Haematol, 2013, 163 (4):501-509.

3. Bartholomew A, Sturgeon C, Siatskas M, et al. Mesenchymal stem cells suppress lymphocyte proliferation in vitro and prolong skin graft survival in vivo [J]. Exp Hematol, 2002, 30 (1):42-48.

4. Benvenuto F, Ferrari S, Gerdoni E, et al. Human mesenchymal stem cells promote survival of T cells in a quiescent state [J]. Stem Cells, 2007, 25:1753-1760.

5. Block GJ, Ohkouchi S, Fung F, Frenkel J, Gregory C, Pochampally R, et al. Multipotent stromal cells are activated to reduce apoptosis in part by upregulation and secretion of stanniocalcin-1 [J]? Stem Cells, 2009, 27 (3):670-681.

6. Buhring HJ, Battula VL, Treml S, Schewe B, Kanz L, Vogel W. Novel markers for the prospective isolation of human MSC [J]. Ann NY Acad Sci, 2007, 1106:262-271.

7. Crop MJ, Baan CC, Korevaar SS, et al. Human adipose tissue-derived mesenchymal stem cells induce explosive T-cell proliferation [J]. Stem Cells Dev, 2010, 19:1843-1853.

8. Daniel CC, Debra E, Sharon L, et al. Mesenchymal stromal cell therapy for chronic lung allograft dysfunction: results of a first-in-man study [J]. Stem Cells Transl Med, 2017, 6 (4):1152-1157.

9. English K, French A, Wood KJ. Mesenchymal stromal cells: facilitators of successful transplantation [J]. Cell Stem Cell, 2010, 7 (4):431-442.

10. Erkers T, Kaipe H, Nava S, et al. Treatment of severe chronic graft-versus-host disease with decidual stromal cells and tracing with

111Indium radiolabeling [J]. Stem Cells Dev, 2015, 24:253-263.

11. Friedenstein AJ, Chailakhjan RK, Lalykina KS. The development of fibroblast colonies in monolayer cultures of guinea-pig bone marrow and spleen cells [J]. Cell Tissue Kinet, 1970, 3:393-403.

12. Herrmann R, Sturm M, Shaw K, et al. Mesenchymal stromal cell therapy for steroid-refractory acute and chronic graft versus host disease: a phase I study [J]. Int J Hematol, 2012, 95 (2):182-188.

13. Honczarenko M, Le Y, Swierkowski M, et al. Human bone marrow stromal cells express a distinct set of biologically functional chemokine receptors [J]. Stem Cells, 2006, 24:1030-1041.

14. Introna M, Lucchini G, Dander E, et al. Treatment of graft versus host disease with mesenchymal stromal cells: a phase I study on 40 adult and pediatric patients [J]. Biol Blood Marrow Transplant, 2014, 20 (3):375-381.

15. Jagasia M, Arora M, Flowers ME, et al. Risk factors for acute GVHD and survival after hematopoietic cell transplantation [J]. Blood, 2012, 119 (1):296-307.

16. Joo SY, Cho KA, Jung YJ, et al. Bioimaging for the monitoring of the in vivo distribution of infused mesenchymal stem cells in a mouse model of the graft-versus-host reaction [J]. Cell Biol Int, 2011, 35:417-421.

17. Kashif R, Trevor L, Nath S, et al. MSC Therapy Attenuates Obliterative Bronchiolitis after Murine Bone Marrow Transplant [J]. PLoS One. 2014; 9 (10):e109034. Published online, 2014, 1.

18. Kurtzberg J, Prockop S, Teira P, et al. Allogeneic human mesenchymal

stem cell therapy (remestemcel-L, Prochymal)as a rescue agent for severe refractory acute graft-versus-host disease in pediatric patients [J]. Biol Blood Marrow Transplant, 2014, 20 (2):229-235.

19. Liu X, Wu M, Peng Y, et al. Improvement in poor graft function after allogeneic hematopoietic stem cell transplantation upon administration of mesenchymal stem cells from third-party donors: a pilot prospective study [J]. Cell Transplant, 2014, 23 (9):1087-1098.

20. Lucchini G, Dander E, Pavan F, et al. Mesenchymal stromal cells do not increase the risk of viral reactivation nor the severity of viral events in recipients of allogeneic stem cell transplantation [J]. Stem Cells Int, 2012, 2012:690236.

21. Marigo I, Dazzi F. The immunomodulatory properties of mesenchymal stem cells [J]. Semin Immunopathol, 2011, 33:593-602.

22. Martin PJ, Schoch G, Fisher L, et al. A retrospective analysis of therapy for acute graft-versus-host disease: initial treatment [J]. Blood, 1990, 76 (8):1464-1472.

23. Meuleman N, Tondreau T, Ahmad I, et al. Infusion of mesenchymal stromal cells can aid hematopoietic recovery following allogeneic hematopoietic stem cell myeloablative transplant: a pilot study [J]. Stem Cells Dev, 2009, 18 (9):1247-1252.

24. Min CK, Kim BG, Park G, et al. IL-10-transduced bone marrow mesenchymal stem cells can attenuate the severity of acute graft-versus-host disease after experimental allogeneic stem cell transplantation [J]. Bone Marrow Transplant, 2007, 39:637-645.

25. Nasef A, Ashammakhi N, Fouillard L. Immunomodulatory effect of

mesenchymal stromal cells: possible mechanisms [J]. Regen Med, 2008, 3:531-546.

26. Nauta AJ, Westerhuis G, Kruisselbrink AB, et al. Donor-derived mesenchymal stem cells are immunogenic in an allogeneic host and stimulate donor graft rejection in a nonmyeloablative setting [J]. Blood, 2006, 108:2114-2120.

27. Park MJ, Park HS, Cho ML, et al. Transforming growth factor beta-transduced mesenchymal stem cells ameliorate experimental autoimmune arthritis through reciprocal regulation of Treg/Th17 cells and osteoclastogenesis [J]. Arthritis Rheum, 2011, 63:1668-1680.

28. Peng Y, Chen X, Liu Q, et al. Mesenchymal stromal cells infusions improve refractory chronic graft versus host disease through an increase of CD5$^+$ regulatory B cells producing interleukin 10 [J]. Leukemia, 2015, 29 (3):636-646.

29. Polchert D, Sobinsky J, Douglas G, et al. IFN-gamma activation of mesenchymal stem cells for treatment and prevention of graft versus host disease [J]. Eur J Immunol, 2008, 38:1745-1755.

30. Prockop DJ. Repair of tissues by adult stem/progenitor cells (MSCs): controversies, myths, and changing paradigms [J]. Mol Ther, 2009, 17 (6):939-946.

31. Ren G, Zhang L, Zhao X, et al. Mesenchymal stem cell-mediated immunosuppression occurs via concerted action of chemokines and nitric oxide [J]. Cell Stem Cell, 2008, 2:141-150.

32. Resnick IB, Barkats C, Shapira MY, et al. Treatment of severe steroid resistant acute GVHD with mesenchymal stromal cells (MSC) [J]. Am J

Blood Res, 2013, 3 (3):225-238.

33. Ringden O, Le Blanc K. Mesenchymal stem cells for treatment of acute and chronic graft-versus-host disease, tissue toxicity and hemorrhages [J]. Best Pract Res Clin Haematol, 2011, 24 (1):65-72.

34. Sanchez-Guijo F, Caballero-Velazquez T, Lopez-Villar O, et al. Sequential third-party mesenchymal stromal cell therapy for refractory acute graft-versus-host disease [J]. Biol Blood Marrow Transplant, 2014, 20 (10):1580-1585.

35. Singer NG, Caplan AI. Mesenchymal stem cells: mechanisms of inflammation [J]. Annu Rev Pathol, 2011, 6:457-478.

36. Spaggiari GM, Abdelrazik H, Becchetti F, et al. MSCs inhibit monocyte-derived DC maturation and function by selectively interfering with the generation of immature DCs: central role of MSC-derived prostaglandin E2 [J]. Blood, 2009, 113 (26):6576-6583.

37. Tisato V, Naresh K, Girdlestone J, et al. Mesenchymal stem cells of cord blood origin are effective at preventing but not treating graft-versus-host disease [J]. Leukemia, 2007, 21:1992-1999.

38. Wagner W, Feldmann Jr RE, Seckinger A, et al. The heterogeneity of human mesenchymal stem cell preparations—evidence from simultaneous analysis of proteomes and transcriptomes [J]. Exp Hematol, 2006, 34:536-548.

39. Weng JY, Du X, Geng SX, et al. Mesenchymal stem cell as salvage treatment for refractory chronic GVHD [J]. Bone Marrow Transplant, 2010, 45:1732-1740.

40. Wu Y, Cao Y, Li X, et al. Co-transplantation of haploidentical

hematopoietic and umbilical cord mesenchymal stem cells for severe aplastic anemia: successful engraftment and mild GVHD [J]. Stem Cell Res, 2014, 12 (1):132-138.

41. Wu Y, Wang Z, Cao Y, et al. Co-transplantation of haploidentical hematopoietic and umbilical cord mesenchymal stem cells with a myeloablative regimen for refractory/relapsed hematologic malignancy [J]. Ann Hematol, 2013, 92 (12):1675-1684.

42. Wuchter P, Bieback K, Schrezenmeier H, et al. Standardization of good manufacturing practice-compliant production of bone marrow-derived human mesenchymal stromal cells for immunotherapeutic applications [J]. Cytotherapy, 2015, 17 (2):128-139.

43. Xiong YY, Fan Q, Huang F, et al. Mesenchymal stem cells versus mesenchymal stem cells combined with cord blood for engraftment failure after autologous hematopoietic stem cell transplantation: a pilot prospective, open-label, randomized trial [J]. Biol Blood Marrow Transplant, 2014, 20 (2):236-242.

44. Zhao K, Lou R, Huang F, et al. Immunomodulation e?ects of mesenchymal stromal cells on acute graft-versus-host disease after hematopoietic stem cell transplantation [J]. Biol Blood Marrow Transplant, 2015, 21 (1):97-104.

45. Zhou H, Guo M, Bian C, et al. Efficacy of bone marrow-derived mesenchymal stem cells in the treatment of sclerodermatous chronic graft-versus-host disease: clinical report [J]. Biol Blood Marrow Transplant, 2010, 16:403-412.

第十四章

孕产妇血液学问题及处理

一、概述

脐带血干细胞是行造血干细胞移植（HSCT）的重要细胞来源，可用于多种良、恶性血液系统疾病的治疗。脐带血安全是脐带血应用的基本前提，而脐带血筛选是确保脐带血安全和提高脐带血质量的关键环节。为保障脐带血安全，国内外各大脐带血库制定了相应的脐带血筛选标准，以期节省脐带血建库费用，改善库存脐带血质量，提高干细胞移植的成功率和改善患者的生存质量。

育龄期妇女在怀孕前、妊娠及生产的各阶段均可能合并血液系统异常，除血液系统并发症可直接引起血液系统病理性改变外，妊娠也可引起各血液成分的生理性改变，进而可影响血液系统各成分，导致血液系统疾病。美国国家骨髓库（NMDP）脐带血标准化收集时的排除标准为：多胎妊娠、孕周＜34周、肿瘤史、一级亲属存在免疫或血液疾病、产妇有遗传性血液系统疾病。国外文献报道脐带血入库需排除：家族有遗传性疾病尤其是血液系统遗传性疾病者，既往子女有严重残疾或疾病者，母体有艾滋病、肝炎病毒等感染者，伴严重的妊娠并发症者，早产儿体重＜1 500g或者围产期胎儿、新生儿缺氧、呼吸窘迫者。国内脐带血库要求对孕产妇及其亲属患有重型 β－球蛋白生成障碍贫血、镰状细胞贫血、遗传性出凝血障碍性疾病，以及夫妇双方均为 α／β－球蛋白生成障碍贫血、葡萄糖-6-磷酸脱氢酶（G6PD）缺乏症携带者的脐带血需予以弃除。另有报道，对孕产妇伴有染色体异常、粒细胞减少者的脐带血也应予以弃除。

目前，对于脐带血留存问题，脐带血公共库要求更为严格，而脐带血自体库脐带血留存的标准仍有待商榷。可以肯定的是，无论公共库还是自体库，合并恶性血液系统肿瘤或者遗传性良性血液系统疾病的孕产妇均不建议留存脐带血，对合并其他血液学问题的孕产妇生产时脐带血的留存与否需根据实际情况咨询医生，视其病种、病情严重程度及家属意愿进行相应的选择。妊娠期合并的部分良性血液病通过治疗可恢复至正常，不影响生产时脐带血的采集；对合并其他良性血液病的孕产妇，虽不建议将脐带血保留于脐带血公共库，但针对不同的患者可视情况将脐带血保留至脐带血自体库。

对于有意愿且有机会留存脐带血的血液病孕产妇患者，如何快速、有效地处理相应的血液系统疾病，以达到脐带血留存标准，需要妇产科与血液科的医生密切合作。在孕产各个环节对孕产妇进行预防、诊断、治疗及评估，以制订全面而最佳的处理方案。

二、妊娠合并贫血

正常妊娠时，孕妇血浆容量增加40%~60%，红细胞总量增加20%~40%，因此血红蛋白（Hb）正常值下限在孕早期下降至110g/L。根据世界卫生组织（WHO）标准，妊娠期Hb < 110g/L时，妊娠合并贫血诊断成立。根据Hb水平不同将妊娠期贫血分为轻度(100~109g/L)、中度（70~99g/L)、重度（40~69g/L）和极重度（< 40g/L）。WHO资料显示，约半数孕产妇有不同程度的贫血。流行病学普查数据显示，我国21省44县市育龄期妇女中，孕妇贫血的患病率为42.1%。

缺铁性贫血、巨幼细胞性贫血、溶血性贫血是妊娠合并贫血的最常见原因，前两者可统称为营养性贫血。妊娠期早期识别、纠正病因、改善营养后可使母体恢复正常，不影响胎儿及新生儿健康，对脐带血干细胞采集无特殊影响；而溶血性贫血病因复杂，遗传性、免疫性、无法治愈的病毒感染等导致的溶血性贫血者不建议留存脐带血。

（一）妊娠合并缺铁性贫血

1. 概述　在全球大部分地区，缺铁性贫血（iron deficiency anemia，IDA）为贫血最常见的原因，铁缺乏的发生率为20%~80%，涵盖了大部分的女性。铁摄入不足、需求增加、丢失过多是铁缺乏的三大原因。孕期大约需要铁1 000mg，其中300mg铁为胎儿和胎盘所需，母体红细胞增加需要500mg铁，其中200mg铁通过粪便、汗液等排出体外。对大部分育龄期女性来说，其体内的储存铁不能满足妊娠的需求。此外，可能存在的胎盘出血、围产期出血使孕产妇对铁的需求量也增加。

IDA不仅影响母体的健康，对胎儿也有重要影响。研究报道显示：妊娠前6个月母体IDA使早产风险增加；母体铁缺乏生产的新生儿，其Apgar评分低于无缺铁者，且更容易发生呼吸窘迫。西班牙的一项研究显示，妊娠期铁缺乏会降低新生儿自主应答、运动及协调能力。然而，也有一些研究报道母体铁缺乏对新生儿的影响与对照组相比无统计学差异。尽管母体铁缺乏对新生儿的影响尚无明确结论，妊娠期纠正铁缺乏仍是孕产妇健康的重要部分。

2. 诊断及鉴别诊断　根据中华医学会《妊娠期铁缺乏和缺铁性贫血诊治指南》推荐，将血清铁蛋白浓度 < 20μg/L作为诊断铁缺乏的界限，妊娠期因铁缺乏所致的Hb < 110g/L称为妊娠期IDA。IDA根据储存铁水平分为3期。

（1）铁减少期：体内储存铁下降，血清铁蛋白 < 20μg/L，转铁蛋

白饱和度及Hb正常。

（2）缺铁性红细胞生成期：红细胞摄入铁降低，血清铁蛋白＜20μg/L，转铁蛋白饱和度＜15%，Hb水平正常。

（3）IDA期：红细胞内Hb明显减少，血清铁蛋白＜20μg/L，转铁蛋白饱和度＜15%，Hb＜110g/L。母体血清铁和血清铁蛋白可以提示妊娠期缺铁。

确诊妊娠是否合并IDA同非妊娠者，需从临床和实验室出发，其临床症状与贫血程度相关，基本临床表现同非妊娠者；需注意对于存在曾患贫血、多次妊娠、1年内连续妊娠及素食等高危因素的孕妇，即使Hb≥110g/L，也需及时筛查是否存在铁元素缺乏。妊娠合并IDA的实验室检查同非妊娠者，对有条件的地区，推荐对所有孕妇检测血清铁蛋白，贫血患者血清铁蛋白＜20μg/L时应考虑IDA，血清铁蛋白＜30μg/L即提示进入铁耗尽的早期，需及时治疗。另外，可通过C反应蛋白（CRP）检测，以鉴别感染时的血清铁蛋白升高。

3. 治疗　诊断为IDA后，总体治疗原则为去除病因、补充铁剂。轻中度贫血者以口服铁剂为主；重度贫血可选择口服或者注射铁剂；不耐受口服铁剂者可以选择注射铁剂；极重度贫血者先输注浓缩红细胞以快速改善贫血症状，继续口服或者注射铁剂治疗。铁剂治疗的终点为Hb恢复正常后3~6个月或者产后3个月。需要注意的是妊娠早期（前12周）尽量选择口服铁剂治疗。对于治疗效果不佳者，应考虑合并其他原因引起的贫血，如叶酸、维生素B_{12}缺乏，以及广东、广西等地区高发的珠蛋白生成障碍性贫血（地中海贫血）。IDA孕妇需终止妊娠；临产时应采取措施减少生产过程中的失血，并于产后48小时复查Hb。需要注意的是，在诊治过程中，需要给予胎心监护、按需吸氧。

（二）妊娠合并巨幼细胞性贫血

1. **概述**　巨幼细胞性贫血（megaloblastic anemia）是孕产妇贫血的第二大原因，其为一组DNA合成障碍所致的大细胞性贫血，累及造血系统严重者可导致"三系"（红细胞系、白细胞系、血小板系）下降，典型形态特征为血细胞巨幼样改变。最常见的病因为叶酸和（或）维生素B_{12}缺乏。摄入减少、吸收障碍和需求增加是叶酸和（或）维生素B_{12}缺乏的原因。国内巨幼细胞性贫血原因以营养性叶酸缺乏多见，妊娠期对叶酸的需求约为非妊娠期的2倍（$800\mu g/d : 400\mu g/d$）。妊娠期雌激素和孕激素增加可能抑制叶酸的吸收。孕妇轻度叶酸缺乏即可引起胎儿先天性异常，尤其与胚胎神经管缺陷密切相关。胎儿神经管闭合发生在胚胎第4周，因此妊娠早期补充足够的叶酸对孕产妇和胎儿均意义重大。人体内维生素B_{12}储存丰富，而需求量较少，故维生素B_{12}缺乏多见于内因子缺乏、消化道疾病及服用影响维生素B_{12}代谢的药物等，并且研究报道缺乏维生素B_{12}可导致不孕。因此，妊娠期维生素B_{12}缺乏较叶酸缺乏少见。

2. **诊断及鉴别诊断**　妊娠合并巨幼细胞性贫血的诊断及鉴别诊断同非妊娠者。一旦怀疑孕产妇有巨幼细胞性贫血可能，应尽早开始治疗。需进行详细的病史及既往史采集以判断诱因或基础疾病。临床表现根据贫血程度不同而有差异，结合血常规、叶酸、维生素B_{12}、血同型半胱氨酸、甲基丙二酸等实验室检查，以及诊断性治疗，可以帮助明确诊断。对于妊娠早、中期有长期营养不良史，血常规提示大细胞性贫血，外周血涂片见中性粒细胞核分叶过多，骨髓涂片有巨幼细胞性贫血典型改变，血清叶酸和（或）维生素B_{12}低于正常值，叶酸/维生素B_{12}治疗有效的孕产妇，应高度怀疑合并巨幼细胞性贫血。需要注意的是，对于孕产妇，骨髓穿刺创伤相对较大，可能造成流产、早产的风险，故诊断时尽量选择创伤较小的检查方法。

妊娠合并巨幼细胞性贫血需要与其他原因引起的大细胞性贫血或者血细胞下降相鉴别，如自身免疫性溶血性贫血、骨髓增生异常综合征、再生障碍性贫血等，相应检查有助于鉴别。

3. 治疗　总体治疗原则为预防为主、治疗为辅，除补充缺乏的营养素外，纠正造成该种营养素缺乏的原因同样重要。预防方面，妊娠期妇女推荐每日至少补充400μg叶酸，若无明显诱因，维生素B_{12}无须补充预防剂量；对素食或者营养吸收不良的孕妇，可每3个月给予维生素B_{12} 1mg。治疗方面，应根据叶酸和（或）维生素B_{12}缺乏的程度进行补充，一般口服叶酸5~10mg，3次/天。贫血者补充治疗剂量叶酸时，需同时补充维生素B_{12}，以防止治疗性维生素B_{12}缺乏。

（三）妊娠合并溶血性贫血

溶血性贫血（hemolytic anemia）的病因很多，可归纳为红细胞内在缺陷异常和外部环境异常。红细胞内在缺陷所致的溶血性贫血，如各型地中海贫血、镰刀状细胞贫血等多为遗传因素导致，故不推荐有该类溶血性贫血的孕产妇留存脐带血。外部环境异常可大致分为免疫性因素异常和非免疫性因素异常。免疫性溶血为抗原、抗体介导的红细胞破坏，多为IgM、IgG介导，其病因、机制复杂。IgG抗体可通过母胎屏障，不推荐合并该类免疫性溶血性贫血的孕产妇留存脐带血至公共库，但可根据个人意愿和具体病情留存至自体库。目前，国内外对妊娠合并免疫相关性溶血性贫血者的脐带血留存问题暂无确切说明。非免疫性因素包括普通感染、创伤、药物等，大部分纠正病因及症状后不影响脐带血留存。

三、妊娠合并血小板减少

血小板减少在女性妊娠期和围产期的发生率为5%～10%，是妊娠期第二大血液系统疾病，发生率仅次于贫血。国内以血小板计数 $< 100 \times 10^9/L$ 为标准，国外一般以 $< 150 \times 10^9/L$ 为标准。由于妊娠期生理性改变，随着妊娠周数增加，孕妇血小板水平随之下降。非病理状态下，妊娠晚期孕妇血小板水平可明显低于正常女性，因此妊娠合并血小板减少的标准仍有待商榷。妊娠合并血小板减少的原因多样、机制复杂，约75%为妊娠期血小板减少症（gestational thrombocytopenia，GT），15%～20%与妊娠期高血压疾病相关，3%～4%为免疫相关性血小板减少性紫癜（idiopathic thrombocytopenic purpura，ITP），1%～2%与先天性疾病、感染、血液肿瘤等相关。单纯且轻度的血小板减少的出血风险低，而严重或者合并其他临床表现的血小板减少可对母体、胎儿及新生儿的健康造成极大威胁。快速判断孕产妇血小板减少可能导致的出血风险及血小板减少的原因，排除与之相关的严重疾病非常重要。而在脐带血留存方面，GT患者一般无影响，ITP患者可视具体情况保留脐带血至自体库，而遗传性血小板减少、妊娠期有严重并发症患者不建议留存脐带血。

（一）妊娠合并血小板减少症

1. **概述**　GT是妊娠合并血小板减少最常见的原因，通常血小板计数波动在（70～100）$\times 10^9/L$，偶有重症GT的报道。GT发病机制未明，常发生于妊娠中晚期，一般血小板下降程度较小，不会造成孕产妇、胎儿及新生儿出血，仅2%可能引起胎儿血小板轻度下降，通常无须特殊治疗，为自限性疾病。目前，GT的发病机制未明，可能与妊娠期生理性血液稀释、血小板向胎盘聚集引起分布异常、妊娠期高凝状态等有关。

2. **诊断及鉴别诊断**　诊断GT需要注意以下条件：①孕前无血小板减少病史；②孕期血小板为轻、中度下降，多于妊娠中晚期发生；③凝血及肝、肾功能正常；④无明显出血症状及体征；⑤产后2~12周血小板恢复至孕前正常水平。因为目前暂无诊断GT的特异性检测标志，因此GT为排他性诊断，需与妊娠期及围生期导致血小板减少的各种其他疾病如ITP、子痫前期、HELLP综合征早期等相鉴别；需完善体格检查、血常规、生化、骨髓、免疫检查等。对于起始诊断考虑GT的孕产妇，若血小板进行性下降，或者生产后1~2个月血小板未恢复，则需重点排除ITP及遗传因素导致的血小板减少。

3. **治疗**　GT患者血小板呈轻中度下降，大部分患者血小板计数 $> 70 \times 10^9$/L，且无临床症状，一般无须特殊治疗，动态监测血小板变化、判断出血倾向、加强胎儿监护即可。对于GT患者剖宫产时能否行硬膜外麻醉国内外学者观点不一，有报道称生产前使用糖皮质激素和（或）免疫球蛋白可以减少硬膜外麻醉和生产的出血风险。而对于重症GT，国外有报道认为糖皮质激素与免疫球蛋白对于降低麻醉和生产风险无效。

（二）妊娠合并免疫相关性血小板减少性紫癜

1. **概述**　ITP是妊娠期常见并发症之一，占妊娠期血小板减少的3%~4%；大部分患者妊娠前已有ITP，少部分于妊娠期新发。新发的ITP均于孕早、中期出现，未治疗情况下血小板常呈进行性下降，多 $< 50 \times 10^9$/L，15%~35%孕妇需要在生产前接受治疗。对自身抗原免疫耐受失衡，引起免疫介导的血小板破坏增加和巨核细胞产血小板能力下降是ITP的主要致病机制。IgG在ITP发生中起重要作用，且可通过母胎屏障，因此可引起胎儿/新生儿体内血小板计数下降。

妊娠合并ITP可表现为母体皮肤、黏膜出血，严重者出现内脏出血，甚至肺出血、颅内出血等危及生命的情况。此外，也可表现为胎盘早剥、妊娠期阴道出血、围产期出血等。虽然胎儿／新生儿血小板低于正常，但仅少数新生儿出现相应临床表现。国外一项回顾性临床研究对284名合并ITP的孕妇及其286名新生儿进行分析发现，经过正规ITP治疗后，母体和新生儿的出血倾向可明显减低，其中约27.1%母体出现并发症，6.3%新生儿出现出血倾向。母体血液学并发症的出现与其ITP的控制情况呈正相关，复发／难治性ITP患者妊娠及围生期更易出现并发症，而新生儿出血倾向的严重程度取决于母体ITP的治疗情况。

2. **诊断及鉴别诊断**　确诊ITP需排除其他引起血小板减少的疾病。妊娠合并ITP的诊断同成人ITP的诊断，根据《成人原发免疫性血小板减少症诊断与治疗中国专家共识（2016年版）》，ITP的诊断需要符合：①至少2次血常规示血小板计数减少，血细胞形态无异常；②脾脏无增大；③骨髓检查示巨核细胞数增多或正常，伴成熟障碍；④排除其他继发性血小板减少症。因妊娠的特殊性，不推荐行骨髓检查。血小板抗体和促血小板生成素（TPO）检测可帮助诊断ITP。

结合病史和实验室检查结果，不难与子痫、HELLP综合征、血液肿瘤等可引起妊娠期血小板减少的疾病相鉴别，而GT是妊娠合并ITP鉴别诊断的难点。国内外均有报道，认为血小板减少发生时的孕周数和血小板下降的数值可作为ITP的独立预测指标。妊娠前无血小板减少的病史及妊娠后血小板可自行恢复是GT区别于ITP的最大特点。另外，不同于GT的是，ITP可发生于妊娠任何阶段；血小板下降程度较GT严重，血小板计数常 $< 50 \times 10^9/L$ 或进行性下降；GT少累及胎儿／新生儿血小板数值，而妊娠合并ITP者，其胎儿／新生儿的血小板数值常伴随下降；对糖皮质激素和免疫球蛋白的治疗反应也有助于判断。

3. 治疗 出血、血小板计数 $< 30 \times 10^9/L$、分娩或者剖宫产是妊娠合并ITP开始治疗的指征,否则观察、监测临床症状和血小板计数即可。指南规定,自然分娩时血小板计数需 $\geq 50 \times 10^9/L$,剖宫产时血小板计数需 $\geq 80 \times 10^9/L$。为保障有充分的时间来提升血小板至需要水平,对于病情稳定者可在预产期前3~4周开始针对性监测和治疗,而病情不稳定者建议提前至34周。

糖皮质激素、免疫球蛋白是妊娠合并ITP的一线治疗药物,而免疫抑制剂、雄激素、长春碱类药物应避免使用。泼尼松推荐起始剂量为1mg/(kg·d)(基于妊娠前体重),病情稳定后快速减量至最小维持剂量。开始糖皮质激素治疗后,应注意监测治疗相关不良反应,尤其是妊娠特异性不良反应,如妊娠期糖尿病、妊娠期高血压综合征、胎盘早剥、早产等。有报道称,妊娠早期长期使用糖皮质激素有增加新生儿唇腭裂的风险。因此,妊娠合并ITP比普通ITP患者更倾向于应用免疫球蛋白。当糖皮质激素需要长期应用较大维持剂量(>7.5mg/d)、出现严重的激素相关不良反应或者处于妊娠早期时,应考虑提前应用免疫球蛋白,常规剂量为0.4~0.5g/(kg·d),维持3~5天;或者1g/(kg·d),共2天。一线治疗失败时,可行二线方案予脾脏切除。一般认为妊娠中期行脾脏切除对母体和胎儿相对安全。对于妊娠合并的复发/难治性ITP,其治疗具有很大的局限性,国外有妊娠晚期使用艾曲泊帕治疗ITP的个案报道。也有研究认为妊娠晚期使用利妥昔单抗(美罗华)可抑制新生儿B细胞发育。对于近年来新出现的二线药物,目前国内外尚缺乏明确的安全性及有效性研究结论。

对于重症ITP、严重出血倾向、手术等需要迅速提高血小板数值的情况,可予血小板输注。部分ITP患者输注血小板可刺激血小板抗体的产生,加剧血小板破坏,从而加重病情。因而,对于需要输注血小板的患者，推荐完善血小板抗体和供受体交叉配型检测。

四、妊娠合并静脉血栓栓塞症

（一）概述

约15%的妊娠及围生期死亡事件与血栓栓塞相关，其中静脉血栓栓塞症（venous thromboembo lism，VTE）约占血栓栓塞事件的80%，主要包括深静脉血栓（deep vein throbosis，DVT）和肺栓塞（pulmonary embolism，PE）。PE是孕产妇死亡的主要原因，目前认为PE是DVT发展的不同阶段。按照病因VTE分为遗传性和非遗传性两大类。凝血因子Ⅴ雷登突变、G20210突变为公认的VTE遗传性危险因素，但在中国人群中罕见。抗凝血酶、蛋白C、蛋白S等缺乏是国内VTE患者常见的高危因素，与基因突变相关，部分可呈家系遗传。非妊娠者VTE发生的非遗传因素有吸烟、肥胖、肿瘤、抗磷脂抗体综合征、制动、手术等，妊娠子宫压迫盆腔血管使腹腔压力增高、静脉血流缓慢，妊娠期母体生理性凝血因子增多、活力增强、纤溶减弱，静脉血流淤滞及高凝状态使妊娠期VTE的发生率较非妊娠期增加2~4倍。有遗传因素及妊娠严重并发症相关的VTE者不宜留存脐带血。无其他病因的单纯与妊娠相关的VTE者可视具体情况保留脐带血至自体库。

（二）诊断

VTE的诊断需要结合临床表现和影像学检查。VTE发生部位不同，临床表现不一。DVT患者常表现为患侧肢体肿痛，皮肤温度下降，可伴静脉曲张。PE表现为呼吸困难、咯血、胸痛等。妊娠期，尤其是妊娠中晚期，常伴生理性下肢水肿，不利于DVT的早期发现。临床表现高度怀疑VTE者应尽快完善检查，怀疑DVT者首选静脉加压超声波检查，首次超声波检查阴性血栓高危孕妇应进行多次复查，妊娠中晚期可考虑行磁共振血管成像或静脉造影。怀疑PE者，行胸部X线检查；阴性者行VQ灌注显像；仍不能明确诊断时，需行静脉造影等检查。避免重复检查，以免增加对胎儿的影响。妊娠状态下血液呈高凝状态，非血栓状态D-二聚体即可升高，因此不能将其作为血栓形成的判断指标，但应动态监测D-二聚体变化趋势。

（三）治疗

妊娠期VTE首选低分子肝素（LMWH）或普通肝素抗凝治疗，两者均不通过胎盘和乳汁，因而对胎儿及新生儿的安全性良好。华法林可通过胎盘造成胎儿致畸，故妊娠期禁用。目前，大部分指南推荐LMWH优于普通肝素，具体优势有：生物利用度好、半衰期长、不良反应小、给药方便、无须监测凝血功能。

LMWH的剂量需按照药品说明书体重-用量对照表进行选择。美国妇产医师协会（ACOG）推荐LMWH治疗量为每天2次，预防量为每天1次。因妊娠期血容量增加、肾小球滤过率增高、肝素与蛋白结合增加，故有学者认为需要随着妊娠周数增加而增加使用剂量。另有学者持不同意见，目前尚无统一定论。除超重或者使用LMWH治疗剂量VTE仍复发的孕产妇外，其他患者不推荐常规检测抗凝血因子Xa水平。为避免分娩或剖宫产时LMWH导致的出血，建议提前24小时停用LMWH，改为半衰期短的普通肝素，提前4~6小时停用普通肝素。若无持续性出血，分娩后12小时或剖宫产后24小时可重新恢复抗凝治疗。华法林不通过乳汁分泌，故产后抗凝血治疗亦可作为选择。对于严重的PE和DVT，需要溶栓治疗以挽救孕产妇生命，应在妇产科、介入科、血液科、呼吸科等相关学科的讨论指导下进行。

（吴德沛）

[**主要参考文献**]

1. 李霞，孔为民，姜艳. 妊娠期血小板减少疾病研究进展 [J]. 中国计划生育和妇产科，2017，9 (11)：19-23.

2. 齐薇薇，邵宗鸿. 妊娠期铁缺乏和缺铁性贫血诊治指南解读 [J]. 中国实用内科杂志，2015，35 (2)：451-454.

3. 中国儿童、孕妇、育龄妇女铁缺乏症流行病学调查协作组. 中国孕妇、育龄妇女铁缺乏症患病率调查 [J]. 中华血液学杂志，2004，25 (11)：653-657.

4. 中华医学会血液学分会血栓与止血学组. 成人原发免疫性血小板减少症诊断与治疗中国专家共识（2016版）[J]. 中华血液学杂志，2016，37 (2)：89-93.

5. Allen LH, King JC, Sachet PP. Anemia and iron deficiency：effects on pregnancy outcome [J]. Americ J Clin Nutri, 2000, 71 (5 Suppl)：1280S.

6. British Committee for Standards in Haematology General Haematology Task Force. Guidelines for the investigation and management of idiopathic thrombocytopenic purpura in adults, children and in pregnancy [J]. Brit J Haematol, 2003, 120 (4)：574-596.

7. Butler MG, Menitove JE. Umbilical cord blood banking: an update [J]. J Assisted Reproduc Genet, 2011, 28 (8)：669.

8. Cines DB, Levine LD. Thrombocytopenia in pregnancy [J]. Blood, 2017, 2010 (13)：397-402.

9. Fraser JK, Cairo MS, Wagner EL, et al. Cord Blood Transplantation Study (COBLT)：cord blood bank standard operating procedures [J]. J Hematot, 1998, 7 (6)：521.

10. Fujimura K, Harada Y, Fujimoto T, et al. Nationwide study of

idiopathic thrombocytopenic purpura in pregnant women and the clinical influence on neonates [J]. Internat J Hematol, 2002, 75 (4):426.

11. Fujita A, Sakai R, Matsuura S, et al. A retrospective analysis of obstetric patients with idiopathic thrombocytopenic purpura: a single center study [J]. Internat J Hematol, 2010, 92 (3):463-467.

12. Hernández-Martínez C, Canals J, Aranda N, et al. Effects of iron deficiency on neonatal behavior at different stages of pregnancy [J]. Early Human Develop, 2011, 87 (3):165.

13. Hoffman R, Brenner B. Can we program VTE prevention in pregnancy [J]? Inter Emerg Med, 2015, 10 (2):123.

14. Klink DT, Elburg RMV, Schreurs MWJ, et al. Rituximab administration in third trimester of pregnancy suppresses neonatal B-cell development [J]. Clin Develop Immunol, 2008, 2008 (1):1.

15. Kurtzberg J, Chell J, Boo M, et al. Standardization of cord blood banking procedures NMDP network [J]. Biol Blood Marrow Transplant, 2005, 11 (11):933-934.

16. Kurtzberg J, Chell J, Boo M, et al. Standardization of cord blood banking procedures NMDP network [J]. Biol Blood Marrow Transplant, 2005, 11 (11):933-934.

17. Lauber S, Latta M, Klüter H, et al. The mannheim cord blood bank: experiences and perspectives for the future [J]. Transfus Med Hemother, 2010, 37 (2):90-97.

18. Mccullough J, Mckenna D, Kadidlo D, et al. Issues in the quality of umbilical cord blood stem cells for transplantation [J]. Transfusion, 2005, 45 (6):832-841.

19. Parunov LA, Soshitova NP, Ovanesov MV, et al. Epidemiology of venous thromboembolism (VTE)associated with pregnancy [J]. Birth Defects Research Part C Embryo Today Rev, 2015, 105 (3):167-184.

20. Rubinstein P, Dobrila L, Rosenfield RE, et al. Processing and cryopreservation of placental/umbilical cord blood for unrelated bone marrow reconstitution. Proc Nat Acad Sci U S A, 1995, 92 (22):10119-10122.

21. Rubinstein P. Cord blood banking for clinical transplantation [J]. Bone Marrow Transplant, 2009, 44 (10):635-642.

22. Sun D, Shehata N, Ye XY, et al. Corticosteroids compared to intravenous immune globulin for the treatment of immune thrombocytopenia in pregnancy [J]. Blood, 2016, 128 (10):1329.

23. Tsiara S, Nelson-Piercy C, Cooper N. Thrombocytopenia in pregnancy: gestational thrombocytopenia and immune thrombocytopenic purpura [M]. In: Disorders of Thrombosis and Hemostasis in Pregnancy. Springer International Publishing, 2015:55-63.

24. Veneri D, Franchini M, Raffaelli R, et al. Idiopathic thrombocytopenic purpura in pregnancy: analysis of 43 consecutive cases followed at a single Italian institution [J]. Annals of Hematol, 2006, 85 (8):552-524.

25. Win N, Rowley M, Pollard C, et al. Severe gestational (incidental) thrombocytopenia: to treat or not to treat [J]. Hematology, 2005, 10 (1):69-72.

26. Wyszynski DF, Carman WJ, Cantor AB, et al. Pregnancy and birth outcomes among women with idiopathic thrombocytopenic purpura [J]. J Pregnancy, 2016 (1):8297407.

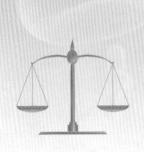

《赫尔辛基宣言》
《日内瓦宣言》
《国际医德守则》

——世界医学会
——世界医学大会

第三篇

脐带血造血干细胞获取、生产及临床应用伦理

造血干细胞移植知情同意书

姓名：　　性别：　　年龄：　　病区：　　床号：　　住院号：

1. 患者疾病诊断：
2. 拟实施医疗方案名称：造血干细胞移植
3. 为何实施此手术/操作：以正常的造血干细胞替代患者的骨髓，重建患者造血和免疫功能，达到治疗原发病的目的，避免该病直接或间接导致患者死亡
4. 麻醉方式：无
5. 拟实施医疗方案及其风险和注意事项：预期不经此诊疗方案治疗将可能对

第十五章 干细胞研究与应用相关伦理

第一节 干细胞研究与应用的发展

21世纪是生命科学的世纪。21世纪近20年来，随着克隆技术的诞生与人类基因组的破译，基因诊断、基因编辑、精准治疗、免疫治疗、医学+互联网、人体器官移植、干细胞的应用等相继得到突破性发展，医学科技日新月异。干细胞具有强大的自我更新、多向分化和不断增殖的潜能，并能在不同的阶段表现出不同的特点，演绎出等同于生命发展过程中不同阶段的特点，甚至近似完整地复制与重现生命的部分或全部。干细胞的研究继1999年*Science*杂志将其评为"1999年度十大科学进展之首"后，有些科学家将其誉为21世纪头十年照亮世界的十大科技成就之一。2016年8月19~20日在北京召开了全国卫生与健康大会，大会对医学研究、疾病预防、临床医疗、健康产业等提出了明确的发展目标。干细胞的研究、发展与应用已经成为健康中国建设中不可或缺的一个重要组成部分，是维护我国13.95亿人健康与安全的一项重要举措。

科学家根据干细胞所处生长阶段的不同特点，理论上将其分为胚胎干细胞和成体干细胞。胚胎干细胞通常来自早期的胚胎或通过体细胞核转移而成，而成体干细胞则主要来自脐带、脐带血、胎盘组织、骨髓、脂肪组织等间充质干细胞（MSC）、精原细胞干细胞、体细胞诱导产生的多能干细胞等。

随着干细胞各种内在特性的不断被发现和证实，如何充分利用干细胞自我更新（或自我维持）、强大的增殖能力和多向分化的三大生物学特征，把握、利用干细胞的控制方式和调节因子，将不同的干细胞可控地转化成医疗所需要的神经细胞、肌细胞、血液细胞、骨骼细胞等，把它们作为细胞移植治疗或再生医学的来源已经成为科学家研究的热点。世界各国的科学杂志和各种媒体不断报道的成功案例日益证实，干细胞治疗是人类战胜某些重大疾病的一种成效大、不良反应少、成本相对较低的新途径。干细胞的研究和应用不仅受到医学界高度重视，亦引起了世界各国其他相关领域的科学家、医药研究单位和生产企业及社会广大公众的高度关注与热切期待。多年来，美国、欧洲各国、日本等发达国家先后投入了大量的资金和研究力量，试图获得人类干细胞研究和应用领域的先机，抢占制高点。截至2018年6月，全球已有13种获批上市的干细胞治疗药物，涉及白血病、软骨损伤修复、移植物抗宿主病、心肌梗死等领域，正在进行中的研究项目则更是不计其数。

在我国，干细胞的应用研究起步稍晚于欧美发达国家，在某些领域的干细胞移植技术尚不够成熟，有些还处于实验室研究阶段，发展规模也不及美国、欧洲各国和日本。但是，鉴于干细胞在治疗中具有系统重建、细胞替代治疗、组织工程和基因治疗四大方面的重要意义，尤其是对于人口基数巨大、健康水平亟待提高、人民群众富裕程度还比较低的我国，通过干细胞移植治愈某些难治性疾病，通过开发干细胞类新药彻底医治某些重大疾病，在应对老龄化进程中缓解某些公共基础性疾病等，均具有成规模、疗效好、效率高、卫生总成本低的积极意义。同时，不断发掘干细胞在医疗上的积极作用，还对促进社会生物技术和人工智能发展、新药开发、振兴社会经济等均具有重要的意义。人类干细胞研究、开发、应用的社会历史意义已经引起了我国政府的高度关注，激发了医疗卫生界精英们在该领域中追赶世界先进水平的积极性，发展符合我国国情需要的干细胞治疗技术势头异常迅猛，一种后来居上、"变道超车"的态势已经悄然形成。同时，我国在骨髓造血干细胞、外周血造血干细胞、脐带血造血干细胞移植（HSCT）领域已经积淀了多年的丰富经验，蓄势待发，有待于获得新的突破。

1978年，科学家首次在人脐带血中发现造血干细胞。1988年，法国首例脐带血移植成功治疗范可尼贫血。1992年，美国纽约血液中心建立了世界上第一家脐带血造血干细胞库（NYBC）。1996年，中国上海首次异基因骨髓HSCT获得成功，同年卫生部批准成立了全国第一家脐带血造血干细胞库——北京市脐带血造血干细胞库。其后，我国先后批准了中国造血干细胞捐献者资料库（简称中华骨髓库。该库先以骨髓造血干细胞捐献者资料登记，后改为外周血造血干细胞捐献者资料登记）以及上海市、天津市、浙江省、山东省、广东省、四川省6家脐带血造血干细胞库，形成了"7+1"的基本框架。经多年发展，造血干细胞临床移植已经成为医治白血病、β珠蛋白生成障碍性贫血等重大疾病的重要治疗方案。仅以上海市脐带血造血干细胞库为例，至2018年底，可供移植的库存脐带血造血干细胞就高达10万份，其中公共库资源超过5万份；临床移植案例从2004~2011年累计仅有100例，而2016年7月至2017年12月共18个月的移植总数就达到了1 000例，移植总数从2 000例上升至3000例。据统计，截至2018年12月31日，该脐带血库已经累计提供脐带血造血干细胞并成功实施移植3 800余例。

据临床治疗案例报道，国内HSCT病种已经覆盖了急性髓系白血病（AML）、急性淋巴细胞白血病（ALL）、慢性粒细胞白血病（CML）、骨髓增生异常综合征（MDS）、非霍奇金淋巴瘤（NHL）、霍奇金淋巴瘤（HL）、重型再生障碍性贫血（SAA）、阵发性睡眠性血红蛋白尿（PNH）、镰状细胞贫血或珠蛋白生成障碍性贫血（地中海贫血）（HbSS或HbS$_\beta$）、范可尼贫血（Fanconi anemia）、联合免疫缺陷综合征（SCID）、骨硬化症（osteopetrosis）、贮积病（storage disease）、巨噬细胞疾病和多发性骨髓瘤（MM）等20余种恶性疾病。有些临床专家甚至认为，HSCT是目前治疗骨硬化症、巨噬细胞疾病的唯一有效方法；是贮积病目前唯一有效且能长期治疗的方法。随着基础研究和临床研究的深入发展，除了造血干细胞外，间充质干细胞（MSC）在临床治疗领域的应用也得到高度重视和发展。

总之，通过临床治疗成功案例的积累，HSCT的有效性不断被证实，社会影响力也日益扩大，造血干细胞的临床移植需求量呈逐年快速增长趋势。短短的30年间，我国的造血干细胞研究、生产、应用规模不断扩大，技术不断提升，应用领域不断拓展，相关管理标准、规范不断更新和出台，使中国HSCT与应用进入了世界先进行列。

第二节　干细胞研究与应用的规范与伦理

干细胞研究、治疗领域宽广，市场前景巨大，不仅引起了世界各国和众多科学家、医学家的关注，也吸引了众多投资者关注，引出了众多的伦理新课题，全面促进了医学科研、临床医学、生物制药事业的健康发展。但是，与此同时，也产生了部分违反医学道德与科研道德的事件。

2004~2005年间，韩国兽医学博士及理学博士黄禹锡在 *Science*、*Nature* 杂志发表的《从克隆胚泡获取的人类多能胚胎干细胞系证据》和《从成熟的体细胞克隆犬》论文引起了世界生命生物科学界的巨大轰动。黄禹锡的研究课题和论文最终被认定为研究与学术造假，还涉及严重的医学伦理问题。黄禹锡的论文与造假行为促进了《世界生命伦理与人权宣言》的诞生（2005年10月19日在法国巴黎举行的世界教科文组织第三十三届大会一致通过）。又据2018年10月媒体报道，哈佛大学宣布：曾在美国哈佛大学任职、被认为是世界心肌再生领域的开创者和"祖师爷"的皮耶罗·安韦萨，于2001年在英国学术刊物 *Nature* 杂志发表的《自骨髓的 *c-kit* 干细胞可以使心肌再生》的论文、2003年在美国 *Cell* 杂志发表的《使用成熟的心脏干细胞就能修复心肌，不再需要骨髓干细胞》等系列论文31篇，均属造假。各杂志纷纷宣布撤稿。该事件成为21世纪初生命科学领域最大的丑闻。

而在我国，一方面因为区域宽广、发展阶段和管理水平差异大、疾病种类多样和患者人口众多的特点，同时又由于干细胞研究、应用领域的宽广和生物医药本身具有的巨大市场及商业附加值等因素，致使我国在发展干细胞研究与治疗领域爆发出前所未有的动力的同时，也诱发了一部分不规范的研究和临床行为，出现一些未经严格的临床前研究、试验，也没有做详尽、严密的临床试验方案论证即匆忙地将各种干细胞（包括MSC等）移植于各类不同疾病患者身上，严重忽略和混淆了医学基础研究、临床研究与临床治疗的概念、原则，偏离了医学目的。2016年3月29日 *Nature* 杂志发文，批评"中国干细胞治疗乱象丛生"，文中对我国的干细胞临床研究和移植工作的不规范进行了分析，表达了关切和不安。网络上也出现了多篇类似的批评文章。尽管这些批评未必完全真实地反映我国在干细胞领域中良好的主流发展状况，但也反映出一些单位和个人在临床应用干细胞治疗中未能严格按照医学科研与临床治疗的要求和伦理指引开展临床试验，不仅对患者生命与公众的健康构成了危险，也对我国的医学科学发展和国家形象造成了极为不利的影响。2016年的"魏则西事件"反映出"细胞免疫治疗"的不规范使用，2018年11月我国深圳在基因编辑领域出现了世界上首例"基因编辑婴儿"的诞生，这些事件是对干细胞临床应用的一个十分重要的警示信号。

为了有效地促进医学科学发展和干细胞等医疗技术的科学、有序应用，世界医学界与我国政府及医疗卫生系统、科技界、伦理学界等早就开始关注并不断规范医学科研及干细胞的临床研究和应用行为。

1964年，第29届世界医学大会通过了《赫尔辛基宣言——涉及人类受试者医学研究的伦理准则》。2005年，世界教科文组织《世界生命伦理与人权宣言》颁布。我国学界和政府有关部门结合中国的实际情况，于1981年9月出版了《医德学概论》，1984年上海第二医学院（现上海交通大学医学院）丘祥兴教授主编了医学生教材《医学伦理学》。《医学伦理学》根据美国学者汤姆·L·比彻姆及琼斯·F·查德里斯于1979年提出的"尊重自主原则（the principle of respect for autonomy）、不伤害原则（the principle of non-maleficence）、行善原则（the principle of beneficence）、公平正义原则（the principle of justice）"（四项伦理原则），结合中国实际，整理、归纳为"无伤、有利、公正、自主"四原则，并将其正式纳入了医学生的医德课程。尊重、知情同意、保密等原则也随着伦理教育和临床实践得到不断地充实、深化和发展。1981年10月，卫生部颁布了《医院工作人员守则和医德规范》。1987年，中国社会科学院邱仁宗教授出版了《生命伦理学》一书，成为继我国1926年中华医学会在《中国医学》杂志公布的《医学伦理学法典》和1932年上海震旦大学医学院教师、医生宋国宾教授主编《医业伦理学》后，该时期最具开创性的伦理学专著。

1998年，卫生部参考医学国际组织理事会（CIOMS）与世界卫生组织（WHO）合作起草的《涉及人体受试者的生物医学研究的国际伦理学准则》和结合我国国情，出台了《涉及人体的生物医学研究伦理审查办法（试行）》，对知情同意、研究者义务、被研究者的权益及伦理审查制度作出规定。国家有关部门针对基因和胚胎干细胞研究应用的兴起，也及时批准了"国家人类基因组南方研究中心"伦理学部申报的"人类胚胎干细胞研究的伦理指导原则""干细胞研究与临床应用伦理准则""成体干细胞临床试验应用的伦理准则"等研究课题。并根据干细胞研究、临床医疗和社会道德的需要，不断完善规划、制定政策、制度和技术规范。

2003年前后，卫生部和国家食品药品监督管理总局先后颁布了《人类辅助生殖技术和人类精子库伦理原则》《药品临床试验质量管理规范》《医疗器械临床试验规定》《人胚胎干细胞研究伦理指导原则》等规范性文件。2009年起，国家卫计委又先后组织专家论证、修订、完善、制定并下发了《医疗技术临床应用管理办法》《涉及人的生物医学研究伦理审查办法》《干细胞临床转化（应用）指导原则》等一系列正式文件和指导手册，翻译了国际干细胞研究协会（ISSCR）的《干细胞治疗患者手册》。2015年7月，国家卫计委会同国家食品药品监督管理总局下发了《干细胞临床研究管理办法（试行）》和《干细胞制剂质量控制及临床前研究指导原则（试行）》，对干细胞研究、制剂、临床研究前研究、临床研究等提出系统、明确的伦理要求和技术规范。这些规范性文件不断明确规定、强调和完善了操作的要求、路径。文件强调干细胞的临床研究与临床应用必须在管理办法规定的管理框架下开展，并在按管理办法要求获得资质的医疗机构中开展干细胞临床研究，同时对干细胞临床研究的伦理审查和跟踪管理也都提出了具体要求。

2009年10月1日，新修订后的《中华人民共和国专利法》及2010年制定的《专利法实施细则与审查指南》均对干细胞领域的研究成果给予专利保护，开拓了新的空间，也反映了国家对发展干细胞研究和应用的信心及管理的决心。

（马　强　伍　蓉）

[主要参考文献]

1. 国际干细胞研究协会.干细胞治疗患者手册[R]. 2008-12-3.

2. 黄晓军.实用造血干细胞移植[M].北京：人民卫生出版社，2014.

3. 联合国大会.世界人类基因组与人权宣言[R]. 1998-12-9.

4. 刘太行.胎盘来源干细胞研究进展[J].中国产前诊断杂志（电子版），2018，10（1）:1-5.

5. 美国国家保护生物医药和行为研究受试者委员会[R]. 贝尔蒙报告：保护受试者伦理原则及准则.1978-4-18.

6. 丘祥兴.医学伦理学[M].北京：人民卫生出版社，2006.

7. 世界医学会.赫尔辛基宣言——涉及人类受试者医学研究的伦理准则[Z]. 2013-10.

8. 中华人民共和国国家人类基因南方研究中心，上海医药临床研究中心伦理学部.干细胞研究伦理（汇编）[R]. 2016.

9. 中华人民共和国国家卫生和计划生育委员会，中华人民共和国国家食品药品监督管理总局. 干细胞制剂质量控制及临床前研究指导原则（试行）[Z]. 2015-8-21.

10. 中华人民共和国国家卫生和计划生育委员会，中华人民共和国国家食品药品监督管理总局.干细胞临床研究管理办法（试行）[Z]. 2015-7-20.

11. 中华人民共和国国家卫生和计划生育委员会.涉及人的生物医学研究伦理审查管理办法[Z]. 2016-10-12.

12. 中华人民共和国国务院.中华人民共和国人类遗传资源管理条例[Z]. 2019-5-28.

13. 中华人民共和国科技部，中华人民共和国卫生部.人胚胎干细胞研究伦理指导原则[Z]. 2003-12-24.

14. 中华人民共和国卫生部.关于加强脐带血造血干细胞管理工作的通知[Z]. 2011-10-24.

15. 中华人民共和国卫生部.医疗技术临床应用管理办法[Z]. 2009-5-1.

第十六章 脐带血造血干细胞库的合法性与社会道德

第一节 脐带血造血干细胞库的设置及社会定位的伦理基础

脐带血造血干细胞库的设置是国家、社会与治病救人的需要。脐带血造血干细胞是20世纪末继骨髓抽取、外周血动员提取造血干细胞后医学家发现的，能无创伤、有效获取并大量储存优质造血干细胞的重要成果。且脐带血是胎儿娩出、脐带结扎并离断后残留在胎盘和脐带中的血液，提取过程对产妇和新生儿身体及器官不会造成伤害，通常是被废弃的。脐带血造血干细胞具有变废为宝、实物储存、配型方便、成功率高、取用及时等优点，深受临床医疗的欢迎，满足了大量急需造血干细胞进行临床移植延续生命的患者的紧迫需要。同时脐带血造血干细胞库的建立，也为国家、民族留下了重要的生物研究样本和基因研究空间，造福于社会，服务于患者。

国家高度重视脐带血造血干细胞库的建设。1999年卫生部以政府部门规章的形式颁布了《脐带血造血干细胞库管理办法（试行）》[卫科教发【1999】第247号]（以下简称《管理试行办法》）。《管理试行办法》第一章第二条明确规定了建立脐带血造血干细胞库的目的和基本定位是"以人体造血干细胞移植（HSCT）为目的，具有采集、处理、保存和提供造血干细胞的能力，并具有相当研究实力的特殊血站"。"不得以营利为目的。"鉴于脐带血造血干细胞库的建库目的和基本定位，它的设置必然实行"全国统一规划、统一布局、统一标准、统一规范和统一管理制度"，并明确主管及审批部门为国家卫生行政部门。

2001年5月22日，卫生部下发了《关于下发脐带血造血干细胞库设置规划的通知》［卫办医发【2001】第76号］。该通知明确指出，国家决定：2001~2005年在全国设置5~10个脐带血造血干细胞库，考虑到民族人种基因分布情况，其中西南地区规划设置不超过2个，东北、西北地区分别规划设置不超过1个。每个规划设置脐带血造血干细胞库的省（自治区、市）只能设置1个脐带血造血干细胞库。至此，全国的脐带血造血干细胞库开始按照该文件积极、谨慎、有序地调整、展开。从通知精神中不难看出，脐带血造血干细胞库的建立带有明显的国家精神和社会责任。文件用"考虑到民族人种基因分布情况""决定2001~2005年在全国规划设置"的表述，说明此事关系重大，必须在国家政府的规划内有序开展。

综上所述，脐带血造血干细胞库具有"血站""特殊血站""干细胞库""生物样本库"和"人类实物基因库"的性质与潜能，肩负服务全国各族人民及医学研究、临床治疗和生物样本库、人类基因信息库等的重要作用。脐带血造血干细胞库的建立是国家、民族的需要，肩负着特殊的医学发展与维护全民族健康的重要历史使命。据此，脐带血库的设置和运行必须根据其性质、特点进行伦理学方面的论证和制定规范与要求。

第二节　脐带血造血干细胞库具有与普通血站相同的基本伦理要求

卫生部在《管理试行办法》第二条中明确将脐带血造血干细胞库定性为"特殊血站"。作为"特殊血站"的脐带血造血干细胞库，首先定位是"血站"，应该具有我国"血站"的基本特点和符合普通"血站"的要求。其次，它有一定的"特殊"性。1998年10月1日起施行的《中华人民共和国献血法》第八条明确规定："血站是采集、提供临床用血的机构，是不以营利为目的的公益组织。""血站应当为献血者提供各种安全、卫生、便利的条件。"第九条、第十条规定：血站必须保证血液质量。血站不得采集身体状况不符合献血条件者的血液。血站对采集的血液必须进行检测，未经检测或者检测不合格的血液，不得向医疗机构提供。第十一条规定：无偿捐献的血液"不得买卖"。这些规定，意味着"血站"的基本要求和社会基本功能定位是以履行社会公益活动为目的。

志愿无偿捐献鲜血与志愿无偿捐献脐带血具有某些共同的特性。在防止艾滋病、丙型肝炎、梅毒等传染性病毒和细菌等传染性疾病方面两者具有共同的要求。两者都是志愿者爱心下的无偿捐献。因此，保护捐献者的健康，珍惜捐献的鲜血和脐带血，不得向使用者收取捐献的鲜血和脐带血费用，只能按照采集、运输、加工、保存、包装、管理等附加成本收取成本费用等。这些共同点正是国家规定普通血站道德规范所要求的。

第三节　脐带血造血干细胞库具有"特殊血站" 的特殊伦理要求

脐带血造血干细胞库与普通"血站"不同，具有一定的特殊性。特殊性主要体现在以下5个方面。

一、捐献（获取）的目的不同

普通血站与脐带血造血干细胞库都是通过捐献获取的人的血液，但是捐献、获取的目的有所不同。志愿无偿捐献血液者是为了满足医院临床治疗需要，挽救患者迫切需要使用的全血、血小板（成分血）等而实施的捐献；脐带血造血干细胞捐献则是为了让脐带血造血干细胞库的科技工作者从产妇原本废弃的脐带、胎盘血中提取鲜血，经过加工提取其中的部分有效成分——"脐带血造血干细胞"作为医院在患者罹患白血病等恶性疾病时进行干细胞移植使用的救命"种子"。

二、捐献（获取）的血液不同

普通血站获取的血液是健康志愿者捐献自身体内正常运行的、与自身血容量有关的、不可缺少的健康鲜血；而脐带血造血干细胞库获取的是原本要废弃的、与产妇和新生儿血容量无关的、由新生儿脐带扎断后的脐带与胎盘血。如果不采集，脐带和胎盘中余留的血也将被废弃。这是一种变废为宝、贡献社会的行为。因而，它不同于普通血站志愿者无偿捐献的"血"。

三、捐献的时间、地点、场合有所不同

普通血站获得的捐献血液是经血站（医院）检查后的健康人群在规定的时间赴血站或血站设定的延伸献血点（固定献血屋、站或流动献血车等）进行捐献，极其特殊情况下是在医院中直接捐献。而脐带血捐献者则必须是经过事先商定签约，产妇在分娩后的特点时间、分娩的医院临床边、分娩后立即捐献。

四、临床应用的目的不同

普通血站获取的捐献血液主要用于患者血液（或血液成分）的补充为主的治疗方式；而脐带血干细胞输注则是在预估其他治疗方式无法缓解患者恶性疾病，患者的生命用其他方式难以维系和保障的情况下，为根治与有效缓解各种恶性疾病，"重建"患者血液、免疫系统等而输入患者体内的"特殊之血"。两者在维护患者生命与健康的作用不同，输注、治疗的风险也不同。

五、对捐献者疾病筛选的范围不同

普通血站获取志愿者捐献血液时不涉及改变鲜血输入者的造血系统、免疫系统和获得某些遗传性疾病的可能；而对脐带血捐献者需甄别并剔除可能具有某种遗传性、免疫系统疾病的捐献者，避免捐献者原有的遗传性疾病通过脐带血干细胞移植而植入到患者身上，影响患者的长期健康和子代健康，同时又增加患者的痛苦。因此，脐带血干细胞生产、提供单位就具有筛查捐献者遗传性、免疫性等方面疾病的责任。尽管目前捐献者捐献时或捐献后显现出遗传性、免疫系统疾病的情况少见，但是，从医学伦理道德角度看，这是生产、供

给脐带血造血干细胞的单位应尽的筛查义务，也是脐带血造血干细胞库与普通血站在筛选自愿捐献者工作中一个重要差异。因而，对脐带血造血干细胞库和脐带血自愿捐献者在社会道德上有特殊的要求。

第四节　普通血液与脐带血在检测、加工时具有的共性与差异性的伦理要求

普通血站捐献的鲜血具有保存期短、产品更新快、保存温度（4℃）难度系数一般等特点。因此，普通血站对捐献的血液除了成分血液的提取工艺外，控制质量的重点主要集中在严格检测各种国家规定的已知传染性疾病，准确确定血型，做好抗凝，保证1~2周内的温控，防止冷链不全或周转不完全等。而脐带血捐献后则除了需要同样按照国家规定要求检测已知的传染性疾病外，还必须了解捐献者（供者）和供者的母亲、父亲有无遗传病史、造血或免疫系统异常等情况。严格控制脐带血造血干细胞的提取、加工过程，确保提取物经长期保存（15~20年）在-196℃的低温液氮罐中仍安全、有效。一旦患者有需要时，能够及时通过低温复苏，脐带血造血干细胞的总数和活力仍然能达到满足临床移植所必需的基本要求。

脐带血造血干细胞的加工、保管过程相对于一般血站获取鲜血具有更多的要求和独特性。2002年，卫生部办公厅下发了《脐带血造血干细胞库技术规范（试行）》[卫办医政发【2002】第80号]和《脐带血造血干细胞库管理办法（试行）修正案的通知》[卫办医政发【2002】第241号]，文件全面对脐带血造血干细胞库的设立与加工、检测提出

了严格的要求。在普通血站基础上提出了更加明确的法律、技术、制度、伦理要求。任何不按照标准的操作，必将影响脐带血造血干细胞的长期活力，达不到使用要求的必须废弃。如果因为加工生产过程中的失误而不得不废弃捐献的脐带血，则辜负了捐献者的爱心，浪费了宝贵的资源；如果因操作数据差错造成临床治疗中配型不成功，不仅辜负了捐献者的心意、浪费了宝贵的资源，而且还可能直接影响患者健康与生命安全。

第五节　脐带血造血干细胞库具有生物样本库的基本特点与伦理要求

普通血站接受的捐献鲜血，具有规定的使用方向、检测的项目、保存的状态、留存时间的短暂及快速周转等特点，与脐带血相比，同样是人的鲜血（体液）的一部分，但普通血站不具有生物样本库特点。脐带血造血干细胞库募集的脐带血则因其经过生产、提取、检测后，最后保存的主体是人体的造血干细胞等，这些留存物具有捐献者与该民族重要的生物信息，而干细胞又可以在实验室进行人类部分（或完整）的分化、复制及再生。而且，脐带血造血干细胞保存期和活力可以长达20年左右。经过20年左右的样本积淀，必然形成体量庞大的生物样本库，且具有良好的生物利用性。

随着现代科学技术和生命医学的快速发展，克隆技术、基因诊断、基因重组、免疫治疗等现代技术手段广泛应用，人类干细胞库就是一个十分重要的生物样本库，不仅对医学科学研究具有重要的生物样本库的意义，而且对罹患通过干细胞能够治疗的患者就是一个重要的"生物药品"库,对捐献者就是一个全息库,对民族就是一个民族生物样本的实物与大数据库。中国人口约占世界人口的1/6,脐带血造血干细胞库如果作为生物样本库利用,在未来一定会有重要贡献。因此,无论在其干细胞冻存品的安全性方面,还是民族、国家的安全,或者是捐献者信息的安全,都具有人类生物样本库的性质,需要法律、法规和社会道德的制约、保障。因此,脐带血造血干细胞库的政府主管部门、脐带血造血干细胞库的管理层及其工作人员和工作制度、工作流程等,都必须遵守与符合人类生物样本库的伦理要求。

2009年,卫生部以发布《脐带血造血干细胞治疗技术管理(试行)的通知》[卫办医政发【2009】第189号]的形式,全面提出了加强造血干细胞作为生物意义上的临床治疗"药品"的要求。2004年,发布了《实验室生物安全通用要求》(GB 19489-2004)。2009年7月1日,国家质量监督检验检疫总局、国家标准化管理委员会经重新修订后下发了国家标准《实验室生物安全通用要求》(GB19489-2008)。据此,可以更加深刻地看到脐带血造血干细胞库的工作在管理和本质上具有生物样本库与生物药品的特点,生产制备、保存中具有"实验室""生物安全"的特别要求。

上海医药临床研究中心较早制定了生物样本提取前的知情同意,提取、运输、登记、实验室、保管、使用、报废、操作规范、标准操作流程及信息保密要求;其他相关单位也分别制定了相应的生物样本库操作规程,并结合流程提出了伦理要求。2017年,武汉学术会议较为系统地提出了《生物样本库样本/数据共享伦理指南与管理规范》(征求意见稿)。此外,1998年6月10日,国务院办公厅转发了科学技术部、卫生部《人类遗传资源管理暂行办法》[国办发(36号)]。2011年6月2日,国家科技部、卫生部及计生委又联合下发了《关于加强人类遗传资源保护管理工作的通知》[国科发社【2011】第214号],通知再次强调:"一、开展人类遗传资源研究的单位应对所涉及人类遗传资源的安全负责。凡涉及我国人类遗传资源(含有人体基因组、基因及其产物的器官、组织、细胞、血液、制备物、重组脱氧核糖核酸构建体等)的国际合作项目,中方合作单位必须按照有关规定办理报批手续。其中,地方所属单位及无上级主管部门或隶属关系的单位,应当报送该单位所在地的科技或卫生主管部门审查同意后,向中国人类遗传资源管理办公室提出申请,经审核批准后方可正式签约。二、未经审批已经开展相关工作,但目前尚未完成的涉及我国人类遗传资源的国际合作项目必须立即停止实施,并按照有关规定补办报批手续,经中国人类遗传资源管理办公室批准后方可继续实施。"文件明确要求"各主管部门应当依法加强对所属医疗及相关机构人类遗传资源保护工作的监管"。

在国内收集、生产、保管、使用程序上,脐带血造血干细胞库必须符合特殊血站和血液、人体生物标本的相关操作规程和管理要求。在对外合作上,它更应具有人类遗传资源的管理要求,需要严格按照国家规定,经批准方能开展国际合作。

第六节 制备造血干细胞具有生物制品生产的共同特点与伦理要求

以人血为基本原料的生物制品与脐带血经加工后形成的造血干细胞,尽管"产品"存在的方式不同,但具有相似的质量与伦理要求。无偿捐献的鲜血经过检测,除了以血小板、单纯性血浆等形式存在外,目前并不作为一种血液制品提供市场。而人血经过生物制品厂生产制备为"抗凝血因子制剂""人白蛋白"等后,这部分血液才转化为生物制品。脐带血则经过特殊加工制备,去除了其他成分后将造血干细胞应用于临床移植,本质上它已经作为一种特殊的类生物制剂直接用于医治患者。因此,加工制备脐带血造血干细胞的过程也必须按照生物制品的生产要求,保障整个生产过程、产品(制剂)符合生物制剂GMP的生产加工要求。并负有产品(制剂)在生产、储备、供应、使用、预后处理过程中的质量保证与责任。

1996年12月30日,国务院发布了《血液制品管理条例》(第208号令),对血液制品的原料(血浆)采集、供应、制品的生产、经营活动予以严格规定。对血浆的采集站点、设备、人员、管理都提出了明确的要求。对生产经营单位的检验检测、生产制备条件、生产工艺、保存运输、设备试剂、产品质量管理、实验室管理等都予以具体的细化。该文成为造血干细胞在采集、生产(提取制备)、储存、供应等链条中必须遵守的法规性文件。2011年,卫生部再次下发了《卫生部办公厅关于加强脐带血造血干细胞管理工作的通知》[卫办医政发【2011】第134号],再次重申将脐带血造血干细胞库纳入国家特殊血站管理的原则,脐带血造血干细胞库的设立必须取得"血站执业许可证",采集脐带血必须经过批准,利用脐带血造血干细胞研究必须严格执行科研管理和临床实验研究的有关规定,科研使用脐带血需要按照有关部门的规定进行。脐带血干细胞治疗技术属于第三类医疗技术,未经批准的医疗机构一律不得开展临床应用等。

第七节　脐带血造血干细胞库具有维护社会公平、正义与稳定的伦理责任

医疗机构、疫苗、血液制品企业的工作与产品共同维系着社会对健康和安全的期望与信心，它是社会责任与社会道德在专业领域的延伸。如本章第一节所述，我国的脐带血造血干细胞库是国家按照区域与民族分布特点和特殊血站要求进行的布局，其内在的公益性内涵日益显现。国家明确要求和规定，收集脐带血必须在有资质的妇产医院中进行，医疗机构必须采用经专业技术培训合格的医护人员等。10余年来，全国各地的脐带血造血干细胞库受益于国家鼓励发展、严控机构总量、保证产品质量的政策。尽管经过多年发展，各脐带血造血干细胞库的发展还不平衡，但是，我国脐带血造血干细胞库存总量发展还是很快的，与"中华骨髓库"共同承担了我国各民族因疾病治疗需要造血干细胞的任务，还多次支援境外部分患者的HSCT需要，得到了国内外同行的一致好评。同时，脐带血造血干细胞库对我国的医学事业发展，尤其是在临床开展HSCT治疗部分恶性肿瘤、遗传性疾病的研究和治疗方面起到了十分积极的作用。

各脐带血造血干细胞库因其特殊的定位——"特殊血站"，为广大患者提供无血缘关系造血干细胞的来源，一种非常宝贵的资源，因而得到政府和社会各界、孕产妇及其家属们的信任，得到公立医疗卫生单位及卫生行政部门的共同支持。这种信任是一种公共资源，而脐带血捐献者（储存者）的数量也日益增大。脐带血造血干细胞的移植需求已经成为未来重大疾病患者治愈某些疾病的希望所在，脐带血造血

干细胞库的管理状况和能否稳定按照规定（约定）提供服务，已经不是个人的事，也不仅是一个单位（企业）的事，而是直接涉及社会部分患者和相关人群的健康与稳定。因此，在运行上的长治久安和质量保障体现了对罹患恶性疾病患者生命及其家庭的负责，是社会道德的体现。

各脐带血造血干细胞库的建设蕴含着深厚的社会需求和国家卫生服务的内涵，而对于每一名患者的生命，在社会和医护人员面前都是珍贵的、平等的。因此，给患者和医院提供快捷、便利、配型（HLA）数据准确、造血干细胞（CD34$^+$等）数量保证和活力足够、供给程序公开透明的平台和服务，是脐带血造血干细胞提供单位与工作者的基本职业道德的体现。

随着脐带血造血干细胞临床应用拓展与研究的深化，脐带血造血干细胞的潜在用途还将不断地被发现和拓展。为了促进人类干细胞的研究发展，国家专门制定并下发了《干细胞临床研究管理办法（试行）》，试行办法明确规定："本办法不适用于已有规定的、未经体外处理的造血干细胞移植"，为脐带血造血干细胞进一步造福人类健康提供了空间。但是，鉴于包含脐带血HSCT在内的HSCT技术已成为临床常规治疗手段，我国已先后发布《脐带血造血干细胞管理办法》《脐带血造血干细胞技术规范（试行）》《造血干细胞移植技术管理规范》等相关规定。尽管现行的规范、指南、办法等对干细胞的生物医学研究、临床科研、人类生物遗传资源保护等都有详细、明确的技术性规范与部分伦理原则阐述。但是，在现实操作过程中，包括脐带血造血干细胞库，临床前阶段及临床治疗阶段仍存在众多的探索和实践中的不确定性，需要伦理论证、辩护。而现行法规中针对脐带血HSCT的相关伦理问题尚未有明确、系统的规定，仅在相关法规中包含了一些涉及伦理问题的基本原则。因此，开展脐带血HSCT相关的伦理研究具有重要意义。

本章仅围绕脐带血造血干细胞的获取、加工制备及临床应用相关伦理问题进行论述，且仅限于捐献脐带血造血干细胞用于公共需求的情形。对于部分脐带血造血干细胞库为满足部分患者移植急需，实行"存捐互利"等形式管理，则具有"捐献"及"公共库"的特点，其伦理要求可参考本篇相关伦理要求。对于存储管理中"存捐互利"与"自体库"管理模式下的其他相关伦理问题不在本篇章阐述。

（马 强 伍 蓉）

[主要参考文献]

1. 国际医学科学理事会.涉及人的健康相关研究国际伦理指南[R]. 2016.

2. 黄旭、汪秀琴.生物样本库的伦理监管与知情同意探讨 [J]. 中国医学伦理学，2018，31（01）:65-68.

3. 李慧.生物信息库研究中知情同意签署所引起的伦理学问题探讨 [J].世界科学技术—中医药现代化，2013，15（4）:729-734.

4. 上海市血液管理办公室.血液管理文件汇编[Z]. 2012-12.

5. 王剑萍.我国公立医院干细胞临床研究及其相关伦理委员会的现状.上海市卫生健康委员会[J]，中国医学伦理学杂志，2019，32（01）:22-25.

6. 中华人民共和国国家卫生和计划生育委员会，中华人民共和国国家食品药品监督管理总局.干细胞临床研究管理办法（试行）[Z]. 2015-7-20.

7. 中华人民共和国国家卫生和计划生育委员会.造血干细胞移植技术管理规范[Z]. 2017-2-14.

8. 中华人民共和国国务院.血液制品管理条例[Z]. 2016-2-6.

9. 中华人民共和国国务院.中华人民共和国人类遗传资源管理条例[Z]. 2019-5-28.

10. 中华人民共和国科技部，中华人民共和国国家卫生和计划生育委员会.关于加强人类遗传资源保护管理工作的通知[Z]. 2011-6-2.

11. 中华人民共和国科技部.人类遗传资源采集、收集、买卖、出口、出境审批服务指南[Z]. 2015-7-2.

12. 中华人民共和国科学技术部和国家认证认可监督管理委员会.实验室生物安全通用要求[Z]. 2008-12-26.

13. 中华人民共和国卫生部.采供血机构设置规划指导原则[Z]. 2005-12-23.

14. 中华人民共和国卫生部.脐带血造血干细胞库管理办法（试行）[Z]. 1999-10-1.

15. 中华人民共和国卫生部.脐带血造血干细胞库管理办法（试行）修正案的通知[Z]. 2002-10-8.

16. 中华人民共和国卫生部.脐带血造血干细胞库技术规范（试行）[Z]. 2002-8-29.

17. 中华人民共和国卫生部.脐带血造血干细胞库设置管理规范（试行）[Z]. 2001-1-9.

18. 中华人民共和国卫生部.脐带血造血干细胞治疗技术管理规范（试行）[Z]. 2009-11-13.

19. 中华人民共和国卫生部.血站管理办法[Z]. 2005-11-17.

20. 中华人民共和国卫生部.血站基本标准[Z]. 2000-12-14.

21. 中华人民共和国卫生部.血站技术操作规程. 2019-4-28.

22. 中华人民共和国卫生部.血站质量管理规范[Z]. 2016-4-25.

23. 中华人民共和国卫生部.中华人民共和国卫生部办公厅关于加强脐带血造血干细胞管理工作的通知[Z]. 2011-10-24.

24. 中华人民共和国卫生部国家技术质量监督检验检疫总局，中华人民共和国卫生部国家标准化管理委员会.献血者健康检查要求[Z]. 2011-11-30.

25. 中华人民共和国主席令.中华人民共和国献血法[Z]. 1998-10-1.

第十七章 收集、制备、保存、供应脐带血造血干细胞的伦理规范

我国《脐带血造血干细胞技术规范（试行）》等法规对脐带血的收集，造血干细胞的制备、保存和供应等技术规范均有相关规定，主要通过国家特殊审批的7个脐带血造血干细胞库来主导完成收集、制备、保存和供应相关工作，但现行法规中关于这部分内容涉及伦理规范的内容较少。本章主要从脐带血库的管理架构，相关人员资质，脐带血的收集，造血干细胞的制备、保存和供应等几个层面分别阐述应遵循的相关伦理规范。

一、脐带血造血干细胞库的管理架构

我国对脐带血造血干细胞库的建立采取的是特殊审批制，有相应的管理要求。国务院卫生行政部门成立由有关方面专家组成的脐带血造血干细胞库专家委员会，负责对脐带血造血干细胞库设置的申请、验收和考评提出论证意见，专家委员会负责制定脐带血造血干细胞库建设、操作、运行等技术标准。我国《脐带血造血干细胞库管理办法（试行）》（以下简称《管理办法》）规定脐带血造血干细胞库的设置除具备一般血站的基本条件之外，同时须满足其他的特定条件，如具有基本的血液学研究基础和造血干细胞研究能力，具备不低于储存1万份脐带血的高清洁度空间和冷冻设备，具有符合GMP、GLP标准的实验室、资料保存室，合格的人力资源，相应的造血干细胞制备设备，安全可

靠的脐带血来源保证，稳定的运作资金等。在脐带血造血干细胞库的管理构架中，《管理办法》并未提及脐带血造血干细胞库的建立需设立伦理委员会，并通过其审批，仅在2005年卫生部发布的《血站管理办法》中有规定脐带血造血干细胞库必须与捐献者签署经执业登记机构审核的"知情同意书"。

国家卫计委2016年发布的《涉及人的生物医学研究伦理审查管理办法》中规定，储存有关人的样本是属于需要伦理审查的范畴。由世界卫生组织和国际教科文组织共同成立的国际医学科学理事会（CIOMS）于2016年发布了最新版的《涉及人的健康相关研究国际伦理指南》。指南中第11章节对生物材料及相关数据的收集、储存和应用提出了管理要求，要求生物样本库的建立必须获得伦理委员会审查批准。该指南明确规定在收集和储存生物材料和相关数据时，机构必须具备获得这些材料将来在研究中应用授权的管理体系，必须具备适当的管理架构，且不能对被收集人的权利和福祉带来不利的影响；同时提出：必须对被收集人进行知情同意，生物材料的保管必须有严格的保护措施，仅能以匿名或编码数据的方式与使用方共享，编码的破译程序必须有专人保管。除此之外，我国1999年发布的《管理办法》第二十七条规定：出于人道主义目的，满足救死扶伤需要，而必须向境外医疗单位提供移植造血干细胞用脐带血时，应严格按我国遗传资源保护管理办法中的有关规定办理手续。而我国2015年发布的《人类遗传资源采集、收集、买卖、出口、出境审批行政许可事项服务指南》中规定，对于收集和保存涉及人类遗传资源的活动需要获得中国人类遗传资源管理办公室审批后方可开展。

结合上述国际、国内法规和指南的管理要求，思考和建议我国脐带血造血干细胞库的建立和运行应设立伦理委员会的构架，在需要的环节提供相应的审查和咨询工作。例如，在设立最初，不仅知情同意书应获得伦理委员会的批准，其他建库和运行方案、管理规章制度、脐带血造血干细胞库操作手册、人员构成和资质、招募材料、信息收集表、脐带血的合法来源渠道、脐带血造血干细胞的合法发放流程等均应接受伦理委员会审查，接受跟踪审查，向伦理委员会递交年度进展报告和非预期不良事件报告等。同时应严格遵循我国人类遗传资源保护相关规定，严格执行相应的报批手续。

二、人员资质

人员资质符合标准是规范收集、制备、保存和供应脐带血造血干细胞的重要保障，本章节所述人员包括脐带血的采集、收集、制备、保存、发放和提供移植治疗等全过程的相关工作人员。

我国脐带血造血干细胞管理相关法规规定：

（1）在医疗机构中开展脐带血采集的工作人员必须接受过相关培训，至少有2名以上工作人员并包括1名产科医生。

（2）脐带血造血干细胞库相关工作人员，必须具有基本的血液学研究基础和造血干细胞研究能力，具有独立开展实验血液学、免疫学，造血细胞培养、检测、HLA配型，病原体检测，冷冻生物学，管理、质量控制和监测，仪器操作，资料保管和共享等方面的技术、管理和服务人员。

（3）开展造血干细胞移植（HSCT）技术的医生必须满足下列基本条件：①取得医师执业证书，执业范围为内科或儿科专业的本医疗机构在职医生。②有10年以上血液内科或儿科领域临床诊疗工作经验、参与HSCT工作5年以上，有HSCT并发症的诊断和处理能力。HSCT治疗工作的负责人还应当具有副主任医师以上专业技术职务任职资格。

负责异基因HSCT工作的医生应当具有高级专业技术职务任职资格。③经过省级卫生计生行政部门指定的培训基地关于HSCT技术相关系统培训，具备开展HSCT技术临床应用的能力。④小于10张百级无菌层流病房床位的科室，应当配备3名以上经过HSCT技术培训合格的执业医师，并按照护士与床位比2：1配备护士；大于等于10张百级无菌层流病房床位的科室，应配备5名以上经过HSCT技术培训合格的执业医师，并按照护士与床位比1.7：1配备护士。

（4）其他相关卫生专业技术人员须经过HSCT治疗技术相关专业系统培训，满足开展HSCT治疗技术临床应用所需的相关条件。

此外，相关人员必须接受培训和继续教育，并定期考核。同时，相关人员还需进行医学伦理学知识的培训，特别是医疗机构的脐带血采集人员和提供HSCT技术的相关人员，应加强医疗道德建设，增强对患者保护意识，严格遵循"尊重、不伤害、有利和公正"原则。

三、脐带血的收集

脐带血的收集过程包括了脐带血的采集和运送。脐带血造血干细胞库必须与医疗机构签订采供协议，并明确相关职责和义务。采集脐带血的医疗机构和相关收集人员须严格遵循我国《脐带血造血干细胞库技术（试行）》等法规指南的规定实施采集和收集运送工作，并制定捐献者的评估、选择标准和各阶段标准操作规程，确保严格遵循执行。

为了保障捐献者和受者安全，我国相关法规对采集技术要求有明确的规定，包括明确提出了脐带血采集过程必须保护母亲和婴儿，不得因增加脐带血采集量而改变分娩过程；在胎盘娩出前进行脐带血采集时，必须有安全措施确保母亲和婴儿的安全；胎盘娩出前脐带血的采集仅限于单胞胎顺产分娩时进行；多胎分娩脐带血的采集，必须在胎儿全部娩出后方可进行；采集方法必须使用无菌技术；脐带血采集袋必须是经批准可以用于人血采集的采血袋，必须减少细胞丢失和微生物污染的危险。此外，应设计捐献者情况调查表，应有与脐带血采集有关的所有记录，应对法规规定的相关信息详细记录和妥善保存。脐带血采集过程中或采集后产妇和婴儿出现的不良反应必须记录并保存20年以上等。

针对此环节所涉及相关伦理规范的建议归纳如下：

（1）应遵循完全告知、充分理解和自主选择的基本原则，在分娩之前得到孕母的知情同意。完全告知、充分理解和自主选择体现了对母亲权利的尊重，应在充分理解其权益和与其相关的所有问题的基础上，完全自愿选择是否接受脐带血的收集，必须取得孕母的书面签字同意方可进行。

（2）应尊重捐献者的隐私保密权。在脐带血采集阶段需要收集婴儿父母亲的相关信息，完成父母情况调查表，包括各自家族史；必须特别注重被调查者的隐私保护，在开展调查中需设置独立的环境。检测结果的反馈应考虑对被调查者的影响，以及所有调查和检测结果的信息保密。设置工作人员的信息访问权限，仅有指定人员可接触信息。

（3）为了保障受者安全，建议完善对捐献者的筛选检测项目。在脐带血收集过程中需要对捐献者进行各项检测以排除受者感染传染病等风险。目前常规的检测项目有乙型肝炎病毒表面抗原（HBsAg）、丙型肝炎病毒抗体（HCV-Ab）、梅毒螺旋体抗体（TP-Ab）、人类免疫缺陷病毒抗体（HIV1/2-Ab）和巨细胞病毒IgM抗体［CMV（IgM）-Ab］。2015年8月，国家卫计委和食药监总局联合发布了《干细胞制剂质量控制及临床前研究指导原则（试行）》。该指导原则虽未包括脐带血造血干细胞相关内容，但其对受者安全的保障措施可以借鉴。该指导原则规定对捐献者的检测项目除上述5项之外，还包括人类嗜T细胞病毒（HTLV）和EB病毒，同时规定必要时需要收集捐献者的ABO血型、HLA-Ⅰ类和Ⅱ类分型资料，以备追溯性查询。所以建议对检测项目及时按照规定更新完善，以保障受者安全。

（4）建议完善对捐献者采集脐带血后的随访计划，尽量减少对捐献者日常生活的干扰。为避免捐献者存在收集样本之初无法预知的潜在疾病风险，应对捐献者进行一定时间的随访，但可能会对捐献者的生活带来干扰，也可能会加大捐献者隐私和信息泄露的风险。因此，建议开通双向沟通渠道，即捐献者和采集者或脐带血造血干细胞库之间可双向沟通，捐献者通过可获得的联系方式主动反馈新信息；而采集者在知情同意书中也应明确告知可能的随访计划，并尽量做到减少对捐献者日常生活的干扰，注意并加强对其隐私和信息的保护。信息采集机构和脐带血造血干细胞库可进行职责分工，明确由谁来进行随访信息收集工作，如何进行资源共享，避免对捐献者重复实施随访计划。

四、脐带血造血干细胞的制备和保存

脐带血造血干细胞的制备和保存具体要求应遵循《脐带血造血干细胞库技术（试行）》的相关规定，应制定制备和保存的相关制度和标准操作规程。脐带血采集完毕运送至脐带血造血干细胞库后，工作人员需对采集的脐带血进行体外制备，制备须在符合GMP标准的实验室进行。应记录脐带血制备、检测的全部过程，对制备人员也应有安全防护措施。每份保存供临床用的脐带血样本必须密封在特定容器中，不同的标本有不同的保存要求。用于保存脐带血标本、脐带血和试剂的冰箱及冷冻箱不能用于其他用途。对液氮库的保存应遵循相关规定，确保安全。

针对此环节所涉及的相关伦理规范，有关建议如下：

（1）保护各个环节的工作人员和环境的安全，与保护捐献者和受者一样重要。在脐带血制备和储存中特别须关注工作人员和环境的安全防护措施，如工作人员接触存在传播性疾病的血液，液氮罐等设备保存的隐患，生物安全、化学物质、辐射安全，废弃物的处理对人员和环境的影响等，应有相应的安全管理手册和应急管理规程和制度。

（2）所采集的脐带血可能会有HIV、HCV或HBsAg检测结果呈阳性或检测结果未确定的情形，此时脐带血必须一直隔离存放，应避免对其他脐带血造成污染或侵袭，影响保存质量。对于不合格的脐带血，按废弃处理的标准操作规程处理，同时如实向捐献人反馈检测和处理结果。

（3）脐带血捐献人在捐献正式实施前应有随时撤销同意捐献的权利。当捐献者提出撤销申请时，脐带血造血干细胞库应遵循相应的标准操作规程履行相关手续，及时通知相关分娩医院及医护人员，终止脐带血采集，并如实记录相关信息。对于已使用完毕的脐带血，应如实告知捐献者，建议必要时可提供使用记录以作证明，但不应透露被移植者的身份和隐私信息。

（4）在脐带血制备和保存过程中，应对捐献者身份和隐私信息做编码管理，并有专人保管编码信息；应设置访问权限，仅指定人员可查阅，确实做好捐献者的身份和隐私信息保护措施，并制定相应的管理制度和标准操作规程。

五、脐带血造血干细胞的供应

我国法规明确规定脐带血造血干细胞库对于脐带血的供应和发放

必须有相应的标准，脐带血造血干细胞库必须使用批准的程序进行供-受者间的配型，并在规定时间内报告结果。各脐带血库之间可以进行联系并交流协商，以便为受者确定最适合的脐带血。在移植预处理方案开始前，移植医疗机构应该得到脐带血造血干细胞库同意发放脐带血的书面认证。在脐带血发出之前，脐带血造血干细胞库必须向移植医疗机构提供脐带血制备的资料、检测结果和捐献者及其母亲的既往史，包括母亲或婴儿所有调查和随访结果。脐带血造血干细胞库收到省级卫生行政部门批准的脐带血HSCT医疗机构要求提供脐带血进行移植的正式书面申请后，方可将脐带血运输至移植医疗机构。

针对此环节所涉及的相关伦理规范，建议如下：

（1）在配型成功后发放脐带血造血干细胞之前，按规定脐带血造血干细胞库应联系捐献者确认其健康无异常（指按规定捐献者本人、子女及其父母不得发生严重的遗传性疾病）。脐带血造血干细胞库相关人员应注意收集信息的方式，避免过度打扰捐献者正常生活和造成其心理负担；即使调查过程存在困难和阻碍，调查人员也应坚持认真负责的态度对捐献者健康状况进行确认，不得流于形式。因此，对调查人员的培训非常重要，同时应对具体调查内容有明确规定。

（2）确保对捐献者身份和隐私信息的保密。脐带血造血干细胞库将储存的脐带血造血干细胞提供给临床移植治疗时，需要同时提供捐献者及其母亲的既往史，包括所有调查和随访结果，同时确认将患者身份信息用编码标识管理。特殊情况下，若移植治疗医生需要与捐献者联系，建议应由脐带血造血干细胞库事先联系捐献者，说明合理理由并征得其同意之后，方可将联系方式提供给移植治疗医生，但不得提供给受者及其家属，同时受者的身份信息也不应告知捐献者。

（3）脐带血造血干细胞的发放须特别关注伦理学公平、公正的原则。

除考虑技术层面的要求之外，配型和供应过程应坚持公平原则，公开透明，不得存在暗箱操作的行为，更不应与利益挂钩。

（4）在供应脐带血造血干细胞之前，脐带血造血干细胞库在收到省级卫生行政部门批准的脐带血HSCT医疗机构的正式书面申请基础上，建议同时确认移植治疗医生已获得受者同意接受移植治疗的书面知情同意，避免造成不必要的资源浪费。

（吴翠云　伍　蓉）

[**主要参考文献**]

1. 国际医学科学理事会.涉及人的健康相关研究国际伦理指南[Z].2016.

2. 美国国家保护生物医药和行为研究受试者委员会.贝尔蒙报告：保护受试者伦理原则及准则[R].1978-4-18.

3. 世界医学会.赫尔辛基宣言——涉及人类受试者医学研究的伦理准则[R].2013-10.

4. 中华人民共和国国家人类基因南方研究中心,上海医药临床研究中心伦理学部.干细胞研究伦理（汇编）[Z].2016.

5. 中华人民共和国国家卫生和计划生育委员会.涉及人的生物医学研究伦理审查管理办法[Z].2016-10-12.

6. 中华人民共和国国务院.艾滋病防治条例[Z].2006-1-29.

7. 中华人民共和国国务院.病原微生物实验室生物安全管理条例[Z].2004-11-12.

8. 中华人民共和国国务院.医疗废物管理条例[Z].2003-6-16.

9. 中华人民共和国国务院.医疗纠纷预防和处理条例[Z].2018-7-31.

10. 中华人民共和国国务院.中华人民共和国人类遗传资源管理条例[Z].2019-

5-28.

11. 中华人民共和国科技部，中华人民共和国卫生部.人胚胎干细胞研究伦理指导原则 [Z]. 2003-12-24.

12. 中华人民共和国科技部.人类遗传资源采集、收集、买卖、出口、出境审批服务指南 [Z]. 2015-7-2.

13. 中华人民共和国人民代表大会常务委员会.中华人民共和国传染病防治法 [Z]. 2013-6-29.

14. 中华人民共和国卫生部.脐带血造血干细胞库管理办法（试行）[Z]. 1999-10-1.

15. 中华人民共和国卫生部.脐带血造血干细胞库技术规范（试行）[Z]. 2002-8-29.

16. 中华人民共和国卫生部.血站管理办法 [Z]. 2005-11-17.

第十八章 临床脐带血造血干细胞移植的伦理视角

目前临床使用的造血干细胞来源于骨髓、经粒系集落刺激因子动员后采集的外周血造血干细胞和脐带血。脐带血造血干细胞移植（HSCT）始于1988年，临床应用例数逐年增加。因此，临床诊疗过程中选用脐带血进行HSCT需遵循医学伦理相关原则和伦理规范，在充分比较各种来源HSCT的优缺点和可及性的基础上，采用脐带血HSCT是针对某一特定患者的最适当治疗手段。

实施脐带血HSCT前应充分告知受者接受常规治疗或HSCT的预后，选择脐带血移植的原因、患者的获益、可能遇到的风险和风险防控措施，需告知是否有脐带血移植之外的替代治疗手段以及不同治疗手段需要承担的经济费用，解答受者的问题和疑虑。当受者充分了解了脐带血HSCT的必要性、步骤、风险和成功率及不采取该措施的预期后果等相关信息后，在其完全自愿的情形下决定是否选择接受移植治疗，并签署知情同意书。

一、脐带血造血干细胞移植

脐带血中含有丰富的造血干细胞，但是单份脐带血中细胞数量有限、不能满足高体重患者所需是其不足之处（尽管也有临床研究认为单份脐带血能满足一般治疗需要和采用双份脐带血进行治疗的案例），对有些患者，临床治疗过程要对患者进行充分评估，是适合进行脐带血 HSCT（单份或双份），还是骨髓/外周血 HSCT/联合移植，评价选择脐带血作为造血干细胞来源时患者的获益和风险。

比较骨髓和外周血 HSCT，选用脐带血移植的优势在于：①脐带血造血干细胞是实物性库存，不存在因骨髓造血干细胞和外周血造血干细胞捐献者中途悔捐而影响移植治疗方案的实施，直接危及受者生命安全的问题。供、受者之间传播感染性病原微生物的概率较低。②脐带血造血干细胞库已有的样本信息便于快速查寻供、受者的人类白细胞抗原（HLA）相合程度，可以快速获取移植物。③已库存的脐带血干细胞有助于克服某些困扰成人捐献者的伦理和种族问题。④脐带血干细胞的免疫原性低，对 HLA 配合度的要求低，发生移植物抗宿主病（GVHD）的概率和程度低。但是，目前在临床上医学专家也面临着一些需要关注和克服的问题：①脐带血干细胞的低免疫原性虽然有助于 GVHD 的控制，但也可能会降低移植物抗肿瘤效应，移植后复发率也可能随之升高；②脐带血中一旦有母体细胞污染，可能会加重 GVHD 的发生；③单份脐带血中有限的造血干细胞数量可能增加脐带血移植在高体重受者中的失败率，限制了脐带血移植在这些患者中的应用。

总体来说，脐带血移植涉及的伦理规范并不限于脐带血移植的开展，对于脐带血 HSCT 联合骨髓/外周血 HSCT 对患者的获益，可以在未来的临床研究中获得更多的循证证据支持。

二、脐带血造血干细胞移植的适应证和可及性

脐带血 HSCT 目前是许多血液系统恶性肿瘤和遗传性疾病的治疗手段之一。脐带血移植的适应证有急性髓系白血病、急性淋巴细胞白血病、骨髓增生异常综合征、重型 β 珠蛋白生成障碍贫血、范可尼贫血、镰状细胞贫血、重型再生障碍性贫血、重症联合免疫缺陷、自身免疫

性疾病、遗传性代谢性疾病以及实体肿瘤。随着各种靶向药对患者生存期的显著改善，急性早幼粒细胞白血病、慢性粒细胞白血病等疾病在完全缓解期并不适用HSCT。此外，脐带血移植治疗脑损伤、1型糖尿病、部分遗传性疾病等的临床研究目前正在进行中。这些研究结果将为是否可以扩大脐带血移植的适应证提供伦理依据。

从伦理学角度来看，不论将脐带血移植应用于何种疾病，其临床的有效性将最终决定采用这一治疗手段的合理性。文献报道，脐带血移植对儿童白血病的植活率为75%~80%，在成人白血病和非肿瘤性疾病的植活率分别为28%~78%和70%~80%。依据脐带血的有核细胞数和HLA相合率对移植的影响，满足5~6个HLA位点相合和2.5×10^7个有核细胞数后，脐带血移植的成功率将 > 50%。此外，从社会经济学角度考量建立脐带血造血干细胞库的伦理依据，需要衡量能满足一定数量人口需求的样本数量的可及性。目前的依据表明，大约5万份脐带血可以满足6 000万居民的治疗所需，这一样本数量也说明了建立脐带血造血干细胞库的伦理和社会需求。

脐带血移植需要考虑的另一伦理问题是样本保存的时限和质量。依据目前的冻存技术，冻存15~20年的脐带血能保持良好的活细胞回收率和植入率。此外，自身脐带血的使用率大概是1/20 000~1/2 700，这一数字可能随着脐带血造血干细胞库建立的时间、捐献者年龄的增长而增加。据文献估计，20、40和70岁之前采用自身脐带血HSCT的比例分别为0.04%、0.01%和0.25%。此外，脐带血造血干细胞中还含有间充质干细胞（MSC）、内皮祖细胞等非造血细胞，这类细胞在再生医学领域具有广阔的应用前景。随着研究的深入和更多的临床研究进展，对脐带血干细胞的使用范围可能扩大到对心、脑、肾、肝、胰腺、骨和软骨等重要脏器的再生和修复。

（陈　彤）

[**主要参考文献**]

1. 范爱飞.造血干细胞移植术后患者生活质量与影响因素分析[J].国际输血及血液学杂志，2015，38（5）:377-382.

2. 国际干细胞研究协会.干细胞治疗患者手册[R].2008-12-3.

3. 黄晓军.实用造血干细胞移植[M].北京：人民卫生出版社，2014.

4. 栾佐.造血干细胞移植在遗传代谢病治疗中的应用[J].临床儿科杂志，2006，24：950-952.

5. 王坚敏，陈静.异基因造血干细胞移植治疗黏多糖贮积症儿科专家共识[J].中国小儿血液与肿瘤杂志,2017,5：227-230.

6. 肖剑文.异基因造血干细胞移植医学伦理学的培训思考[J].现代医药卫生，2016，32（10）：1576-1578.

7. 于波海.脐带血造血干细胞移植的伦理学问题浅析[J].世界最新医学信息文摘，2013，13（25）：219-220.

8. 中华人民共和国国务院.人体器官移植条例[Z].2008-03-28.

9. Ahrens-Nicklas RC, Slap G, Ficicioglu C. Adolescent presentations of inborn errors of metabolism [J]. J Adolesc Health, 2015, 56: 477-482.

10. Bjoraker KJ, Delaney K, Peters C. Long-term outcomes of adaptive functions for children with mucopolysaccharidosis I (Hurler syndrome) treated with hematopoietic stem cell transplantation[J]. J Dev BehavPediatr,2006,27: 290-296.

11. Boelens JJ, Aldenhoven M, Purtill D, et al. Outcomes of transplantation using various hematopoietic cell sources in children with Hurler syndrome after myeloablative conditioning[J]. Blood,2013,121: 3981-3987.

12. Boelens JJ, Rocha V, Aldenhoven M, et al. Risk factor analysis of outcomes after unrelated cord blood transplantation in patients with hurler syndrome[J]. Biol Blood Marrow Transplant,2009,15: 618-625.

13. Boucher AA, Miller W, Shanley R, et al. Long-term outcomes after allogeneic hematopoietic stem cell transplantation for metachromatic leukodystrophy: the largest single-institution cohort report[J]. Orphanet J Rare Dis,2015,10: 94.

14. Chiesa R, Wynn RF, Veys P. Haematopoietic stem cell transplantation in inborn errors of metabolism[J]. CurrOpin Hematol,2016,23: 530-535.

15. Escolar ML, Poe MD, Provenzale JM, et al. Transplantation of umbilical-cord blood in babies with infantile Krabbe' sdisease[J]. N Engl J Med,2005,352: 2069-2081.

16. Escolar ML, West T, Dallavecchia A. Clinical management of Krabbe disease[J]. J Neurosci Res,2016,94: 1118-1125.

17. Fratantoni JC, Hall CW, Neufeld EF. Hurler and Hunter syndromes: mutual correction of the defect in cultured fibroblasts[J]. Science,1968, 162: 570-572

18. Fratantoni JC, Hall CW, Neufeld EF. The defect in Hurler' s and Hunter' s syndromes: faulty degradation of mucopolysaccharide[J]. Proc Natl Acad Sci USA,1968, 60: 699-706.

19. Loes DJ, Hite S, Moser H, et al. Adrenoleukodystrophy: a scoring method for brain MR observations[J]. AJNR Am J Neuroradiol,1994,15: 1761-1766.

20. Lum SH, Miller WP, Jones S, et al. Changes in the incidence,

patterns and outcomes of graft failure following hematopoietic stem cell transplantation for Hurler syndrome[J]. Bone Marrow Transplant,2017,52: 846-853.

21. Mallhi K, Orchard PJ, Miller WP, et al. Non-myeloablative conditioning for second hematopoietic cell transplantation for graft failure in patients with non-malignant disorders: a prospective study and review of the literature[J]. Bone Marrow Transplant,2017,52: 726-732.

22. Mallhi KK, Smith AR, DeFor TE, et al. Allele-level HLA matching impacts key outcomes following umbilical cord blood transplantation for inherited metabolic disorders[J]. Biol Blood Marrow Transplant,2017,23: 119-125.

23. Miller WP, Rothman SM, Nascene D, et al. Outcomes after allogeneic hematopoietic cell transplantation for childhood cerebral adrenoleukodystrophy: the largest single-institution cohort report[J]. Blood,2011,118: 1971-1978.

24. Pavuluri P, Vadakedath S, Gundu R. Krabbe Disease: report of a rare lipid storage and neurodegenerative disorder[J]. Cureus,2017,9: e949.

25. Peters C, Charnas LR, Tan Y, et al. Cerebral X-linked adrenoleukodystrophy: the international hematopoietic cell transplantation experience from 1982 to 1999[J]. Blood,2004,104: 881-888.

26. Pierpont EI, McCoy E, King KE, et al. Post-transplant adaptive function in childhood cerebral adrenoleukodystrophy[J]. Ann ClinTransl Neurol,2018,5: 252-261.

27. Prasad VK, KurtzbergJ. Cord blood and bone marrow transplantation in inherited metabolic diseases: scientific basis, current status and future directions[J]. Br J Haematol,2010,148: 356-372.

28. Prasad VK, Mendizabal A, Parikh SH, et al. Unrelated donor umbilical cord blood transplantation for inherited metabolic disorders in 159 pediatric patients from a single center: influence of cellular composition of the graft on transplantation outcomes[J]. Blood,2008,112: 2979-2989.

29. Schuchman EH, Desnick RJ. Types A and B Niemann-Pick disease[J]. Mol Genet Metab,2017,120: 27-33.

30. Shamim D, Alleyne K. X-linked adult-onset adrenoleukodystrophy: Psychiatric and neurological manifestations[J]. SAGE Open Med Case Rep,2017,5: 2050313X17741009.

31. van den Broek BTA, Page K, Paviglianiti A, et al. Early and late outcomes after cord blood transplantation for pediatric patients with inherited leukodystrophies[J]. Blood Adv,2018, 2: 49-60.

32. van Rappard DF, Boelens JJ, Wolf NI. Metachromatic leukodystrophy: disease spectrum and approaches for treatment[J]. Best Pract Res ClinEndocrinol Metab,2015,29: 261-273.

33. Zhang SY, Clark NE, Freije CA, et al. Inborn errors of RNA lariat metabolism in humans with brainstem viral infection[J]. Cell, 2018, 172: 952-965 e918.

第十九章　知情同意及受者、捐献者保护

对脐带血捐献者（供者）和接受移植治疗的患者（受者）规范的知情同意是保护其权益的重要途径，也是我国脐带血造血干细胞相关法规和医学伦理学法规指南所明确要求的。纵观整个脐带血造血干细胞获取、生产及临床应用过程，应包含2个层面4个知情同意过程：第一层面为对捐献者的知情同意，包括脐带血造血干细胞库对捐献者的知情同意、脐带血采集环节中医疗机构对捐献者的知情同意；第二层面为受者的知情同意，包括脐带血造血干细胞库对受者配型获取脐带血造血干细胞的知情同意、医疗机构对患者的脐带血造血干细胞移植（HSCT）前的知情同意书。以下针对上述知情同意内容和过程分别阐述所涉及的伦理要素。

一、脐带血捐献者的知情同意

我国法规规定对脐带血捐献者的知情同意书必须获得我国脐带血造血干细胞库执业登记机关的审核同意，采集脐带血必须在分娩前获得孕母的知情同意。法规规定必须向捐献者说明：①脐带血采集目的；②可能对母亲或婴儿造成的危害；③预防和处理措施；④脐带血采集的益处；⑤医学和伦理学方面的问题与事项，包括母亲有权拒绝，而不受到任何歧视条款；⑥应告知需要采集母亲的外周血用于检测传染性疾病；⑦需要保存标本以备将来检测使用；⑧有可能将部分脐带血

301

用于科学研究；⑨对不符合脐带血造血干细胞库标准的脐带血可能弃用；⑩应有母亲签名和签字日期。

（一）脐带血捐赠环节中涉及的相关伦理问题

（1）脐带血的法律归属问题。脐带血是否应归属于新生儿？有业内人士认为，脐带血与新生儿血型相同而与产妇未必相同；脐带血提取的干细胞属于新生儿的干细胞，而非母亲的干细胞。而国际伦理指南要求对未成年人的生物样本留存用于科研，在其成年后应再次对其进行知情同意。结合我国的国情和2017年3月15日全国人民代表大会第五次会议通过的《中华人民共和国民法总则》精神，以及我国目前的技术规范规定：采集脐带血应获得母亲的知情同意和亲笔签名。未规定在捐献者成年后应对其再次进行知情同意。建议针对此点在对脐带血捐献者的知情同意书中应明确告知：知情同意书（捐赠协议）签署者至分娩后、临床采集前有随时撤销捐赠协议的权利，但一旦脐带血已完成临床采集则作为捐赠行为完成，不能撤销。

（2）未成年人分娩时的脐带血是否可捐献？根据《中华人民共和国民法总则》和《中华人民共和国未成年人保护法》规定，未成年人是指未满18周岁的公民，未成年人的权益应得到充分的保护，父母或其他监护人应依法履行对未成年人的监护职责。《中华人民共和国民法总则》第十八条第二自然段指出："十六周岁以上的未成年人，以自己的劳动收入为主要生活来源的，视为完全民事行为能力人。"而2016版《涉及人的健康相关研究国际伦理指南》第十七章"涉及儿童和青少年的研究"中写道：在有的司法管辖区，有些未成年的个体被视为"不受约束的"或"成熟的"未成年人，被授权有知情同意权，无需父母或监护人允许，甚至知晓。因为，他们可能已经结婚、怀孕或成为父母亲，或者他们可以独立生活。参考该指南的表述，再结合脐带血采集"变废为宝"的社会意义，以及对捐献者不大于最小风险的善举，建议未成年母亲可自行决定是否同意捐献脐带血。

（3）我国法规提出的知情同意书要素中包含若涉及收集脐带血用于科学研究的可能，应告知捐献者可能的研究范围，特别需明确是否涉及基因研究以及基于研究对捐献者可能的风险，是否涉及商业利益以及对捐献者是否有补偿等。如果所捐献的脐带血主要用于科学研究，则应当按照接受捐献生物样本用于科研的要求履行知情同意程序。如果已经捐献入库的脐带血中可能仅使用少量样本开展科学研究，则应酌情考虑是否需要向已经捐献者补充追加知情同意程序（除非事先已获得捐献者知情同意）。

（4）按照我国法规规定，知情同意书基本要素中应明确告知采集母亲多少毫升外周血用于传染病检测；脐带血收集后对母亲和婴儿的随访计划安排；捐献者可以通过何种途径主动反馈自身健康状况；是否同意脐带血运送到国外用于人道主义救援。

（二）捐献者知情同意书的基本要素

从脐带血造血干细胞库和脐带血采集医疗机构的不同职能考虑，由两家机构根据所需知情同意要素分别对捐献者进行知情同意。两份知情同意书建议涵盖的知情同意基本要素分列如下。

1.脐带血造血干细胞库对脐带血捐献者的知情同意基本要素

（1）应明确告知产妇，脐带血捐献是一个自愿无偿的捐献行为，不涉及任何买卖。在临床或科研使用时，根据和参考国家自愿无偿献血的原则，人体器官、生物材料捐献的原则，慈善法规定的捐献原则，接受捐献方在使用捐献的脐带血造血干细胞时，仅收脐带血造血干细胞在提取、检验、制备、保管、运输、管理过程中发生的费用。

（2）应明确告知产妇，捐献者随时有捐献、不捐献或中止捐献的权利。但应该明确中止捐献行为的限定时间，如：知情同意书（捐献协议）签署至分娩后（临床采集前）捐献方有随时撤销捐献协议的权利。脐带血已完成临床采集则作为捐献方的捐献行为完成，捐献方不能单方面撤销。

（3）应明确告知产妇，何为捐献成功。

1）如果因产妇在分娩过程中出现分娩意外，医护人员有权按照临床实际决定脐带血的采集与否，如果不采集，或者采集不成功，捐献行为即终止。

2）捐献方的脐带血经检测不符合技术标准，接受捐献方有权放弃采集的脐带血，捐献行为即终止。

3）采集的脐带血经检测全部符合国家规定的各项技术指标要求，进入保存时，捐献行为才正式完成。接受捐献的脐带血造血干细胞库应创造条件，对生产制备完成后的成功捐献脐带血实行公示制度。公开捐献成功者对应的捐献协议编号及当前状况（如制备中、保存中、已移植使用等）。

（4）明确告知捐献者，受捐方如果在捐献样品检测过程中发现样品中可能具有传染性疾病或其他严重影响健康的疾病（包括遗传性疾病等），脐带血造血干细胞库将采用个别方式书面告知捐献者，便于捐献方进行必要的健康维护与治疗。

（5）明确告知需要保存标本以备将来检测使用，并告知将来检测的内容。

（6）应明确告知捐献脐带血的主要用途（临床移植、医学科学研究）；如果为科学研究，应告知可能的研究范围，是否涉及基因检测，是否参与国际合作，样本和数据是否出境等。

（7）应明确告知捐献者，捐献的脐带血在临床移植时，捐献者和接受移植患者之间实行"双盲法则"，严格保守捐献者及接受移植者的个人隐私。

（8）提取或保存的脐带血经检测不符合检验标准或不符合移植要求时，受捐方按照志愿无偿献血不合格血液的废弃规定进行废弃处理，并消除编号、网上公示。

（9）出于对生命的尊重，保障患者安全，捐献者有义务接受受赠单位移植前的健康状况调查。（法规要求对捐献者应有随访，该随访不仅仅是移植前的健康状况调查，但实际操作较为困难，是否可采取双向原则，即知情同意书中写明脐带血造血干细胞库联系方式，捐献者也随时向脐带血造血干细胞库反馈自身健康状况。）

（10）当脐带血经移植或供医学科研使用后，接受捐献的单位有义务让捐献者获得捐献物使用的情况反馈（或者采用互联网公示方式）。

（11）应当明确告知，接受捐献后对捐献者可能的表彰与受益。

2. 脐带血采集环节中医疗机构对捐献者的知情同意基本要素

（1）告之脐带血采集医疗机构名称和联系信息。

（2）明确采集样本均由国家批准的脐带血造血干细胞库负责收集保存，采集医疗机构不做任何存留。应明确告知委托采集单位为国家卫生行政部门批准的脐带血造血干细胞库；采集脐带血的目的是为临床移植治疗或医学科学研究用。

（3）应明确告知产妇脐带血采集的临床技术路线，脐带血采集过程对产妇、孩子可能的危害（若没有危害可明确告知）以及预防和处理措施。采集脐带血的基本原则是一切以产妇和孩子权益优先。采集脐带血的人员为分娩医院经专门技术培训合格的产科医务人员。

（4）明确告知脐带血采集的益处，包括对捐献者（对捐献者有无受益应明确告知）和对社会的益处。

（5）应明确告知捐献者在知情同意书签订后至分娩前,随时有捐献、不捐献或中止捐献的权利，产妇的分娩和孩子的医护权利不受任何歧视和影响。

（6）采集过程中需要抽取母亲的外周血用于检测是否有传染性疾病（因分娩抽检需要不增加检验血量的除外），应明确告知具体的外周血采集量，以及采集过程中存在的风险。并告知检测结果将反馈给捐献者本人或捐献者指定代理人。

（7）对捐献者隐私信息的保密范围和措施。

二、接受移植治疗受者的知情同意

对受者需要遵循有利原则和知情同意原则。有利原则是指医疗行为的动机和结果均应有利于患者，主要包括以下基本内容：选用的诊断和治疗手段在当时的医学科学发展水平上是针对患者的最佳医治手段，风险在可控范围，不良反应小，患者痛苦少，经济耗费小。

知情同意原则是任何医疗行为都必须遵循的伦理原则，尤其是移植治疗方案对患者健康与生命可能具有较大风险；医疗费用相对较高的造血干细胞（脐带血）移植治疗，更加需要做好知情同意工作。受体（或法定监护人）有权在充分了解可供选择的医疗方案的利弊基础上做出接受或拒绝移植的决定，移植医生必须充分尊重其决定而不得歧视。因此，医生必须高度重视知情同意的过程与患者（或监护人）实际理解的程度。患者在面临治疗无望的绝境或处于对医学知识的缺乏时最容易依赖医生的判断；或者出于弱势地位下，怕受到不公平的医疗待遇，可能会做出不理智的决定。所以，医生在对患者进行知情同意过程中,必须坚持认真负责的态度,遵循尊重、有利、不伤害和公正的原则,避免对患者造成压力，由患者在被完全告知、充分理解和完全自愿的情形下决定是否选择接受移植治疗。

对接受移植治疗的受者知情同意至少包括两个阶段：①脐带血造血干细胞库对受者进行配型获取脐带血造血干细胞之前的知情同意，即脐带血造血干细胞库对受者的知情同意；②移植医疗机构主治医师在对受者进行移植治疗之前需进行的知情同意。

1. 脐带血造血干细胞库对受者配型获取脐带血造血干细胞的知情同意基本要素

（1）告知受者及家属具有自主决定（同意或不同意）接受供方（脐带血造血干细胞库）提供的脐带血造血干细胞用于移植治疗的选择权利。

（2）告知受者所在医疗单位在选择脐带血HSCT前应先取得患者及家属同意进行造血干细胞（或联合脐带血造血干细胞）移植的知情同意，并提供证件。

（3）造血干细胞提供方应准确提供库存脐带血造血干细胞的配型等基本数据，供开展脐带血HSCT的医院主治医师选择、参考。

（4）造血干细胞提供方应承诺对该脐带血造血干细胞的相关处理流程和质量符合国家的相关规范，其提供的脐带血造血干细胞的各项检测数据是真实、可信的，其质量可得到保证。

（5）明确告知受者应同意接受脐带血造血干细胞库必要时的随访（列明预期的随访安排，包括随访时间和随访内容）；为患者开展脐带血HSCT的医院应将受者的疾病诊断相关资料提供给脐带血造血干细胞供方，以协同确保提供的脐带血造血干细胞与患者的配型质量，促进脐带血HSCT治疗工作的质量和促进脐带血造血干细胞事业的发展。但脐带血造血干细胞库应尽量与移植医疗机构协商，避免重复对受者（患者）进行随访调查。

（6）告知受者应同意脐带血造血干细胞库将受者的移植案例、照片等资料用于日后存档或公益宣传（注：公开引用中，家属及患者姓名将采用化名、脸部将采取模糊处理措施）。

（7）脐带血造血干细胞库必须认真做好对受者的隐私和信息保密措施，不得将受者信息透露给脐带血捐献者或他人，也不会将捐献者的信息提供给受者，严格执行"双盲原则"。做好信息库的安全防范。

（8）写明脐带血造血干细胞库联系信息，必要时可供受者联系反馈健康状况。

（9）其他需要告知受者（或移植医院）的情况。

2. 移植医疗机构对受者的造血干细胞（脐带血）移植知情同意书基本要素

（1）移植治疗机构名称和联系信息、受者身份信息等常规信息。

（2）受者疾病诊断结论，拟实施医疗方案名称（如HSCT），拟实施此手术/操作的理由，拟实施此手术的简要流程、麻醉方式等常规信息。

（3）受者病情选择造血干细胞（脐带血）移植比其他可能的治疗方法（其他替代医疗方案介绍）对受者更有利的情况（临床治疗的安全性和有效性）。

（4）若放弃造血干细胞（脐带血）移植的治疗方式可能引起的结果。

（5）拟实施医疗方案及其风险：

1）造血干细胞（脐带血）移植（输注）前预处理过程中可能发生的并发症风险及一些无法预料和控制的情况（疾病名称与主要症状等）；主要的应急医疗措施；可能的后果。

2）造血干细胞（脐带血）移植过程中（输注后至确定植入与否）可能发生的重要风险（如各种病原微生物感染、移植物抗宿主病、间质性肺炎、出血性膀胱炎、移植物未植活或移植物被排斥、肝静脉阻塞综合征等）；在此期间采取的主要的应急医疗措施；可能的后果。

3）造血干细胞（脐带血）移植植入失败后可能发生的重要风险和应急医疗措施；可能的后果。

4）造血干细胞（脐带血）移植临床植入成功的主要特征，后续治疗中可能发生的重要风险和医疗对策。

5）造血干细胞（脐带血）移植成功后患者仍可能发生的其他重要风险和医疗对策；脐带血HSCT预计生存率。

6）本次造血干细胞（脐带血）移植一次治疗的基本费用估计［含基本医疗＋移植费用＋脐带血造血干细胞获得费（如果联合外周血干细胞输注的则应加上其他部分）等］。

7）移植成功后后期年维持费。

（6）本次造血干细胞（脐带血）来源、方式介绍。

（7）造血干细胞（脐带血）移植前患者应注意配合治疗的注意事项。

（8）受者关于知晓被告知内容的声明。

（伍　蓉　吴翠云）

［主要参考文献］

1. 丘祥兴.医学伦理学[M].北京：人民卫生出版社，2006.

2. 李慧.生物信息库研究中知情同意签署所引起的伦理学问题探讨[J].世界科学技术－中医药现代化，2013,15（4）:729-734.

3. 黄旭、汪秀琴.生物样本库的伦理监管与知情同意探讨[J].中国医学伦理学2018, 31（01）:65-68.

4. 美国国家保护生物医药和行为研究受试者委员会.贝尔蒙报告：保护受试者伦理原则及准则[R].1978-4-18

5. 中华人民共和国科技部, 中华人民共和国卫生部. 人胚胎干细胞研究伦理指导原则 [Z]. 2003-12-24.

6. 中华人民共和国主席令. 中国人民共和国未成年人保护法 [Z]. 2012-10-26.

7. 世界医学会. 赫尔辛基宣言——涉及人类受试者医学研究的伦理准则 [R]. 2013-10.

8. 上海市质量技术监督局. 涉及人的生物医学研究伦理审查规范 [Z]. 2015-3-27.

9. 中华人民共和国国家卫生和计划生育委员会. 涉及人的生物医学研究伦理审查管理办法 [Z]. 2016-10-12.

10. 中华人民共和国主席令. 中华人民共和国民法总则 [Z]. 2017-3-15.

第二十章 伦理委员会的设立与伦理审查

目前的法规里尚未提及关于脐带血造血干细胞的获取、生产及临床应用需要通过伦理审查的相关规定，只是写明了脐带血造血干细胞采集知情同意书必须获得我国脐带血造血干细胞库执业登记机关的审核同意。从对捐献者、受者安全和权益保护，以及伦理规范角度考虑，在脐带血的收集、脐带血造血干细胞库的建立和运行、脐带血造血干细胞移植（HSCT）治疗这三个环节重要的伦理问题需要关注和把握。特别是在脐带血造血干细胞库的建立和运行、移植治疗环节需要有伦理委员会介入，为脐带血造血干细胞库的规范运行提供指导，为捐献者和受者的安全和权益提供保护，必要时为相关人员提供涉及伦理问题的咨询和建议。从实际操作的可行性出发，建议设置脐带血造血干细胞库伦理委员会和医疗机构伦理委员会。

一、脐带血造血干细胞库伦理委员会

（一）脐带血造血干细胞库伦理审查的必要性

脐带血造血干细胞库与常规的生物样本库相比较有相同点和不同点，除了第十六章表达的异同以外，还表现在以下几点：

（1）脐带血造血干细胞库按国家审批并规划建立，而生物样本库大多由医疗机构或科研机构等自行建立，目前国家未限定生物样本库建库数量。

（2）脐带血造血干细胞库提取和储存造血干细胞大多用于临床移植，少部分用于科学研究，而生物样本库大多用于将来的科学研究和产品研发。

（3）我国对脐带血造血干细胞库建库和运行需要伦理审查没有明确的规定，仅规定脐带血捐献知情同意书必须获得我国脐带血库执业登记机关的审核同意，但我国法规、指南和国际伦理指南对生物样本采集用于将来的研究和长期保存相关伦理均有明确的伦理审查规定。

除外上述较为鲜明的不同点，脐带血造血干细胞库和生物样本库也有相同点：

（1）均涉及对捐献者隐私和信息的保密。

（2）均可能用于研究。

（3）均需要长期保藏生物样本，需要规范的管理架构、规章制度和操作手册支撑。

（4）均涉及人类遗传资源的保护，必须遵循中国人类遗传资源的保护政策，而我国人类遗传资源的保护政策要求长期保藏生物样本需要通过伦理审查后向国家报批。

综上所述，虽然两种库的类型和功能有所侧重，但均在生物样本库的大范畴里，管理要求是一致的，即必须在遵循国际、国内法规和指南前提下，建立伦理构架和审查咨询机制，以保证运行和管理的规范。

（二）伦理委员会建设的基本要求

国际、国内法规和指南对伦理委员会的组建、人员组成和运行规范都有比较明确的规定。本节根据相关法规和指南对伦理委员会建设的基本要求如下：

1. 总则　伦理委员会的组建和运行必须遵循国家相关法规的要求，严格按照法规和指南规定制定标准操作规程和管理制度，并严格遵循执行，独立行使审查和提供咨询职能，不受任何组织和个人的干预。

伦理委员会的宗旨是通过对脐带血造血干细胞库的相关事宜进行咨询和审查，确保捐献者和受者尊严、安全和权益得到保护，促进建库和运行的科学、规范和符合伦理要求，增强公众对脐带血干细胞移植的信任和支持。

伦理委员会依法在国家卫生行政管理部门备案，接受政府卫生行政管理部门的指导和监督。

2. 组织　伦理委员会可隶属于脐带血造血干细胞库的依托单位（独立法人单位），主任委员由依托单位最高委员会任命，法人代表颁发聘书和签署任命文件；副主任委员、委员、秘书和工作人员可自荐或推荐，并经最高委员会审核通过。伦理委员会工作情况每年一次向最高委员会报告。若脐带血造血干细胞库不计划设立伦理委员会，也可委托区域伦理委员会进行伦理审查与咨询，脐带血造血干细胞库应做好配合工作，任何人不得因任何原因干预伦理审查过程和决策，伦理委员会有权批准或不批准伦理审查申请。

3. 资源设施　依托单位应为伦理委员会正常开展工作提供经费、人员和场地支持，提供足够的会议、办公场地和必需的设备、设施，包括文件柜、电脑、复印机、传真机等。依托单位应任命足够数量的伦理委员会秘书与工作人员，以满足伦理委员会高质量工作的需求。依托单位应为委员、独立顾问、秘书与工作人员提供充分的培训，使其能够胜任工作。

伦理委员会的行政经费列入依托单位财政预算。经费使用按照依托单位财务管理规定执行，可应要求公开支付给委员的劳务补偿。

4. 组建与换届　伦理委员会委员的组成和数量应与所审查项目的专业类别和数量相符。按照法规要求，委员应包括医药专业人员（应含妇产科专业人员）、非医药专业人员、法律专家、与依托单位不存在行政隶属关系的外单位人员，并有不同性别的委员，委员人数不少于7人，少数民族地区应当考虑少数民族委员。

委员可通过自荐或推荐的方式进行招募。

依托单位最高委员会负责伦理委员会委员的任命事项。伦理委员会拟定初步名单交最高委员会审核，如果最高委员会委员是伦理委员会候选人员，应从审核程序中退出；依托单位授权主任委员颁发聘书和签署任命文件。

接受任命的伦理委员会委员应参加造血干细胞相关伦理培训；应提交本人简历、伦理审查培训证书；应同意并签署利益冲突声明及保密承诺书。

伦理委员会设主任委员1名，副主任委员若干名。主任委员负责主持伦理委员会工作，主持审查会议，审签会议记录与审查决定文件。主任委员缺席时，可以委托副主任委员接替主任委员的职责（除外伦理委员会成员的任命）。

伦理委员会每届任期5年，可以连任。主任委员期满后由最高委员会考核决定是否续任；委员期满后由主任委员负责评估，评估结果经最高委员会审核生效。

期满换届应考虑保证伦理审查委员会工作的连续性，审查能力的发展，委员的专业类别，以及不断吸收新的观点和方法。换届候选委员遵循伦理委员会招募和任命流程。

以下情况可以免去委员资格：本人书面申请辞去委员职务者；因各种原因长期无法参加伦理会议者；因健康或工作调离等原因不能继续履行委员职责者；因行为道德规范与委员职责相违背者（如与审查项目存在利益冲突而不主动声明）；不适宜继续担任委员者。

免职由最高委员会讨论决定。如果最高委员会委员是被提议免职的委员，应从讨论决定程序中退出。免职决定以依托单位正式文件的方式公布。

因委员辞职或免职，可以启动委员替换程序。根据资质、专业相当的原则自荐或推荐候选替换委员。替换委员经最高委员会审核决定，如果最高委员会委员是候选替换委员，应从审核程序中退出。当选的替换委员以依托单位正式文件的方式任命。

独立顾问：如果委员专业知识不能胜任某伦理审查申请时，或与委员的社会与文化背景明显不同时，可以聘请独立顾问。独立顾问应提交本人简历、资质证明文件，签署保密承诺与利益冲突声明。独立顾问应邀对某方面问题提供咨询意见，但不具有表决权。

办公室人员：办公室设秘书和工作人员若干名。

5. 运行　伦理委员会的审查方式有会议审查、紧急会议审查和快速审查。会议审查是伦理委员会主要的审查工作方式，委员应在会前预审送审项目或事项。若出现重大或严重问题，危及相关人员安全，应召开紧急会议审查。快速审查是会议审查的补充形式，目的是为了提高工作效率，主要适用于较小风险伦理申请的审查。

法定到会委员人数应超过2/3成员；到会委员应包括医药专业人员（应含妇产科专业人员）、非医药专业人员、法律专家、与依托单位不存在行政隶属关系的外单位人员，并有不同性别的委员。超过伦理委员会组成人员半数票的意见作为审查决定。

每次审查/咨询时，存在利益冲突的委员/独立顾问应主动声明并回避。制定利益冲突政策，识别任何与伦理审查相关的利益冲突，并采取相应的管理措施。

伦理委员会委员/独立顾问对送审项目的文件负有保密责任和义

务，审查完成后，及时交回所有送审文件与审查材料，不得私自复制与外传。

伦理委员会与依托单位所有伦理审查相关的部门协同工作，明确各自在伦理审查和监管中的职责，建立与其他伦理委员会有效的沟通交流机制。

伦理委员会接受依托单位主管部门对伦理委员会工作质量的定期评估；接受卫生行政部门的监督管理；接受独立的、外部的质量评估或认证。伦理委员会对检查发现的问题采取相应的改进措施。

（三）伦理审查重点和跟踪管理

1. 脐带血造血干细胞库建库伦理审查基本要素

（1）托管于哪一法人实体。

（2）管理委员会人员名单和职责分工。

（3）管理委员会规章制度。

（4）脐带血采集和收集的操作规范。

（5）脐带血造血干细胞库标准操作规程、安全、质量管理手册和管理制度等的合理性。

（6）脐带血造血干细胞库对捐献者知情同意书（即入库知情同意书）。

（7）采集的医疗机构对捐献者的知情同意书（主要关注于与脐带血采集相关内容的知情同意书）。

（8）如何获取捐献者的授权。

（9）捐献者如何能够收回这一授权。

（10）何种情况下需要与捐献者和受者联系，具体联系或随访措施安排。

（11）决定是否应向捐献者披露意外发现的程序，如果透露，如何管理。

（12）如何保守脐带血和捐献者个人身份之间链接的秘密。

（13）谁，在什么情况下，可以获得供将来研究的材料。

（14）脐带血如何供应和发放。

（15）何种情况下可用于国际人道主义救援。

（16）如何销毁处理等。

2. 脐带血造血干细胞出库伦理审查

（1）出库用于临床移植。

（2）申请脐带血的医疗机构的移植资质审查（即应为省级卫生行政部门批准的）。

（3）脐带血造血干细胞出库知情同意书。

（4）公正公平地发放脐带血。

（5）如何实施对捐献人的随访确认，是否重新取材检测或电话询问现在的健康状况（及孩子、捐献者父母的健康状况），是否可考虑对捐献者再次免费检测，并适当提供交通费补贴，费用由受者承担。

（6）如何保护捐献人和受者的隐私信息。

（7）如何安排对受者移植后的随访。从移植医疗机构获取信息或脐带血造血干细胞库自行对受者进行随访的主要内容和方式。

（8）若涉及国际人道主义救援,应遵循国家人类遗传资源保护政策。

（9）若涉及出库用于科学研究，应审查研究性质、研究单位及研究方案。若超出原知情同意范围，应重新获得捐献者知情同意。若涉及国家临床研究法规要求和人类遗传资源保护政策，应遵循相关法规和政策要求执行，如涉及基因检测研究和（或）国际合作研究等。

二、医疗机构伦理委员会

医疗机构可由已建立的医学伦理委员会负责对HSCT的伦理相关事宜提供审查和咨询服务，重点关注以下几点：

1. *知情同意书*

（1）建议在向脐带血造血干细胞库申请配型之前即对受者进行脐带血HSCT相关信息的告知，包括移植的目的、过程、可能的风险和受益、经济负担和预后等。可以采取制作宣传手册的形式，避免造成配型成功后放弃移植的概率上升，由此导致资源和时间的浪费以及增加患者的负担。宣传手册可事先通过伦理委员会审查。

（2）建议HSCT治疗知情同意书与常规手术知情同意书分开签署，移植治疗知情同意书模板应首先通过伦理委员会审查。

2. *移植治疗指征的把控* HSCT治疗至关重要的是对治疗指征的严格把控。有些医疗机构采取了医务管理部门介入审批流程，即医务管理部门对移植病例治疗方案进行审批，通过后则可开展临床移植治疗。该做法非常有助于遵循规范的移植指征，值得推荐。此外，建议医务管理部门可联合伦理委员会对临床移植治疗指征的遵循、患者权益保护以及风险防控措施等情况进行管控，有助于加强对HSCT治疗的临床规范管理。

3. *咨询服务* 对于遇到的特殊情况，必要时，医院管理部门会同临床科室可针对相关问题向伦理委员会提出咨询和寻求指导。

（伍　蓉　吴翠云）

[主要参考文献]

1. 国际医学科学理事会.涉及人的健康相关研究国际伦理指南[Z]. 2016.

2. 粟志英.多中心临床试验中心伦理审查模式探讨[J].中国医学伦理学, 2019,32（6）:706-711.

3. 美国国家保护生物医药和行为研究受试者委员会.贝尔蒙报告：保护受试者伦理原则及准则[R]. 1978-4-18.

4. 中华人民共和国科技部,中华人民共和国卫生部.人胚胎干细胞研究伦理指导原则[Z]. 2003-12-24.

5. 世界医学会.赫尔辛基宣言——涉及人类受试者医学研究的伦理准则[Z]. 2013-10.

6. 上海市质量技术监督局.涉及人的生物医学研究伦理审查规范[Z]. 2015-3-27.

7. 中华人民共和国国家卫生和计划生育委员会.涉及人的生物医学研究伦理审查管理办法[Z]. 2016-10-12.

跋

"日长篱落无人过,唯有蜻蜓蛱蝶飞。"江南的盛夏,照例是37℃以上的流火时节,婉言谢绝了好友去农村歇夏的邀请,开始撰写一直在构思的这篇"跋"。

细细想来,从事筹建、运营、管理脐带血造血干细胞库工作,已经约16年了。从接手一个既无资料和成果又无拓展资金的课题组,到目前已经完成超过4 300例脐带血造血干细胞临床移植,并且建成了国内唯一一家"干细胞医院",也算不枉费这些年的心血和时光。

数年前,萌生一个想法,如果把众多专家的经年积累汇集成册,让有志于从事造血干细胞移植的医生能够放在案头,作为一本工具书时时翻阅,岂不是一件很有意义的事。经过近2年的筹划、组稿和编写,本书终于完成。

主编吴德沛教授学医从医四十载,是一位造诣深厚的血液学科专家,具有丰富的临床经验。作为中华医学会血液学分会第十一届主任委员,他一定会为该学科的发展发挥积极的推动作用。吴德沛教授在临床一线为无数患者的生命保驾护航,"德心佑天下,沛泽惠江东"是患者对他的赞誉和肯定。

主编马强教授曾任中华医学会医学伦理学分会主任委员、上海市医学伦理学会会长。是他,建议把最初的书名《脐带血造血干细胞移植指南》改为《脐带血造血干细胞移植与伦理原则》。太有道理了!不遵循伦理,何来移植。基于伦理前提下的移植,更加符合人类社会发展和医学科学发展的规律。伦理,深刻地蕴含着依照一定原则来规范行为的道理。马强教授还提出，写作时要注意将本书的可阅读范围拓展至医技人员、卫生管理者、患者及其家属等。马强教授多年来一直默默支持脐带血移植事业的发展，此次更是亲自主持了本书编纂的大部分相关工作。马强教授是一位与我相交多年、令我敬重的智者。

还要感谢翟晓文、伍蓉、孙自敏三位副主编的全力支持，感谢本书所有编者。编者均是全国各大三甲医院的血液科一线医生和医学伦理工作者，在书中他们将自己多年的工作经验和体会毫无保留地奉献给读者，相信读者一定能从中受益良多。

阮长耿院士、陈赛娟院士、胡庆澧副总干事均为本书作序。阮院士和陈院士是血液学界的权威代表，他们既是造血干细胞事业的参与者和实践者，更是引领者和推动者，正是因为有了他们的坚持和付出，才使得成千上万血液病患者受益。他们为本书作序也是对干细胞事业的一种倡导和呼吁。

感谢各有关医院的妇产科和血液科医生。感谢中国干细胞集团的员工们，无论是工作16年的"老人"，还是刚入职的"新兵"，都为集团的发展作出了贡献。一位曾经罹患白血病的小学生，因接受我们给她的造血干细胞移植而获得新生，现在她已经成为我们临床移植部的一名新员工。

感谢家人们的支持，他们毫无保留的支持是我坚持这项事业的动力。

从事造血干细胞事业的16年间，得到了许多机构和领导的支持及帮助，此刻回想起来，一个个熟悉的名字像放映电影一样从脑海中掠过……这其中有国家卫健委、上海市卫生系统、上海市红十字会、复旦大学、上海交通大学的多位现任领导和老领导，也有多位院士的专业指导和业务支持，在此就不一一列举了。

感谢上海市红十字会和上海市血液中心，是这两家机构的鼎力支持，才让上海市脐带血造血干细胞库成为业界的一个传奇。

另外，复旦大学出版社严峰董事长为本书的出版提供了很多宝贵建议。责任编辑肖芬也为本书做了很多工作。

要感谢的人实在太多，如果全部列举，可能鸣谢部分会超过正文。

最后想说的是，重症患者因脐带血造血干细胞移植重获新生后的喜悦和发自内心的感激，是多年来脐带血造血干细胞移植事业所有从业人员最大的欣慰和一生的追求。生命是美好的！

章 毅

2019年8月19日

图书在版编目(CIP)数据

脐带血造血干细胞移植与伦理原则/吴德沛,马强,章毅主编.—上海:复旦大学出版社,
2019.9
ISBN 978-7-309-14295-2

Ⅰ.①脐…　Ⅱ.①吴…②马…③章…　Ⅲ.①脐带血-造血干细胞-移植术(医学)-研究
Ⅳ.①R457.7

中国版本图书馆 CIP 数据核字(2019)第 083247 号

脐带血造血干细胞移植与伦理原则
吴德沛　马　强　章　毅　主编
责任编辑/肖　芬

复旦大学出版社有限公司出版发行
上海市国权路 579 号　邮编:200433
网址:fupnet@ fudanpress.com　http://www.fudanpress.com
门市零售:86-21-65642857　　团体订购:86-21-65118853
外埠邮购:86-21-65109143
江阴金马印刷有限公司

开本 787×1092　1/16　印张 21.25　字数 250 千
2019 年 9 月第 1 版第 1 次印刷

ISBN 978-7-309-14295-2/R·1737
定价:88.00 元

如有印装质量问题,请向复旦大学出版社有限公司发行部调换。
版权所有　侵权必究